全国医药中等职业技术学校教材

药物分析技术

全国医药职业技术教育研究会　组织编写
霍燕兰　主编　　何铭新　主审

化学工业出版社
现代生物技术与医药科技出版中心
·北京·

本书遵照2005年版《中华人民共和国药典》和现行局（部）颁标准的内容，根据药物分析工应具有按照药品质量标准完成常规理化检验、常规仪器分析的职业技能，具有继续学习能力和适应职业变化能力的要求，确定本课程的教学内容。全书系统讲述结构已经明确的重要化学药物、抗生素及其制剂的化学检验原理和方法；讲授紫外、红外、薄层色谱和高效液相色谱等仪器分析方法在药物分析中的应用；适当介绍现行美、英药典及《日本药局方》等的分析方法，注重培养学生独立完成药品检验工作的实际操作能力。

本书供全国医药中等职业学校药物分析检验、药物制剂和医药营销等专业教学使用，也可供药厂培训使用。

图书在版编目（CIP）数据

药物分析技术/霍燕兰主编. —北京：化学工业出版社，2005.6（2025.1重印）
全国医药中等职业技术学校教材
ISBN 978-7-5025-7336-2

Ⅰ.药…　Ⅱ.霍…　Ⅲ.药物分析-专业学校-教材
Ⅳ.R917

中国版本图书馆CIP数据核字（2005）第070800号

责任编辑：陈燕杰　余晓捷　孙小芳　　文字编辑：李　瑾
责任校对：李　林　　装帧设计：关　飞

出版发行：化学工业出版社（北京市东城区青年湖南街13号　邮政编码100011）
印　　装：北京盛通数码印刷有限公司
787mm×1092mm　1/16　印张18　字数378千字　2025年1月北京第1版第20次印刷

购书咨询：010-64518888　　售后服务：010-64518899
网　　址：http://www.cip.com.cn
凡购买本书，如有缺损质量问题，本社销售中心负责调换。

定　　价：39.00元

《药物分析技术》编审人员

主　　编　霍燕兰（广州市医药中等专业学校）

主　　审　何铭新（广州市药品检验所）

参编人员（按姓氏笔画排序）

山　洪（北京市医药器械学校）

孙轶梅（河南省医药学校）

杨明华（上海市医药学校）

林素珍（北京市医药器械学校）

欧阳卉（湖南省医药学校）

郑　敏（江苏省徐州医药中等专业学校）

侯安源（湖南省医药学校）

曾娅莉（湖北省医药学校）

霍燕兰（广州市医药中等专业学校）

《药物分析技术》编审人员

主　　编　霍燕兰（广州市医药中等专业学校）

主　　审　何绍新（广州市药品检验所）

参编人员（按姓氏笔画排序）

山　冰（北京市医药器械学校）

孙秋梅（河南省医药学校）

杨明华（上海市医药学校）

林素珍（北京市医药器械学校）

欧阳卉（湖南省医药学校）

郝　敏（江苏省徐州医药中等专业学校）

侯安源（湖南省医药学校）

曾娅莉（湖北省医药学校）

霍燕兰（广州市医药中等专业学校）

全国医药职业技术教育研究会委员名单

全国医药中等职业技术教育教材
建设委员会委员名单

前　言

半个世纪以来，我国中等医药职业技术教育一直按中等专业教育（简称为中专）和中等技术教育（简称为中技）分别进行。自20世纪90年代起，国家教育部倡导同一层次的同类教育求同存异。因此，全国医药中等职业技术教育教材建设委员会在原各自教材建设委员会的基础上合并组建，并在全国医药职业技术教育研究会的组织领导下，专门负责医药中职教材建设工作。

鉴于几十年来全国医药中等职业技术教育一直未形成自身的规范化教材，原国家医药管理局科技教育司应各医药院校的要求，履行其指导全国药学教育、为全国药学教育服务的职责，于20世纪80年代中期开始出面组织各校联合编写中职教材。先后组织出版了全国医药中等职业技术教育系列教材60余种，基本上满足了各校对医药中职教材的需求。

为进一步推动全国教育管理体制和教学改革，使人才培养更加适应社会主义建设之需，自20世纪90年代末，中央提倡大力发展职业技术教育，包括中等职业技术教育。据此，自2000年起，全国医药职业技术教育研究会组织开展了教学改革交流研讨活动，教材建设更是其中的重要活动内容之一。

几年来，在全国医药职业技术教育研究会的组织协调下，各医药职业技术院校认真学习有关方针政策，齐心协力，已取得丰硕成果。各校一致认为，中等职业技术教育应定位于培养拥护党的基本路线，适应生产、管理、服务第一线需要的德、智、体、美各方面全面发展的技术应用型人才。专业设置必须紧密结合地方经济和社会发展需要，根据市场对各类人才的需求和学校的办学条件，有针对性地调整和设置专业。在课程体系和教学内容方面则要突出职业技术特点，注意实践技能的培养，加强针对性和实用性，基础知识和基本理论以必需够用为度，以讲清概念，强化应用为教学重点。各校先后学习了《中华人民共和国职业分类大典》及医药行业工人技术等级标准等有关职业分类、岗位群及岗位要求的具体规定，并且组织师生深入实际，广泛调研市场的需求和有关职业岗位群对各类从业人员素质、技能、知识等方面的基本要求，针对特定的职业岗位群，设立专业，确定人才培养规格和素质、技能、知识结构，建立技术考核标准、课程标准和课程体系，最后具体编制为专业教学计划以开展教学活动。教材是教学活动中必须使用的基本材料，也是各校办学的必需材料。因此研究会首先组织各学校按国家专业设置要求制订专业教学计划、技术考核标准和课程标准。在完成专业教学计划、技术考核标准和课程标准的制订后，以此作为依据，及时开展了医药中职教材建设的研讨和有组织的编写活动。由于专业教学计划、技术考核标准和课程标准都是从现实职业岗位群的实际需要中归纳出来的，因而研究会组织的教材编写活动就形成了以下特点。

1. 教材内容的范围和深度与相应职业岗位群的要求紧密挂钩，以收录现行适用、成熟规范的现代技术和管理知识为主。因此其实践性、应用性较强，突破了传统教材以理论知识为主的局限，突出了职业技能特点。

2. 教材编写人员尽量以产学结合的方式选聘，使其各展所长、互相学习，从而有效地克服了内容脱离实际工作的弊端。

3. 实行主审制，每种教材均邀请精通该专业业务的专家担任主审，以确保业务内容正确无误。

4. 按模块化组织教材体系，各教材之间相互衔接较好，且具有一定的可裁减性和可拼接性。一个专业的全套教材既可以圆满地完成专业教学任务，又可以根据不同的培养目标和地区特点，或市场需求变化供相近专业选用，甚至适应不同层次教学之需。

本套教材主要是针对医药中职教育而组织编写的，它既适用于医药中专、医药技校、职工中专等不同类型教学之需，同时因为中等职业教育主要培养技术操作型人才，所以本套教材也适合于同类岗位群的在职员工培训之用。

现已编写出版的各种医药中职教材虽然由于种种主客观因素的限制仍留有诸多遗憾，上述特点在各种教材中体现的程度也参差不齐，但与传统学科型教材相比毕竟前进了一步。紧扣社会职业需求，以实用技术为主，产学结合，这是医药教材编写上的重大转变。今后的任务是在使用中加以检验，听取各方面的意见及时修订并继续开发新教材以促进其与时俱进、臻于完善。

愿使用本系列教材的每位教师、学生、读者收获丰硕！愿全国医药事业不断发展！

全国医药职业技术教育研究会
2005 年 6 月

编写说明

遵照2003年全国医药职业技术教育研究会制订的药物分析检验专业和药物制剂专业教学计划及对药物分析技术课教学基本要求的规定，由全国医药职业技术教育研究会于2004年12月决定组织编写本教材。

本书紧密联系《中华人民共和国药典》（简称《中国药典》）2005年版和现行局（部）颁标准的实际进行编写，并适当反映近几版《中国药典》及美、英、日药典现行版本的概况。全书根据药物分析工应知应会的要求而定。以1999年版全国医药类中等专业学校用书《药物分析》为基础重新进行编写，删减了部分理论知识，加强了技能训练。为了对药物外观性状的检测引起重视，为了对药物含量测定有一全面认识，本书特意增加编写了药物的性状和药物含量测定概述两章，使学生对药物分析的内容有一个更加全面系统的认识。

本书还可供医药商品经营和化学制药工艺等专业教学使用，也可作为技工学校和药厂的培训用书。

本书各章的例题和练习题中编录了近年来驻店药师和执业药师资格认证考试中的有关试题，以便于学生将来参加相应资格认证考核的需要。

本书由广州市医药中等专业学校高级讲师霍燕兰任主编，拟定本书编写大纲，并编写第一章、第三章、第六章、第十四章和实验指导。北京市医药器械学校山洪编写第五章；河南省医药学校孙轶梅编写第二章、第十三章；上海市医药学校杨明华编写第九章；北京市医药器械学校林素珍编写第七章；湖南省医药学校欧阳卉编写第四章、第八章；江苏省徐州医药中等专业学校郑敏编写第十一章；湖南省医药学校侯安源编写第十章；湖北省医药学校曾娅莉编写第十二章；广州医药中等专业学校李月微汇总整理了附图。全书由霍燕兰统稿整理。国家药典委员会委员、广州市药品检验所主任药师何铭新在百忙中对本书进行了审稿，提出了许多宝贵的意见和建议，在此表示诚挚的感谢！

由于编者水平有限，书中不妥之处，还望多多指教！

编者

2005年3月

目 录

第一章 绪 论

学习指南 通过本章内容的学习，了解药品和药物分析的概念，药物分析的性质及任务，药物分析技术的主要内容、要求及发展；掌握药品检验的基本程序。

第一节 药物分析的性质和任务

一、药物分析的性质

药物是指治疗、预防、诊断疾病，有目的地调节人体生理机能的物质。药物成为商品后就是药品，药品是规定有适应证、用法和用量的物质，包括药材、中药饮片、中成药、化学原料药及其制剂、抗生素、生化药品、放射性药品、血清制品和诊断药品等。药品是防病、治病、康复保健、关系到人的生命健康的重要特殊商品。药品是治病救人的物质，只有符合法定质量标准的合格药品才能保证疗效，否则，疗效不能保证。药品只能是合格品或不合格品，不能像其他商品那样分为一级品、二级品、等外品或次品。药品的质量优劣，既直接影响预防与治疗的效果，又密切关系到人民的健康和生命安全。因此，必须对药品的质量实行严格的监督管理，以保证人民用药的安全、有效、合理。

药物分析是研究、检测药物的性状、鉴定药物的化学组成、检查药物的杂质限量和测定药物组分含量的原理和方法的一门应用学科，是药学中的一门重要的分支学科。

药品质量的内涵包括三个方面：药品的真伪、纯度、品质优良度。药物必须有严格的质量标准和科学合理的分析测定方法。同时必须在药品的研制、生产、贮存、经营以及临床使用过程中加强监督管理，确保药品质量，维护人民健康。

药品的质量要求，首先考虑药品本身的有效性和安全性。药品的有效性是发挥治疗效果的必要条件，疗效不确切或无效，即失去其作为药品的基本条件。药品的安全性是指保证药品充分发挥作用，对人体的机体起到保护或改善作用，而又减少损伤和不良影响的因素。

药物分析的依据是药品质量标准。药品质量标准是国家或有关部门对药品质量、规格和检验方法所作出的技术规定。药品质量标准的内容一般包括：法定名称、来源、性状、鉴别、纯度检查、含量测定、类别、剂量、规格、贮藏、制剂等。

二、药物分析的任务和发展

药物分析的研究对象是药物，包括：

① 化学结构已经明确的天然药物；

② 合成药物及其制剂；

③ 合成药物的原料、中间体、副产品；

④ 各种制剂的赋形剂和附加剂；

⑤ 药物的降解产物和体内代谢产物等。

药物分析的主要任务是根据药品质量标准的规定及药品生产质量管理规范的有关规定，

采用各种有效分析方法，对药品进行严格的分析检验，从各个环节上全面地保证、控制与研究提高药品质量，实现药品的全面质量控制，保证用药的安全有效。从药学研究的全局来看，在新药的研制，药品的生产质量控制和生产工艺的改进，药品稳定性的考察以及在研究药物的吸收、分布、代谢过程中，在研究药物的作用特性和作用机制时，都会对药物分析提出各种各样的任务和要求，也都需要药物分析工作者的密切协作和配合。从方法学的角度看，不断改进和提高药物分析技术，创立新的药物分析方法，以满足生产和科研的需求，都是药物分析的任务。

今后，我国的药物分析工作应向提高药品检测质量、促进药品生产质量管理、开拓在生命科学生物药学领域内的应用等方面发展。

第二节　药物分析技术课的基本内容与要求

医药类中等职业学校药物制剂专业及药物分析检验专业开设的药物分析技术课，是学生在学习有机化学、分析化学、仪器分析、药物化学和药剂学等学科的基础上开设的一门必修专业课。它的基本任务是讲授药物分析基本理论知识体系和进行基本操作技能的培养训练，使学生在掌握药物分析理论知识的基础上，经过严格的实践训练，熟练掌握药物分析操作技术，具备从事药物分析工作的职业资格。其教学内容是根据《中华人民共和国药典》（以下简称《中国药典》）2005 年版（二部）和现行局（部）颁标准，讲授化学结构已经明确的化学药、天然药物、抗生素和生化药及其制剂的化学检验原理和方法，以及常用仪器分析方法。至于这些药品的微生物检验、生物效价测定和根据制剂通则进行的检验则由其他课程讲授。本教材以介绍《中国药典》为主，适当介绍国外药典的概况。

教材中注意讲解如何根据药物的结构和理化特性确定分析方法，注意培养学生的实际操作能力。药物分析技术课主要讲授以下几个方面的内容：

① 药品质量标准的概况；

② 药物的性状观测；

③ 鉴别药物的常用方法及其原理；

④ 药物杂质检查法；

⑤ 药物的含量测定法；

⑥ 片剂、注射剂的分析特点和基本分析方法；口服固体制剂含量均匀度检查法和溶出度测定法；

⑦ 以 8 类典型药物的分析为例，围绕着药品质量的全面控制，讨论药物的化学结构、理化特性、存在情况与分析方法之间的关系，讨论药物的性状、鉴别、检查与含量测定的基本规律。

学完本课程后，要求学生具有按照药品质量标准的规定，掌握常见药物的常规理化分析和常用仪器分析的基本知识和基本技能，达到药物分析工中级工水平。本教材也可供药物分析化学课程选用。

药物分析技术是一门实践性很强的课程，学生必须熟练掌握分析常用药物的本领。因此，教材在编写时尤其重视实验课程的选取，共开设有代表性的实验 17 个，实验学时约占全课程总学时的一半。通过本课程的学习要求学生树立比较完整的药品质量观念，使学生掌握药物外观检查和重要理化常数的测定，掌握应用常规理化方法和常用仪器分析法鉴别药物的真伪、检验杂质限量和测定药物含量的原理和操作技能，熟悉重要原料药和针剂、片剂的分析特点和分析方法，具有较强的实验操作能力，能根据药典、局（部）颁标准和企业标准独立完成常用药品的化学检验工作。

药物分析技术课的主要参考书刊如下。

① 国家药典委员会编：《中华人民共和国药典》2000 年版和 2005 年版（二部）。

② 国家药典委员会编：国家药品监督管理局《国家药品标准》（化学药品地方标准上升国家标准）第一册至第十三册（2002 年）、第十四册至第十六册（2003 年）。

③ 国家药典委员会编：《药品红外光谱集》第二卷（2000 年）和第三卷（2005 年）。

④ 中华人民共和国卫生部药典委员会编：《中华人民共和国药品标准》（化学药品及制剂）第一册（1989 年）。

⑤ 中华人民共和国卫生部药典委员会编：《中华人民共和国药品标准》（二部）第一册（1992 年）、第二册（1993 年）、第三册（1994 年）、第四册（1995 年）、第五册（1996 年）、第六册（1998 年）。

⑥ 中国药品生物制品检定所编：《中国药品检验标准操作规范》（1995 年版、2000 年版、2005 年版）。

⑦ 国家药典委员会编：《国家药品标准工作手册》（第三版），1998 年 10 月。

⑧ 中华人民共和国药典委员会编：《中华人民共和国药典》1995 年版（二部）。

⑨ 中华人民共和国药典委员会编：《中华人民共和国药典》1990 年版（二部），药典注释（1993 年）。

⑩ 期刊：药典通讯、中国药品检验、中国药品标准、药物分析杂志、药学学报等。

第三节 药品检验工作的依据和程序

一、药品检验工作的依据

国内生产的药品进行常规检验时，以现行《中国药典》和局（部）颁标准为依据。生产企业为了保证产品质量，往往以自订内控质量标准为依据。医疗单位自制的制剂按药品监督管理部门批准的质量标准进行检验。进出口药品应由口岸药检所按有关质量标准或合同规定进行检验。

二、药品检验工作的程序

药品检验工作是药品质量控制的重要组成部分，其检验程序一般分为取样、性状观测、鉴别、检查、含量测定、填写检验报告书。

1. 取样

分析任何药品都要从取样开始。要从大量的样品中取出能代表样本整体质量的少量样品进行分析，必须按照国家药品检验操作标准中有关取样的规定进行操作，要考虑取样的科学性、真实性、代表性，并填写药品检验卡。

(1) 基本原则　均匀、合理。

(2) 特殊装置　如固体原料药用取样探子取样。

(3) 取样量　设样品总件数为 x：

当 $x \leqslant 3$ 时，每件取样；

当 $x \leqslant 300$ 时，按 $\sqrt{x}+1$ 随机取样；

当 $x > 300$ 时，按 $\sqrt{x}/2+1$ 随机取样。

2. 性状观测

根据药品质量标准中有关性状的规定，注意观察、记录供试品的外观、色、臭、味、溶解度以及物理常数。这些观测结果不仅对药品具有鉴别意义，而且也反映药品的纯度，是评价原料药质量的主要指标之一。

3. 鉴别

根据药品质量标准中鉴别项下规定的试验方法，逐项检验，结合性状观测结果对药品的真伪作出结论；采用一组（两个或几个）试验项目全面评价一个药物。

4. 检查

供试品的性状观测和鉴别结果符合规定后，根据药品质量标准中检查项下规定的检查项目，逐项地进行检查，并作出结论。《中国药典》“检查”项下包括有效性、均一性、纯度要求、安全性四个方面的内容。纯度要求即药物的杂质检查，亦称限度检查、纯度检查。本书只介绍杂质检查法、固体制剂的含量均匀度检查法和溶出度测定法。

5. 含量测定

供试品通过性状观测、鉴别、检查符合规定后，根据药品质量标准中规定的含量测定法进行测定，准确测定有效成分的含量。判断一个药物的质量是否符合要求，必须全面考虑鉴别、检查与含量测定三者的检验结果。本书只讲授化学测定法和常用仪器分析测定法。

6. 填写检验报告书

根据上述检验结果，按照药品检验报告书的规定逐项填写，详细列出检验项目、检验数据、标准规定和项目结论，并对供试品质量作出明确的技术鉴定结论；必须有检验人员、复核人员及部门负责人签名或盖章，必要时由检验单位盖章。其具体要求如下。

（1）检验原始记录　完整、真实、具体、清晰。

① 供试品情况（名称、批号、规格、数量、来源、外观、包装等）。

② 日期（取样、检验、报告等）。

③ 检验情况（依据、项目、操作步骤、数据、计算结果、结论等）。

④ 若需涂改，只可划线，重写后要签名。

涂改方式：划两条细线，在右上角写正确数字，并签名。

例 1：8.1758
−7.2563
0.9196 (6 划去，右上角改为 5)
李小山

例 2：0.1017 (7 划去，右上角改为 8)
李小山

例 3：消耗 21.56 ml (56 划去，右上角改为 12)
李小山

⑤ 记录完成后，需复核。复核后的记录，属内容和计算错误的，由复核人负责；属检验操作错误的，由检验人负责。

（2）检验报告书　完整、简洁，结论明确。除无操作步骤外其他内容同原始记录。

习　题

1. 试述药物分析的定义、研究对象、主要内容和主要任务。

2. 如何全面控制药品质量？药物分析工作者在全面控制药品质量的过程中应起什么作用？

3. 对药品质量进行严格检查的目的是什么？

4. 本课程的主要内容和主要任务是什么？

5. 药品检验的依据是什么？

6. 药品检验的基本程序是什么？

7. 单靠鉴别试验，能否对原料药的真伪作出结论？药品质量标准中的性状部分有无法定意义？

8. 药品检验操作标准中取样有何规定？简述其要点。

9. 查阅药品检验所和药厂的药品检验报告书，并解释表中各栏的含意。

10. 任何药品的分析首先是取样，需考虑什么因素？

11. 从大量样品中取少量样品进行分析，要求取样的基本原则是什么？

12. 判断一个药物的质量是否符合要求，必须全面考虑哪几项的检验结果？

（霍燕兰）

第二章　药品质量标准

学习指南　本章讲授药品质量标准的概念和分类，介绍《中国药典》2005年版（二部）的主要内容和局（部）颁标准第一册至第十六册的概况，讲授制订药品质量标准的原则。通过学习使学生掌握我国现行药品质量标准的概况和2005年版《中国药典》的主要内容。

第一节　药品质量标准

一、概述

药品是用于预防、治疗、诊断人的疾病，有目的地调节人的生理机能，并规定有适应证或功能主治、用法和用量的物质。质量是指产品所具有的、能鉴别是否符合规定的特性。药品的质量特性有以下几点：①疗效确切；②使用安全，毒副作用小；③稳定性好，有效期长；④给药方便；⑤价格便宜；⑥包装适合，便于贮存、运输和使用。其中前两条为关键的质量特性，可概括为有效性和安全性。药品是一种特殊的商品，它的质量的优劣，直接关系到人民的身体健康和生命安全。为了保证药品的质量，保证用药的安全和有效，各个国家对药品都制订了强制执行的质量标准，即药品质量标准。符合质量标准，才能保证疗效；不符合质量标准，不仅不能保证疗效，而且直接危及患者的生命安全。只有合格的药品才能使用，不合格的药品不得作为次品或处理品来生产、销售和使用，否则将受到法律的制裁。

把反映药品质量特性的技术参数、指标明确规定下来，形成技术文件，就是药品的质量标准。它是评定药品质量的法定依据，是检验药品是否合格的尺度。简言之，药品质量标准是国家对药品质量及检验方法所作的技术规定，是药品生产、经营、使用、检验和监督管理部门共同遵循的法定依据。法定的药品质量标准具有法律的效力，我国《中华人民共和国药品管理法》（简称《药品管理法》）指出："药品必须符合国家药品标准"。生产、销售、使用不符合药品质量标准的药品是违法的行为。

二、法定药品质量标准

我国药品质量标准分为《中华人民共和国药典》和国家食品药品监督管理局颁布的药品标准（简称局颁标准），二者均属于国家药品质量标准，具有等同的法律效力。国家药典委员会是组织制定和修订国家药品标准的专业技术委员会。《中国药典》及局颁标准由国家药典委员会组织制定和修订后，由国家食品药品监督管理局颁布施行，它是国家监督管理药品质量的法定技术标准。药品必须符合上述质量标准，否则不准出厂、不准销售、不准使用。已出厂销售的药品，如发现不符合质量标准时，应立即停止使用，收回处理。

三、企业标准

由药品生产企业自己制订并用于控制相应药品质量的标准，称为企业标准或企业内部标准。企业标准仅用于控制本企业产品的质量，它不属于法定药品质量标准。企业标准通过增加检测项目和提高要求使其质量标准高于法定药品质量标准。企业标准通常对外是不公开的。

各级食品药品监督管理机构是政府对药品进行监督管理的职能部门。各级药品检验所是对药品进行检验的法定专业机构，按药品检验制度的规定，对药品进行检验并填写检品卡、检验结果和检验报告书。药品检验所在检验报告书中对药品质量所做的技术鉴定具有法律效力。药厂质检科应按规定填写相应的检验记录和检验报告书。

第二节　《中国药典》和局（部）颁标准

一、《中国药典》的沿革

建国以来，我国共出版了八版药典，分别为1953年版、1963年版、1977年版、1985年版、1990年版、1995年版、2000年版和2005年版。现行药典是第八版——2005年版《中华人民共和国药典》，简称《中国药典》2005年版。其英文全称是PHARMACOPOEIA OF THE PEOPLE'S REPUBLIC OF CHINA（2005），英文简称Chinese Pharmacopoeia（2005），英文缩写是Ch. P（2005）。《中国药典》目前为每5年修订一次，其版次用出版的年份表示。

二、《中国药典》的基本结构和内容

《中国药典》是国家关于药品质量标准的法典。《中国药典》自1963年版起至2000年版止均分为两部出版，一部收载中药材、成方及单味制剂等；二部收载化学药品、抗生素、生化药品、生物制品、放射性药品及各类制剂。《中国药典》2005年版分为三部出版。药典收载品种的要求是“使用安全、疗效可靠、临床需要、工艺合理、标准完善、质量可控”。为了指导药厂和药品经营单位更好地贯彻执行药典内容，早在1985年版药典使用期间，原国家医药管理局就发布了中华人民共和国专业标准ZBC 10001～10007—89、《药品检验操作通则》，以使药品检验操作规范化。为了跟随本行业的发展方向，该标准会被不定期的修订。

《中国药典》的内容有前言，国家药典委员会委员名单，目录，《中国药典》沿革，新增品种名单，未收载上版药典品种名单，新增、修订与删除的附录名单，新老药名对照，凡例，品名目次，正文，附录和索引等部分。兹将后五部分介绍如下。

（一）凡例

凡例是解释和正确地使用《中国药典》进行质量检定的基本原则，是药典的重要组成部分。凡例把与正文品种、附录及质量检定有关的共性问题加以规定。这些规定具有法定的约束力。药典从2000年版开始对凡例的编排做了较大调整，按内容归类整理编排，并冠以标题，便于查阅和使用。2005年版仍基本沿用这种形式，二部药典凡例的标题有：名称及编排，项目与要求，检验方法和限度，标准品、对照品，计量，精确度，试药、试液、指示剂，动物试验和说明书、包装、标签等九项。2000年版二部药典的凡例共有十一项，其中生物制品和残留溶剂在2005年版的凡例中被删去，标准规定改为项目与要求。为了正确地理解与使用药典，应逐条阅读并弄懂其内涵。特别是与药物分析工作密切相关的条文，更应仔细阅读、准确理解、熟练掌握、正确执行。

1. 药典凡例的项目与要求

(1) 性状项下记载药品的外观、臭、味、溶解度以及物理常数等。例如，溶解度是药物的重要物理性质。药典凡例中对药物的溶解性用术语来表示，有“极易溶解”、“易溶”、“溶解”、“略溶”、“微溶”、“极微溶解”、“几乎不溶或不溶”等，《中国药典》凡例对以上术语有明确的规定。

物理常数是药物的物质常数，包括相对密度、馏程、熔点、凝点、比旋度、折光率、黏度、吸收系数、碘值、皂化值和酸值等。测定结果不仅对药品具有鉴别的意义，也反映药品的纯杂程度，是评价药品质量的主要指标之一。

(2) 鉴别项下规定的试验方法，仅反映该药品某些物理、化学或生物学等性质的特征，不完全代表对该药品化学结构的确证。

(3) 检查项下包括反映药品的安全性与有效性试验的方法和限度、均一性与纯度等制备工艺要求等内容。

(4) 贮藏项下的规定，是对药品贮存与保管的基本要求，包括下列名词：

遮光	系指用不透光的容器包装，棕色容器或黑纸包裹的无色透明、半透明容器；
密闭	系指将容器密闭，以防止尘土及异物进入；
密封	系指将容器密封以防止风化、吸潮、挥发或异物进入；
熔封或严封	系指将容器熔封或用适宜的材料严封，以防止空气与水分的侵入并防止污染；
阴凉处	系指不超过 20℃；
凉暗处	系指避光并不超过 20℃；
冷处	系指 2～10℃；
常温	系指 10～30℃。

(5) 试验用的试药，除另有规定外，均应根据附录试药项下的规定，选用国家标准或国务院有关行政主管部门规定的试剂标准。试验用的试液、指示剂、滴定液、缓冲液等，均应符合附录的规定，或按照附录的规定制备。对这一条的含义要结合附录内容逐条逐项学习领会。

2. 分析数据的记录和处理

(1) 有效数字检验方法和限度 现行版药典收载的原料药及制剂，均应按规定的方法进行检验。如采用其他方法，应将该方法与规定的方法做比较试验，根据试验结果掌握使用；但在仲裁时仍以现行版药典规定的方法为准。

原料药的含量百分数，除另有注明者外，均按重量计。如规定上限为 100% 以上时，系指用本药典规定的分析方法测定时可能达到的数值，它为药典规定的限度或允许偏差，并非真实含有量；如未规定上限时，均系指不超过 101.0%。百分比 100% 系指 99.5%～100.4%，100.0% 系指 99.95%～100.04%，其余类推。

(2) 计量 《中国药典》2005 年版（二部）凡例规定，试验用的计量仪器均应符合国家技术监督部门的规定。

在本版药典中所使用的法定计量单位如下：

体积	升 (L)、毫升 (ml)、微升 (μl)
质（重）量	千克 (kg)、克 (g)、毫克 (mg)、微克 (μg)、纳克 (ng)
波数	负一次方厘米 (cm^{-1})
密度	千克每立方米 (kg/m^3)、克每立方厘米 (g/cm^3)

药典中所有溶液的专用名称、特定含义及其表示方法和其他书刊的用法不尽相同，进行药品检验时，必须遵照药典规定执行。

例如滴定液的浓度《中国药典》以 mol/L（摩尔/升）表示。以前长期使用的溶液的浓度单位“当量浓度及其符号 N”和克分子液的浓度单位“克分子浓度及其符号 M”《中国药典》已不用。虽然《日本药局方》JP（14）和《美国药典》USP（27）仍在使用当量浓度，《英国药典》BP（2003）仍在使用克分子浓度，但《中国药典》从 1985 年版起就不用这些浓度了。《中国药典》滴定液浓度的表示形式采用了国际药典（Ph. Int）第三版的表示法。即将浓度的大小及单位写在溶液名称后的括号内，如“氢氧化钠滴定液（0.1mol/L）。

用这些滴定液测定药物含量时，在该药正文的含量测定项目中明确指出每 1ml 滴定液相当于若干毫克的该药物。用此滴定度和所消耗的体积相乘即可算出含量，不必用浓度进行推算。上述浓度 0.1mol/L 中的 0.1 为准确数值，不要误以为其有效数字位数是 1 位。从药典中标明的滴定度数值看，每 1ml 滴定液相当于××××mg 的某物质，准确到了 4 位，是准确的 0.1000mol/L。如果滴定液的实测浓度不是规定的 0.1mol/L，而是 0.1048mol/L 时，在计算结果时乘以浓度校正因子（*F*）1.048 即可。试液的浓度不需准确标定，应将其浓度写在试液名称前面，如 0.1mol/L 氢氧化钠溶液。

又如，《中国药典》正文中的醋酸是指浓度为 36%～37%（g/g）$C_2H_4O_2$ 的溶液，而不是冰醋酸。配制 4%（g/ml）醋酸溶液 1000ml 的正确方法是：取醋酸［即含 36%～37%（g/g）$C_2H_4O_2$ 的溶液］105ml，加水稀释至 1000ml，摇匀，即得。

再如药典中乙醇、稀乙醇、盐酸、稀盐酸等，均有固定含意。诸如此类的事例应注意查阅凡例和附录，不可按想当然的办法处理。

本版药典凡例中规定温度以摄氏度（℃）表示，有关温度的名词表示含义有：

水浴温度　除另有规定外，均指 98～100℃；
热水　　　系指 70～80℃；
室温　　　系指 10～30℃；
冷水　　　系指 2～10℃；
放冷　　　系指放冷至室温。

(3) 精确度　《中国药典》2005 年版（二部）凡例规定了取样量的准确度和实验的精密度。

规定取用量为约若干时，系指取用量不得超过规定量的±10%。

规定“精密称定”时，系指称重应准确至所取重量的千分之一。例如“取阿司匹林约 0.4g，精密称定”，系指取用量不得超过 0.4g±10%×0.4g，称重的准确度为 0.4g×1/1000＝0.0004g。

规定精密量取时，系指量取的准确度应符合国家标准中对该体积移液管的精密度要求。例如精密量取续滤液 2ml，系指用符合国家标准的 2ml 移液管准确量取 2.00ml 续滤液。

(二) 品名目次

该目次位于凡例之后，按中文名称笔画顺序排列，同笔画的字参照《辞海》（1979 年版）按起笔笔形一丨丿丶乛顺序排列。在药典二部中，单味制剂排在原料药后面，如注射用二巯丁二钠排在二巯丁二钠后面。本目次只排列药品品名，不排列附录项目。附录目次列在附录之首。

(三) 正文

正文是药典的主要内容，收载了不同药品、制剂的质量标准。《中国药典》2000 年版（二部）和 2005 年版（二部）的正文均分为两部分，但其内容不同，《中国药典》2000 年版正文的第二部分为生物制品的质量标准；《中国药典》2005 年版正文的第二部分为药用辅料的质量标准。2000 年版药典正文的第一部分对每一品种都列有药品的法定中文名称（附汉语拼音与英文名）、有机物的结构式、分子式与分子量、来源或有机药物的化学名称、含量或效价规定、处方、制法、性状、鉴别、检查、含量测定或效价测定、类别、规格、贮藏、制剂。现行药典取消了剂量、注意两项内容。现以《中国药典》2005 年版正文中收载的阿司匹林为例加以说明。

阿司匹林

Asipilin

Aspirin

$C_9H_8O_4$ 180.16

本品为 2-(乙酰氧基) 苯甲酸。含 $C_9H_8O_4$ 不得少于 99.5%。

【性状】 本品为白色结晶或结晶性粉末；无臭或微带醋酸臭，味微酸；遇湿气即缓缓水解。

本品在乙醇中易溶，在三氯甲烷或乙醚中溶解，在水或无水乙醚中微溶；在氢氧化钠溶液或碳酸钠溶液中溶解，但同时分解。

【鉴别】 (1) 取本品约 0.1g，加水 10ml，煮沸，放冷，加三氯化铁试液 1 滴，即显紫堇色。

(2) 取本品约 0.5g，加碳酸钠试液 10ml，煮沸 2min 后，放冷，加过量的稀硫酸，即析出白色沉淀，并发生醋酸的臭气。

(3) 本品的红外光吸收图谱应与对照的图谱（光谱集 209 图）一致。

【检查】 溶液的澄清度　取本品 0.50g，加温热至约 45℃的碳酸钠试液 10ml 溶解后，溶液应澄清。

游离水杨酸　取本品 0.10g，加乙醇 1ml 溶解后，加冷水适量使成 50ml，立即加新制的稀硫酸铁铵溶液［取盐酸溶液（9→100）1ml，加硫酸铁铵指示液 2ml 后，再加水适量使成 100ml］1ml，摇匀；30s 内如显色，与对照液（精密称取水杨酸 0.1g，加水溶解后，加冰醋酸 1ml，摇匀，再加水使成 1000ml，摇匀，精密量取 1ml，加乙醇 1ml、水 48ml 与上述新制的稀硫酸铁铵溶液 1ml，摇匀）比较，不得更深（0.1%）。

易炭化物　取本品 0.5g，依法检查（附录Ⅷ O），与对照液（取比色用氯化钴液 0.25ml、比色用重铬酸钾液 0.25ml、比色用硫酸铜液 0.40ml，加水使成 5ml）比较，不得更深。

炽灼残渣　不得过 0.1%（附录Ⅷ N）。

重金属　取本品 1.0g，加乙醇 23ml 溶解后，加醋酸盐缓冲液（pH3.5）2ml，依法检查（附录Ⅷ H 第一法），含重金属不得过百万分之十。

【含量测定】 取本品约 0.4g，精密称定，加中性乙醇（对酚酞指示液显中性）20ml 溶解后，加酚酞指示液 3 滴，用氢氧化钠滴定液（0.1mol/L）滴定。每 1ml 氢氧化钠滴定液（0.1mol/L）相当于 18.02mg 的 $C_9H_8O_4$。

【类别】 解热镇痛非留体抗炎药，抗血小板聚集药。

【贮藏】 密封，在干燥处保存。

【制剂】 (1) 阿司匹林片 (2) 阿司匹林肠溶片 (3) 阿司匹林肠溶胶囊 (4) 阿司匹林泡腾片 (5) 阿司匹林栓

在对药品进行质量检验时，应严格按照正文中各药品的检验项目进行逐项检验，有关规定及检验方法可按照凡例及附录的有关规定执行。

(四) 附录

附录主要包括制剂通则、正文中重复使用的检测方法（通用检测方法）、指导原则及试药试液等内容。

通用检测方法包括一般鉴别试验、分光光度法、色谱法、物理常数测定法、特殊药物或基团的测定法、一般杂质检查法、制剂的常规或特殊检查法、生物检定法、生物检定统计法、放射性药品检定法等。

《中国药典》2000年版（二部）首次将“药品质量标准分析方法验证”、“药物制剂人体生物利用度和生物等效性试验指导原则”、“药物稳定性试验指导原则”、“缓释、控释制剂指导原则”、“微囊、微球与脂质体制剂指导原则”、“细菌内毒素检查法应用指导原则”的内容收录入附录中。《中国药典》2005年版（二部）仍然沿用，但做了增修订。本版药典（二部）收载的附录为137个，其中新增13个，修订65个，删除1个。药典凡例中说明“附录中收载的指导原则，是为执行药典、考察药品质量所制定的指导性规定，不作为法定标准”。

另外，药典还收载了试药、试纸、试液、缓冲液、指示剂与指示液、滴定液、标准品与对照品表以及制药用水、灭菌法、原子量表等内容。

《中国药典》2005年版（二部）附录中共收标准品36种、对照品375种。标准品、对照品系指用于鉴别、检查、含量测定的标准物质（不包括色谱用的内标物质）。标准品和对照品均由国务院药品监督管理部门指定的单位制备、标定和供应。标准品系指用于生物检定、抗生素或生化药品中含量或效价测定的标准物质，按效价单位（或μg）计，以国际标准品进行标定。对照品除另有规定外，均按干燥品（或无水物）进行计算后使用。进行药品检验时，涉及附录内容的，应遵照附录的规定进行。

(五) 索引

《中国药典》2005年版（二部）除在正文前收载品名目次外，还在书末分列中文索引和英文索引以便快速查阅有关内容。中文索引按汉语拼音顺序排序；英文索引按英文名称第一个英文字母顺序排列，以英文名和中文名对照的形式排列。中文索引可检索到正文和附录的内容；英文索引只能检索到正文的内容。

三、现行《中国药典》

现行版《中国药典》，于2005年1月出版发行，2005年7月1日起正式执行；本版药典以“科学、实用、规范”为其编写原则。2005年版药典分为一部、二部和三部出版。一部收载药材及饮片、植物油脂和提取物、成方及单味制剂等；二部收载化学药品、抗生素、生化药品、放射性药品及各类制剂，还有药用辅料等；第三部收载生物药品。本版药典首次将《中国生物制品规程》并入药典。同时还将配套出版《药品红外光谱集》（第三卷）和《中国药典》2005年版英文版。与前7版药典相比，2005年版药典在凡例、品种的标准要求、附录的制剂通则和检验方法等方面均有较大的变化和进步。在广泛吸取国内外先进技术和实验方法的基础上，附录内容与目前国际对药品质量控制的方法和技术基本一致。保持了

《中国药典》的科学性、严肃性和先进性，使我国药典成为在亚洲地区乃至国际上有影响力的药典之一。本版药典充分反映了我国当代制药工业的发展水平，更加适合当前指导药品生产、经营、使用活动和加强药品监督管理的需要。现仅介绍药典二部的概况，重点介绍与药物分析有关的内容。

1. 收载品种

本版药典收载的品种有较大幅度的增加，共收载3214个品种，比2000年版药典新增加了525个品种。药典一部收载品种1146种，其中新增154种、修订453种；药典二部收载品种1967种，其中新增327种、修订522种；药典三部收载品种101种，其中新增44种、修订57种。现就2005年版（二部）收载的原料药和制剂品种情况与前几版对比如下，见表2-1。

表2-1 《中国药典》2005年版（二部）收载品种与前几版药典对比情况/种

分类	2005年版	2000年版	1995年版	1990年版
化学药、抗生素、生化药等原料药	781	553	610	442
生物制品	—	55	38	37
片剂	423	349	319	198
注射液	255	219	198	145
粉针剂	96	93	59	45
胶囊剂	133	96	79	28
其他制剂	279	164	152	72
总计	1967	1699	1455	967

2. 药品名称

本版药典二部的中文药名仍然只收载通用名称，不再列副名。中文药品名称系按《中国药品通用名称》推荐的名称及其命名原则命名。对于药品名称有所变动的品种，将本版药典确定的通用名称与原批准名称列表对照作为过渡。《中国药典》收载的中文药品名称均为法定名称。外文药名，采用英文名。英文名除另有规定外，均采用国际非专利药名（INN）。至于药品的商品名及其商标应另行审定。

有机药物化学名称应根据中国化学会编撰的《有机化学命名原则》命名，母体的选定应与国际纯粹与应用化学联合会（IUPAC）的命名系统一致。药品化学结构采用世界卫生组织推荐的“药品化学结构式书写指南”书写。本教材重点讲授的药品，在首次书写其结构式时也遵循这一规定，以后为了讲述方便仍采用惯用写法。

3. 检测项目和检测方法

1990年以来，历版《中国药典》都扩大了光谱法和色谱法等现代仪器分析法的使用范围。《中国药典》2005年版（二部）中现代分析技术得到进一步扩大应用。详见表2-2和表2-3。

表2-2 《中国药典》2005（二部）仪器分析法的应用概况/种

方法	鉴别	检查	含量测定
紫外-可见分光光度法	546	459	412
红外分光光度法	593	2	
气相色谱法	3	58	9
高效液相色谱法	484	534	575
薄层色谱法	199	276	
原子吸收分光光度法		12	4
荧光分析法		5	2
电位滴定法			77
永停滴定法		145	43
pH法		684	

表 2-3　《中国药典》2005（二部）用仪器分析法检查溶出度等项目的概况/种

方　法	溶出度	含量均匀度	释放度	有关物质
紫外-可见分光光度法(UV)	256	87	19	
高效液相色谱法(HPLC)	41	62	7	305
薄层色谱法(TLC)				219

4. 药典附录

2005年版药典二部增修订后的附录有了明显的改进和提高。为适应我国药品监督管理的需要，制剂通则中增加了植入剂、冲洗剂、灌肠剂、涂剂、涂膜剂等；制剂通则项下还增加了多种亚类剂型，如片剂通则项下增加了可溶片、阴道泡腾片，胶囊剂通则项下增加了缓释胶囊和控释胶囊等。

通用检测方法中，新增了制药用水中总有机碳测定法、可见异物检查法、质谱法、贴剂黏附力测定法、过敏反应检查法、降钙素生物测定法和生长激素生物测定法等。

指导原则中，除修订了一些指导原则外，将细菌内毒素检查法应用指导原则删除后并入细菌内毒素检查法，还增加了药物引湿性试验指导原则、近红外分光度法指导原则、药品杂质分析指导原则、锝［^{99m}Tc］放射性药品质量控制指导原则。后两项指导原则的增订，体现了现行版药典对安全性问题更加重视。为了充分保证药物的安全性，现行版药典二部增订静脉注射剂不溶性微粒检查的品种达126种，增修订细菌内毒素检查的品种达112种；残留溶剂测定法中引入了国际间协调一致的有关残留溶剂的限度要求，原料药增订残留溶剂检查的品种达24种。

四、局（部）颁标准和地方标准

国家药品标准除药典外，还有局（部）颁标准。原来由卫生部颁布的为部颁标准，国家机构改革调整后，由国家食品药品监督管理局颁布的为局颁标准，统称局（部）颁标准，1998年以来，该标准由国家药典委员会组织制订。我国卫生部曾于1963年颁布了《中华人民共和国卫生部药品标准》，简称部颁标准（1963年），收载药典外品种174种（其中制剂47种）。后于1989年卫生部颁发了《中华人民共和国卫生部药品标准，化学药品及制剂》第一册（不包括抗生素、生化药、中成药），收载药品206种，其中原料药109种，制剂97种。1992年、1993年、1994年、1995年、1996年和1998年先后颁发了《中华人民共和国卫生部药品标准(二部)》第一册、第二册、第三册、第四册、第五册和第六册，共收载药品3000多种。

局（部）颁标准的收载范围及原则是：①新药转正后疗效较好、在国内广泛应用、准备今后过渡到药典的品种；②有些品种虽不准备上升到药典，但因国内有多个厂家生产，有必要执行统一的质量标准，因而也被收入局部标准；③上一版药典收载，而新版药典未采用的品种；④以往局（部）颁标准收载但需要修订的，疗效肯定，国内继续使用的品种；⑤国外药典收载的品种，可以优先考虑制订其局（部）颁标准。局（部）颁标准不列凡例和附录，均按药典的凡例和附录执行。

五、地方标准上升国家标准的概况

建国以来，我国在相当长的一段时间内采用过地方标准。地方标准由各省、自治区、直辖市卫生厅（局）批准、发布，曾经对药品的管理发挥了很大的作用，但由于各地生产水平参差不齐，往往由不同地区制定的同一品种质量标准间存在差异，而药品出厂以后，是在全国范围内流通，因而地方标准的存在不利于药品的管理和提高。1986年以来国家药典委员会已对化学药品地方标准进行了分批、分期的整顿，形成了以《中国药典》为主体的国家药品标准体系，取消了地方标准，国家标准由原来的三级标准变为二级标准（即《中国药典》

和局颁标准)。2002～2003 年国家食品药品监督管理局先后颁布了化学药品地方标准上升为国家标准的国家药品标准第一册至第十六册，全部完成了上述整顿工作。

第三节 药品质量标准的制订原则

药品的质量标准和药品是同时存在的，因此，在进行新药的研究时，除对新药在工艺、药效、药理等方面进行研究外，还需对其质量进行研究。即对新药的质量控制方法进行系统的研究，如测定其理化常数，考察可能引入的杂质，建立纯度控制方法以及含量测定的方法等，并在此基础上制订药品的质量标准。制订药品的质量标准须遵循以下几个原则。

① 必须坚持质量第一的原则。药品的质量标准必须能够有效的控制药品的质量，保证用药的安全、有效。安全和有效是药品必须具备的两条基本属性；在新药的研究时所进行的药效学和毒理学的试验，以及药物中杂质的种类和毒副作用大小的深入研究均是对用药安全性的保证。药物的疗效与有效成分的含量有关，还与某些药物的晶型、粒度或立体结构有关。故在制订质量标准时，应建立准确、可靠的方法来测定药物的含量，并对无效或低效的晶型、粒度、异构体等建立控制的方法和标准以确保药品的质量。

② 制订药品质量标准要有针对性。要从药品的生产、流通、使用各个环节了解影响其质量的因素，有针对性的规定检测项目，切实加强对药品内在质量的控制。

③ 检测方法的选择，应根据“准确、灵敏、简便、快速”的原则，既要考虑方法的适用性，又要考虑方法的先进性，不断提高检测技术水平。

④ 质量标准中各种限度的规定，应密切结合实际，既要保证药品生产、贮存、销售和使用过程中的质量，又要保证目前的生产和贮存的条件能够达到这一要求。

⑤ 在制订药品标准时，要考虑药品的生理效用和临床应用的方法。一般内服药品要求严格，注射用药和麻醉用药更严，外用药品要求可以稍宽，力求做到适当而又有效。

第四节 外国药典

目前已有几十个国家制定了国家药典，另外还有一些区域性药典，如欧洲药典、亚洲药典以及世界卫生组织编订的国际药典等。其中最具影响力的有：《美国药典》、《英国药典》、《日本药局方》和《欧洲药典》。

一、《美国药典》

由美国药典委员会编辑；现行版为第 28 版（2005 年），与美国国家处方集（the National Formulary，NF）第 23 版合并出版，缩写为（USP28-NF23）。自 2002 年起 USP-NF 由每五年出一版改为每年出一个新版本，每两版之间的增补本也由 10 本减少为 2 本。考虑到亚洲地区药物工业迅速增长的特点，《美国药典》（the United States Pharmacopoeia，USP）于 2002 年 1 月 1 日首次同步发行了亚洲版（USP25-NF20，Asian Edition)。《美国药典》是收载药品最多的药典，第 28 版药典已达 4000 个品种。

二、《英国药典》

《英国药典》(British Pharmacopoeia，BP）是英国官方医学标准集，是英国药品委员会的正式出版物，是英国制药标准的重要来源。该药典不仅为读者提供了药用和成药配方标准以及公式配药标准，而且也向读者展示了许多明确分类并可参照的《欧洲药典》专著。BP原出版周期不定，现改为每年一版，现行版本为2004年版。BP（2004年版）分五部：第一、第二部为正文品种（化学药和生化药）；第三部为生物制品和血液制品；第四部附红外图谱和通用检测方法、目录；第五部为兽药。目录改为按英文字母顺序排列，并列小标题。

三、《日本药局方》

现行版为第14改正版，缩写为JP（14），分为二部。

第一部包括凡例、制剂总则、一般试验法和各医药品。一般试验法项下列出了各类测定方法，类同于Ch. P附录的内容编排。

第二部包括通则、生药总则、一般试验法和各医药品，还有原子量表、附录和索引。

第一部和第二部均有红外光谱附图。

四、《欧洲药典》

现行版为第5版，有英文和法文两种法定文本。《欧洲药典》（European Pharmacopoeia，Ph. Eur）第5版在编排上有较大改变，开始分一、二两册。原排在第4版各论之后的人用疫苗、兽用疫苗、人用免疫血清、兽用免疫血清、人用缝线、兽用缝线和顺势疗法制品的各论，统一移至第一册。第一册排在版首顺序还是前言、绪论、欧洲药典委、第5版内容、通则篇（包括凡例、分析方法、包括容器原材料与包装容器、通用文本）。通用文本包括各论通则与制剂通则等。第二册全部为化学药和天然药各论。第5版内容与第4版相比，增修订的项目分别细化，并将主要技术项目做了简介，同时包括第4版的所有文本和新增文本。

习　　题

一、填空题

1. 现行使用的《中国药典》是______版。其英文缩写为______。药典的内容一般分为______、______、______、______、______五部分。正文的内容一般包括______、______、______、______、______、______、______和______等。

2. 我国现行的药品质量标准分为二级，分别是______、______。

3. 目前药物分析工作中常用于参考的国外药典主要有______、______、______、______，其英文缩写分别为______、______、______、______。

4. 检查项下应包括______、______、______、______四个方面。

5. 滴定度用______符号表示，它是指______。

二、选择题

（一）A型题（最佳选择题）

1.《中国药典》凡例中的主要内容是：

A. 述及药典所用的名词、术语及使用的有关规定

B. 药典中所用标准溶液的配制与标定

C. 药典中使用的常用方法及方法验证

D. 药典中使用的指示剂的配制

E. 以上都不对

2. 现欲查找某标准溶液的配制与标定方法，应在《中国药典》哪部分中查找？

A. 附录 B. 凡例 C. 目录 D. 正文 E. 以上都不对

3. 芳伯氨基或潜在芳伯氨基的药物，可用芳香第一胺类鉴别反应（重氮化-偶合反应）鉴别，此反应列于药典的哪一部分？

A. 凡例 B. 目录 C. 正文 D. 附录 E. 以上都不对

4. 欲查找乙酰水杨酸的含量测定方法应在《中国药典》哪部分中查找？

A. 凡例 B. 正文 C. 附录 D. 索引 E. 以上都不对

5. 按药典规定，精密标定的滴定液（如盐酸以及浓度）正确表示为：

A. 盐酸滴定液（0.102mol/L） B. 盐酸滴定液（0.1024mol/L）

C. 盐酸滴定液（0.102M/L） D. 0.1024mol/L 盐酸滴定液

E. 0.102mol/L 盐酸滴定液

（二）B型题（配伍选择题）

A. 98～100℃ B. 10～30℃ C. 取某药“约”若干

D. 精密称定 E. 不超过20℃

1. 水浴

2. 室温

3. 阴凉处

4. 取用量不得超过规定量的±10%

5. 称重应准确至所取重量的千分之一

（三）X型题（多项选择题）

1. 我国现行的药品质量标准有：

A. 药典 B. 局（部）颁标准 C. 市、地区药政部门颁布的标准

D. 省、自治区、直辖市颁布的标准 E. 以上都对

2. 判断一个药物的质量是否符合要求，必须全面考虑下列哪几项的检验结果？

A. 取样 B. 检查 C. 鉴别 D. 含量测定 E. 以上都对

3. 现行《中国药典》的主要内容按顺序为：

A. 凡例 B. 正文 C. 索引 D. 附录

三、问答题

1. 药品的质量特性有哪些？其关键特性是什么？

2. 什么叫做药品质量标准？中国现行的药品标准有哪些？

3. 试述现行《中国药典》的中英文全称、简称和英文缩写符号、版次。

4. 根据药典凡例和附录中的有关规定，解释药典中分析条文。

5. 药典附录中哪些项目是法定性内容？哪些项目是指导性内容？

6. 药典中滴定液是如何表示的？浓度校正因子（F）在含量计算中是如何应用的？

7. 凡例中对取用量为“约”若干和“精密称定”是如何规定的？

8. 药品的国家标准由什么部门制订和修订？

9. 制订药品质量标准的目的是什么？制订药品质量标准的原则是什么？

（孙轶梅）

第三章 药品的性状观测

学习指南 本章要求掌握药物外观性状的定义，学会检测药品的外观性状和常用物理常数的测定与记录方法，能严格按《中国药典》的要求对常见药物的性状进行认真观察，详细记录，并作出结论。

第一节 概 述

药品的性状反映了药品的性质和特点，是药品质量的重要指标之一，对于鉴别供试品的真伪也有重要作用。在进行药物分析时，药物的性状观测是首项工作。先从外观性状和理化常数方面对供试品进行观测。性状包括药品的外观，例如聚集状态、色泽、臭、味、溶解度、稳定性以及相应的各项物理常数，如相对密度、馏程、熔点、凝点、比旋度、折光率、黏度、酸值、皂化值、羟值、碘值、吸收系数等。性状可因生产条件的不同而出现差异，只要这些差异没有超出质量标准的规定是可以允许的。若药品的色、臭、溶解度及理化常数与药品质量标准中性状项下的描述不相符合时，则可判断该药品外观性状不符合规定，不必再进行鉴别、杂质检查和含量测定等项检测。

第二节 药物的性状

药品质量标准各个品种的正文中，均在性状项下记述该药品的外观、臭、味和一般稳定情况、溶解度以及物理常数等。外观性状不仅是对药品的色泽和外表的感观规定，而且对物理常数和理化性质均作出了明确的规定。性状和鉴别、检查、测定共同组成了完整的药品质量标准。在进行药品检验时，要充分重视对外观性状的检测。

现对药物的性状内容逐项加以讨论。本节讨论外观、臭、味、一般稳定情况和溶解度。有关物理常数在下节讨论。

一、外观与臭味

在药品质量标准的正文中，有关药品的外观、臭、味和一般稳定情况均作为一个自然段按次序描述，各项之间用分号“;”隔开。

（一）存在状态

说明该药品是气体、液体或固体，是结晶还是粉末。

（二）色

不同的药品对应有不同的色泽。考虑到生产条件的影响，色泽可以有一定的幅度。

药品质量标准中对无色的气体或液体药品一般用“无色”表述，如二氧化碳为无色气体；甘油为无色、澄明的黏稠液体。固体药物一般用“白色”表述，如无味红霉素为白色结晶性粉末。不得已时可用“白色或类白色”表述，如左旋多巴为白色或类白色结晶性粉末。要尽量避免用琥珀色或乳白色等形容词来描述。有色药物应根据其相应的色泽加以叙述，如盐酸金霉素为金黄色或黄色结晶；磷酸伯氨喹为橙红色结晶性粉末；硫酸亚铁为淡蓝绿色柱状结晶或颗粒；硬脂酸镁为白色、轻松、无砂性的细粉。

《中国药典》2005年版（二部）新增品种（或可确定的品种）对性状的描述更加规范，包括着色片不再描述具体颜色，如甲苯咪唑片原为粉红色，现描述为着色片；颜色的描述包括过渡色，如“本品为白色或浅黄色颗粒……”，规范为白色至浅黄色颗粒，避免用“或”引起过渡颜色的缺失而导致结果误判。胶囊性状统一描述内容物。

若观测药品时发现药品颜色与药品质量标准记载不相符时，则为问题药品，判断为外观颜色不合格。

对包衣片或胶囊，除去包衣层或胶囊壳，观察其片心或内容物的颜色，若与药品标准不符时，则存在问题。如乙酰螺旋霉素片，片心应显类白色或微黄色，当发现片心为纯白色或夹杂少量棕色、红色斑点时，即非常可疑。

（三）臭、味

臭味及手感：臭是指液态或低熔点的固态药物本身所固有的特殊之臭。如二巯基丁二钠有类似蒜的特臭；阿莫西林胶囊、头孢氨苄胶囊的内容物均有微臭，手捻其粉末有粗涩感。硬脂酸镁微有特臭，为白色、轻松、无砂性的细粉，与皮肤接触有滑腻感。

药品如出现不应有的异臭或不符合药品质量标准对应的要求时，就说明其质量有问题。当混有不应有的残留有机溶剂时也会带入异臭。

味：具有特殊味觉的药品，应严格按药品质量标准进行检测，如甘油味甜，随后有温热的感觉；盐酸金霉素味苦；硫酸亚铁味咸、涩。又如依托红霉素为白色结晶性粉末；无臭，无味或几乎无味。

毒、剧、麻药不可口尝，该类药品质量标准中不作“味”的记述，故不作“味”的检测。如盐酸吗啡为“白色、有丝光的针状结晶或结晶性粉末；无臭；遇光易变质”。

当发现可疑品种时，口尝该药品内容物的味道，也为判断或发现假冒药品提供了有效手段。多数抗生素类药品味道很苦，如红霉素片、氯霉素片、硫酸庆大霉素片等，除去糖衣后，若无苦味或仅微苦，则明显有问题；头孢氨苄胶囊的内容物应有较特别的甜味，若无味则是假冒品。

（四）其他外观特性

药典中对于有引湿、风化、遇光变质等与贮藏条件有关的稳定性性质，也会择要记述，并与“贮藏”项相呼应。如甘油有引湿性；盐酸金霉素遇光色渐变暗；硫酸亚铁在干燥空气中有风化性，在湿空气中迅速氧化变质，表面生成黄棕色的碱式硫酸铁。在外观性状观测时应引起注意。

遇有药品的晶型、细度或制成溶液后的颜色，对质量有较大影响而需做严格控制时，应在“检查”项下另做具体规定，不在性状项内记述。

综合以上四项内容，对药品外观性状的具体描述举例如下。

例1 二氧化碳为无色气体；无臭；水溶液显弱酸性反应。

例2 甘油为无色、澄清的黏稠液体；味甜，有引湿性，水溶液（1→10）显中性反应。

例3 无味红霉素为白色结晶性粉末；无臭，无味或几乎无味。

例4 左旋多巴为白色或类白色的结晶性粉末；无臭，无味。

例5 盐酸金霉素为金黄色或黄色结晶；无臭，味苦；遇光色渐变暗。

例 6　磷酸伯氨喹为橙红色结晶性粉末；无臭，味苦。

例 7　硫酸亚铁为淡蓝绿色柱状结晶或颗粒；无臭，味咸、涩；在干燥空气中即风化，在湿空气中即迅速氧化变质，表面生成黄棕色的碱式硫酸铁。

例 8　盐酸吗啡为白色、有丝光的针状结晶或结晶性粉末；无臭；遇光易变质。

例 9　硬脂酸镁为白色轻松无砂性的细粉，微有特臭；与皮肤接触有滑腻感。

例 10　二巯丁二钠为白色至微黄色的粉末；有类似蒜的特臭。

通过观察药物的外观性状（色、状、味等形态）可以识别药物是否变质，如药物出现下列情况，表明药物已变质，不能再供药用❶。

① 片剂　白色药片变黄，表面粗糙、疏散或潮解，或有结晶析出。药片上有斑点、发霉、虫蛀、有臭味等。糖衣片有黏片或见黑色斑点、糖衣层裂开、发霉、有臭味等均为变质。

② 胶囊及胶丸　如维生素 E 胶丸、鱼肝油胶丸、麦迪霉素胶丸等，见有明显软化、破裂、漏油或互相粘连等现象时，即为变质。

③ 颗粒剂　如感冒颗粒剂、生脉饮颗粒剂、葡萄糖颗粒剂等，正常者都是能疏散流动的干燥颗粒。如见其发黏结块、溶化、有异味等，即为变质。

④ 糖浆剂　药液不论颜色深浅，都应澄清无异物。如见有较多沉淀物或发霉等均为变质。

⑤ 粉针剂　如青霉素、红霉素、先锋霉素等，发现瓶内药粉有结块，经摇动不散开，药粉粘瓶壁，或已变色等，即为变质。

⑥ 水针剂　如葡萄糖注射液、氯化钠注射液、安痛定注射液、维生素 C 注射液等，如药液颜色变深、浑浊、沉淀，或有霉点、絮状物等即为变质。有些针剂（如甘露醇）在冬季低温下，会产生结晶，经隔水加以微温后，可使之溶化，并非变质。

⑦ 口服混悬剂及口服乳剂　如有大量沉淀或出现分层，经摇亦不匀者，即为变质。

⑧ 栓剂、眼用制剂及其他药膏　若有异臭、酸败味，或见明显颗粒干涸及稀薄、变色、水油分离等即为变质。

⑨ 滴鼻剂　如药液中有絮状物，或见浑浊即为变质。

药物的性状观测中对其色泽、气味、溶解度、澄清度等特征内容的界定或描述，在一定程度上综合反映了药品的内在质量。因此可以利用这些性质发现假冒伪劣药品。药品的性状具有与众不同的某些特征，而这些特征有的伪劣药品却不具备和完全不具备。如上述中阿莫西林胶囊、头孢氨苄胶囊正品的内容物均应有微臭，手捻其粉末有粗涩感。当发现其内容物无臭，用手捻感觉细滑时，说明其不符合要求，多是假冒品。有针对性地勘验药物性状，是当前识别假药的重要手段和途径。

二、溶解度

（一）溶解性能的描述

在药典各品种的正文中，溶解度不列小标题，排在外观性状之下，作为“性状”项下的第二个自然段。

溶解度是药品的一种物理性质。可在一定程度上反映药物的纯度。

❶ 摘自千年阳光健康医药《怎样识别伪劣药品》，1999 年 9 月。

药典采用极易溶解、易溶、溶解、略溶、微溶、极微溶解、几乎不溶或不溶来描述药品在不同溶剂中的溶解性能。在《中国药典》凡例中药品的近似溶解度有以下规定：

极易溶解　系指溶质 1g（ml）能在溶剂不到 1ml 中溶解；

易溶　系指溶质 1g（ml）能在溶剂 1～不到 10ml 中溶解；

溶解　系指溶质 1g（ml）能在溶剂 10～不到 30ml 中溶解；

略溶　系指溶质 1g（ml）能在溶剂 30～不到 100ml 中溶解；

微溶　系指溶质 1g（ml）能在溶剂 100～不到 1000ml 中溶解；

极微溶解　系指溶质 1g（ml）能在溶剂 1000～不到 10000ml 中溶解；

几乎不溶或不溶　系指溶质 1g（ml）在溶剂 10000ml 中不能完全溶解。

文字叙述中的顺序，按药品在不同溶剂中溶解度大小依次排列。“极易溶解”在前，而后是“易溶”、“溶解”、“略溶”、“微溶”、“极微溶解”和“几乎不溶或不溶”。

如：丙酸睾酮在三氯甲烷中极易溶解，在乙醇或乙醚中易溶，在乙酸乙酯中溶解，在植物油中略溶，在水中不溶。

当药品在不同溶剂中的溶解度相似时，则按溶剂极性大小依次排列（按水、甲醇、乙醇、丙酮、乙酸乙酯、三氯甲烷、乙醚或环已烷等的顺序排列）；热水或热乙醇（不用其他的热溶剂）放在同一溶解度的各溶剂之前，如咖啡因在热水或三氯甲烷中易溶，在水、乙醇或丙酮中略溶，在乙醚中极微溶解。

在酸性或碱性溶液中的溶解度放在最后，并在其前用分号“；”使与前述溶剂中的溶解度相隔开，所用酸性或碱性溶液要注明名称，最好能写明浓度。如磺胺嘧啶……在氢氧化钠试液中易溶，在稀盐酸中溶解。

对在特定溶剂中的溶解性能需做质量控制时，则在该药品检查项下另做具体规定。

（二）溶解度测定法

《中国药典》在凡例中规定了溶解度的测定方法，统一了溶解度的标准。

准确称取研成细粉的供试品或量取液体供试品一定量，加入一定量的温度为（25±2)℃的溶剂，每隔 5min 强力振摇 30s，30min 内观察溶解情况。一般看不到溶质颗粒或液滴时，即认为已完全溶解。

易于溶解的样品，取样可在 1～3g 之间；贵重药品及剧药可酌情减量，可用逐渐加入溶剂的方法，溶剂品种也可适当减少，但至少要做水、酸、碱、乙醇等溶剂试验。一般常用的溶剂有水、乙醇、乙醚、三氯甲烷、甘油、无机酸和碱等。

例 1　布洛芬在乙醇中溶解度的测定：取布洛芬粉末 0.8g，加入到 10ml 温度为（25±2)℃的乙醇中，每隔 5min 强力振摇 30s（或置于恒温水浴振荡器中），30min 内看不到溶质颗粒，属易溶。

例 2　普鲁卡因青霉素 G 在水中溶解度的测定：取普鲁卡因青霉素 G 粉末 0.2g，加入到 50ml 温度为（25±2)℃的水中，每隔 5min 强力振摇 30s（或置于恒温水浴振荡器中），30min 内观察溶解情况。一般看不到溶质颗粒时，用电位滴定法测定已溶解的普鲁卡因青霉素 G 的量，其在水中溶解度为 1∶250，属微溶。

例 3　吲哚拉新（非甾体解热镇痛抗炎药，用于治疗风湿性和类风湿性关节炎）在缓冲液中溶解度的测定：按《中国药典》2005 年版（二部）（附录ⅩⅤ D 配制 pH＝7.2 的磷酸盐缓冲溶液，将 0.5g 吲哚拉新投入到 50ml 的缓冲溶液中，置于恒温水浴振荡器中，振荡速度为 200r/min，定时定量取样，取出液体经微孔滤膜（0.45μm）过滤，在 289nm 下测定滤液

的吸光度 A，待吸光度恒定后，计算溶解度。

第三节 物理常数

物理常数是检定药品质量的重要指标，应根据该药品的特性或检定工作的需要，选择收载有关的物理常数。在质量标准的正文中，依次按相对密度、馏程、熔点、凝点、比旋度、折光率、黏度、酸值、皂化值、羟值、碘值和吸收系数排列于“性状”项的溶解度之下，并用黑体字列出小标题。由于物理常数的测定结果，不仅对该药品具有鉴别意义，也反映该药品的纯杂程度，因而其数值范围的规定十分明确。其测定方法已收载于“附录”之中。如氟烷的相对密度（附录Ⅵ A）为1.871～1.875，在括号中注明有关测定方法的出处。遇有两种或两种以上的法定测定方法时，应注明“第×法”或“××法”，如麻醉乙醚的相对密度（附录Ⅵ A韦氏比重秤法）为0.713～0.718。如有个别条件（如温度）与附录不一致时，均加以注明，如巯基丙醇的相对密度（附录Ⅵ A），在25℃时为1.235～1.255。

一般固体药品需按要求测定熔点、吸收系数等。液体药品要按要求测定馏程、相对密度、黏度、折光率等。具有手性中心的药品，如天然物提取的单体或合成拆分得的单一旋光物，应测定比旋度并证明其光学纯度。凝点用来测某些在室温范围附近或为固体或为液体不易测定其熔点的药品，如脂肪油、脂肪酸等。先加热使液化，再测其凝点。油脂类药物，除相对密度、折光率、熔点、凝点等物理常数外，还要测出它的酸值、碘值、羟值、皂化值、过氧化物、不皂化物等一些化学常数。

以下重点讨论几项物理常数的测定，其他物理常数的测定方法可参阅药典附录。

一、相对密度

（一）含义

相对密度是指在相同温度、压力条件下，某物质的密度与水的密度之比。液体药品具有一定的相对密度，纯度不同，相对密度也随之改变。因此测定液体药品的相对密度可以鉴别药品，也可判定其纯杂程度。其数值范围应书写至小数点后第3位；需明确指定附录中所载方法之一时，或测定温度不同于附录所规定的20℃时，应加以注明。对某些没有含量测定、而以相对密度控制其含量的药物，其数值可根据需要书写至小数点后第4位。

举例如下。

例1 氟烷的相对密度（附录Ⅵ A）为1.871～1.875。

例2 麻醉乙醚的相对密度（附录Ⅵ A韦氏比重秤法）为0.713～0.718。

例3 巯基丙醇的相对密度（附录Ⅵ A），在25℃时为1.235～1.255。

例4 甘油的相对密度（附录Ⅵ A），在25℃时不小于1.2569。

例5 乙醇的相对密度（附录Ⅵ A）不大于0.8129，相当于含 C_2H_6O 不少于95.0%（ml/ml）。

（二）测定方法

除另有规定外，测定温度为20℃。液体药品的相对密度测定方法，有比重瓶法（图3-1和图3-2）及韦氏比重秤法（图3-3）。前法供试品用量少，较常用。后法仅用于测定易挥发的液体，如麻醉乙醚的相对密度。测定方法见《中国药典》2005年版二部附录Ⅵ A。

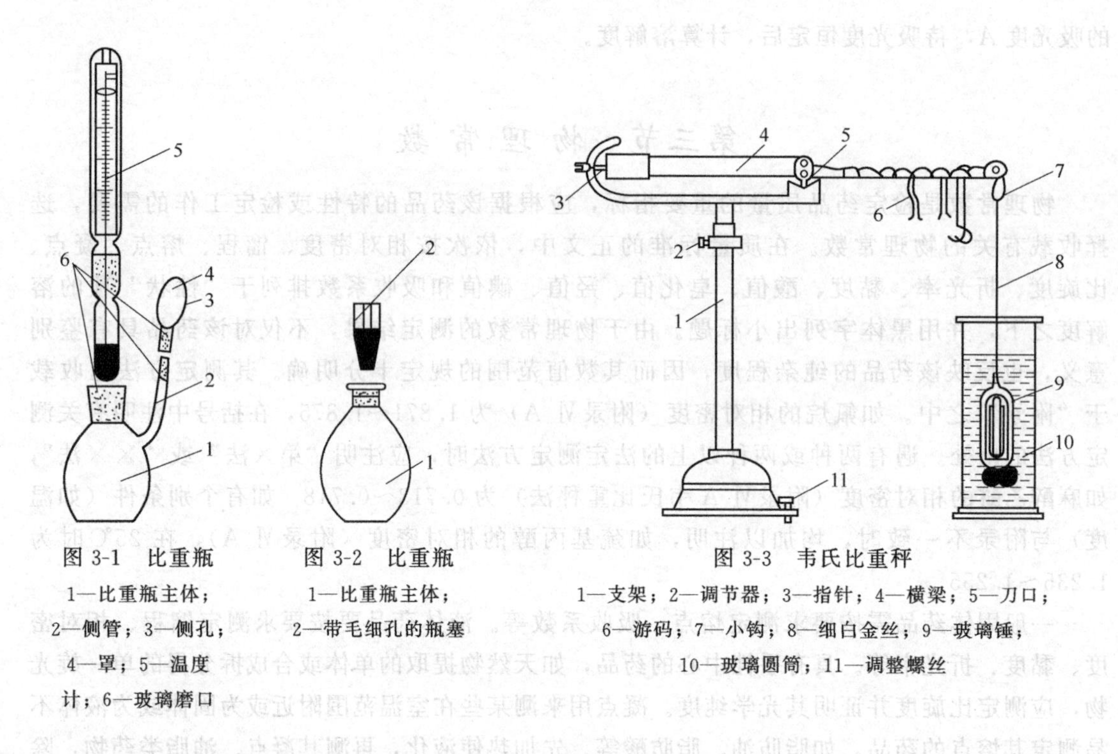

图 3-1 比重瓶

1—比重瓶主体；2—侧管；3—侧孔；4—罩；5—温度计；6—玻璃磨口

图 3-2 比重瓶

1—比重瓶主体；2—带毛细孔的瓶塞

图 3-3 韦氏比重秤

1—支架；2—调节器；3—指针；4—横梁；5—刀口；6—游码；7—小钩；8—细白金丝；9—玻璃锤；10—玻璃圆筒；11—调整螺丝

二、吸收系数

物质对光的选择性吸收波长，及其在最大吸收波长处的吸收系数，是该物质的物理常数之一。

（一）吸收系数的描述

吸收系数是吸光物质在单位浓度及单位厚度时的吸光度。在一定的条件下（单色波长、溶剂、温度等），吸收系数是物质的特性常数，可作为定性的依据。《中国药典》1977 年版（二部）开始在收载品种的性状项下增加吸收系数这一物理常数，所收载的吸收系数是比吸收系数或称百分吸收系数，用符号 $E_{1cm}^{1\%}$ 表示，即溶液浓度为 1%（g/ml）、光路长度为 1cm 的吸光度。将其列入性状项下的物理常数之中，不仅可用于考查该原料药的质量，也可作为制剂含量测定中选用 $E_{1cm}^{1\%}$ 值的依据。因此，凡制剂的含量测定采用以 $E_{1cm}^{1\%}$ 值计算的紫外-可见分光光度法，而其原料药的含量测定不用吸收系数方法的品种，均应在原料药的性状项下标明“吸收系数”，并应尽可能采用其制剂含量测定中的条件，使原料药的质量标准与其制剂相适应。《中国药典》2000 年版（二部）性状观测部分有 55 种药品要测定吸收系数。测定方法中所用的溶剂，除应满足该物质光学特性的需要外，还要考虑“易得、价廉、低毒”的原则，避免使用甲醇等低沸点、易挥发的溶剂；对于极性化合物，水是一种最为廉价的溶剂（例 1），但因水影响到溶液 pH 值不恒定，进而影响了紫外吸收光谱特征时，可考虑改用 0.1mol/L 的盐酸或氢氧化钠溶液（例 2）或缓冲溶液（例 3）。如该制剂质量标准项下，有溶出度检查，同时溶出度测定也用紫外-可见分光光度法时，则测定吸收系数所用的溶剂最好与溶出度所用溶剂相同。

供试溶液的制备，要强调“定量稀释”，其浓度应使测得的吸光度介于 0.3～0.7 之间；操作中的特殊之处，应予注明（例 2 和例 3）。由于在附录“紫外-可见分光光度法”中已明确交待浓度（c）系按其干燥品（或无水物）的重量进行计算，因此在文字叙述中不再加

“按干燥品计算”。限度的范围要考虑到测定误差，一般可采用三位有效数字。举例如下。

例1　取盐酸甲氧明，精密称定，加水溶解并定量稀释制成每1ml中约含30μg的溶液，照紫外-可见分光光度法（附录Ⅳ A），在290nm的波长处测定吸光度，吸收系数（$E_{1cm}^{1\%}$）为133～141。

例2　避光操作。取碘解磷定，精密称定，加盐酸溶液（9→1000）溶解并定量稀释制成每1ml中约含100μg的溶液，在1h内，照紫外-可见分光光度法（附录Ⅳ A）在294nm的波长处测定吸光度，吸收系数（$E_{1cm}^{1\%}$）为464～494。

例3　取吲哚美辛50mg，精密称定，置100ml量瓶中，加甲醇50ml振摇使溶解，加磷酸盐缓冲液（pH7.2）稀释至刻度，摇匀后，精密量取5ml，置100ml量瓶中加磷酸盐缓冲液（pH7.2）-甲醇（1∶1）至刻度，摇匀，照紫外-可见分光光度法（附录Ⅳ A）在（320±2）nm的波长处测定吸光度，吸收系数（$E_{1cm}^{1\%}$）为185～200。

（二）测定方法

吸收系数的测定方法应按药典委员会规定的方法进行。属中国创制的或国外药典未收载的药品，其吸收系数应用数台仪器测定，并统计处理其测定结果。例如，酞丁安为中国创制药品，草乌甲素为国外药典未收载药品。现将测定方法介绍如下。

(1) 仪器波长精度校正　选用适当型号的分光光度计，参照《中国药典》附录紫外-可见分光光度法项下的仪器校正和检定方法进行全面校正。

(2) 溶剂检查　测定供试品前，应先检查所用的溶剂，在测定供试品所用的波长附近是否符合要求，不得有干扰吸收峰。

(3) 最大吸收波长的校对　以配制供试品溶液的同批溶剂为空白，在规定的吸收峰波长±（1～2）nm处，测试8个点的吸光度，以核对供试品的吸收峰波长位置是否正确，并以吸光度最大的波长作为测定波长。

(4) 对吸收池及供试品溶液的要求　吸收池应于临用前配对，要求两个配套的吸收池透光率之差小于0.5%。供试品如系不稳定的品种，可用未经干燥的原供试品测定，然后再另取样测定干燥失重后扣除。样品溶液应先配成吸光度在0.6～0.8之间进行测定；然后用同批溶剂将溶液稀释一倍，再在0.3～0.4吸光度间测定。样品应同时配制两份，并注明测定时的温度。同一台仪器测定两份结果的相对偏差（RD）应不超过1%。当用多台仪器测定时，应对各台仪器测得的平均值进行统计，其相对标准偏差（RSD）不得超过1.5%。以平均值确定为该品种的吸收系数。

例4　配制两份$K_2Cr_2O_7$溶液，浓度分别是0.06017g/L和0.06003g/L，用1cm石英吸收池在751-GW紫外-可见分光光度计上于25℃、350nm波长处测得吸光度分别为0.645和0.638。求$K_2Cr_2O_7$在该波长处的百分吸收系数（$E_{1cm}^{1\%}$），药典规定该波长处的吸收系数（$E_{1cm}^{1\%}$）为106.6，求两次测定结果的相对偏差（RD）和测定值的百分误差（RE）各为多少？

解：　$A=E_{1cm}^{1\%}cL$；$E_{1cm}^{1\%}=\dfrac{A}{cL}$

则　第一次测定　$E_{1cm_1}^{1\%}=\dfrac{0.645}{0.06017\times\dfrac{100}{1000}\times1}=107.2$

第二次测定　$E_{1cm_2}^{1\%}=\dfrac{0.638}{0.06003\times\dfrac{100}{1000}\times1}=106.3$

$$\bar{x}=\frac{E_{1cm_1}^{1\%}+E_{1cm_2}^{1\%}}{2}=\frac{107.2+106.3}{2}=106.8$$

$$RD=\frac{两次测定值之差}{平均值}\times 100\%=\frac{107.2-106.3}{106.8}\times 100\%=0.8\%<1\%$$

$$RE=\frac{\bar{x}-T}{T}\times 100\%=\frac{106.8-106.6}{106.6}\times 100\%=0.2\%<1\%$$

三、熔点

（一）熔点和熔距

熔点为固体有机药物重要的物理常数，测定药物或其指定衍生物的熔点可作为简单而可靠的鉴别手段和判断纯度情况的依据。

纯的结晶性药物熔点十分敏锐，熔距一般不超过0.5℃。若受杂质影响，熔点下降，熔距增大。构型不同，熔点也异。各国药典中的熔点涵义是不同的。中国药典规定："熔点系指一种物质由固体熔化成液体的温度，熔融同时分解的温度，或在熔化时自初熔至全熔的一段温度。"

熔点在《中国药典》附录中收载有三种测定方法，第一法测定易粉碎的固体药品；第二法测定不易粉碎的固体药品（如脂肪、脂肪酸、石蜡、羊毛脂等）；第三法测定凡士林或其他类似物质。其中最常用的为"第一法"。因此除必须采用"第二法"或"第三法"的个别品种、并在标准中注明者（例1）外，均系指用"第一法"。由于方法中采用传温液，因而收载的熔点宜在200℃以下。熔点在200℃以上的，可视需要而订。熔点数值的精度一般为1℃（例2），也可书写至0.5℃（例3）；限度范围要包括该品种的初熔温度和全熔温度，一般为2～4℃，个别品种可放宽至6℃，再宽则失去对控制药品纯度的意义。除非是另加"熔距"的限制（例4），否则绝对不用"约×××℃"或"不低于×××℃"（但在鉴别项下，单纯为了鉴别的目的，可用"约×××℃"）（例5）。测定熔点的药品，应是在熔点以下遇热时的晶型不转化，其初熔点和终熔点易于判断的品种；对熔融分解且不易明确判断的品种，可不订"熔点"。对于熔融时同时分解（例6和例7）或另有要求（例5、例7至例9）的品种，均应在标准中标明。

现举例如下。

例1 羊毛脂的熔点（附录Ⅵ C第二法）为36～42℃。

例2 磺胺甲噁唑的熔点（附录Ⅵ C）为168～172℃。

例3 布洛芬的熔点（附录Ⅵ C）为74.5～77.5℃。

例4 甲基炔诺酮的熔点（附录Ⅵ C）为204～212℃。熔距在5℃以内。

例5 取盐酸布比卡因约0.15g，加水10ml溶解后，加三硝基苯酚试液15ml，即析出黄色沉淀，滤过，沉淀用少量水洗涤后，再以少量甲醇和乙醚冲洗，在105℃干燥后，依法测定（附录Ⅵ C），熔点约为194℃。

例6 溴新斯的明的熔点（附录Ⅵ C）为171～176℃。熔融时同时分解。

例7 取盐酸利多卡因溶液10ml，加三硝基苯酚试液10ml，即生成沉淀；滤过，沉淀用水洗涤后，干燥，依法测定（附录Ⅵ C），熔点为228～232℃，熔融时同时分解。

例8 取环磷酰胺，不经干燥，依法测定（附录ⅥC），熔点为48.5～52℃。

例9 取枸橼酸喷托维林，装入熔点测定毛细管中，减压熔封，依法测定（附录Ⅵ C），熔点为88～93℃。

(二) 熔点的判断和影响熔点测定的因素

《中国药典》的法定方法是毛细管测定法。药物熔点测定要严格按药典所规定的要求及中国药品检验标准操作规范进行操作。因为测定熔点的装置、升温速度、药品放入传温液中时的温度、熔点测定管内径的大小、药物的干燥程度、传温液、观察的要求等不同都会影响熔点测定的结果。现将熔点的判断及影响熔点测定的主要因素讨论如下。

(1) 熔点判断 《中国药典》要求报告初熔和全熔两个读数。初熔是指供试品在毛细管内开始局部液化时出现明显液滴时的温度，供试品受热出现的“发毛”、“收缩”及“软化”等变化过程，均不作初熔判断。以上过程后形成的“软质柱状物”尚无液滴出现，亦不作初熔判断。熔点的判断见图3-4。供试品全部液化时的温度，作为全熔温度。供试品初熔前的变化阶段过长时，反映供试品质量较差。药典的化学药品的熔点范围一般为3～4℃，但某药品测定熔点时应在规定的上下限范围内，而熔距一般不超过2℃。

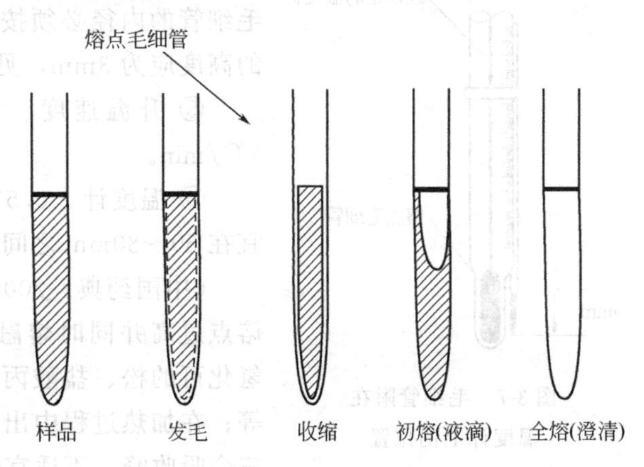

图 3-4 熔点的判断

(2) 熔融同时分解点的判断 要注意此种药物必须严格按药典规定距初熔点尚低 (10±1)℃时放入，供试品开始局部液化或开始产生气泡时的温度作为初熔温度，至供试品固相消失全部液化时，有时固相消失不明显应以供试品分解物开始膨胀上升时的温度作为全熔温度。由于各物质熔融分解时情况不一致，某些药品无法分辨初熔、全熔时，可记录其发生突变时的温度，作为熔融分解温度。

(3) 影响熔点测定的主要因素

① 加热用容器 应使用硬质高型玻璃烧杯，或可放入内热式加热器的大内径圆底玻璃管，供盛装传温液用。

② 搅拌器 使用电磁搅拌器，或用垂直搅拌的环型玻璃搅拌棒，用于搅拌加热的传温液，使温度均匀。熔点测定装置见图3-5和图3-6所示。

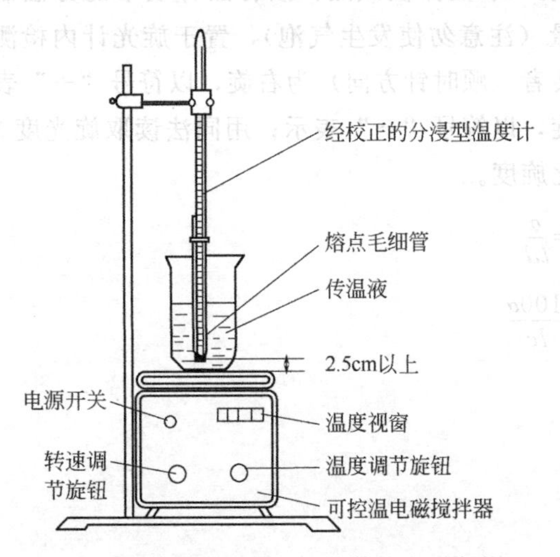

图 3-5 配电磁搅拌器的毛细管熔点测定装置

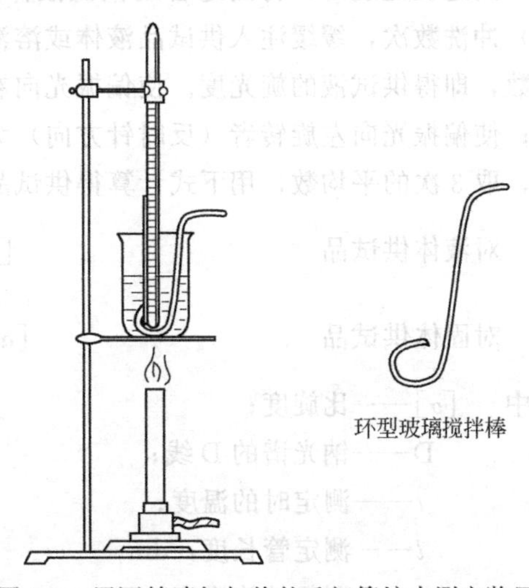

图 3-6 用酒精喷灯加热的毛细管熔点测定装置

③ 传温液　熔点在80℃以下的，用水；熔点在80℃以上的，用硅油或液状石蜡。应用不同传温液测定药物熔点时，供试品所得的结果不一定会一致，所以应按药典规定选用传温液。

④ 毛细管　中性硬质玻璃管，长：9cm以上；内径：0.9～1.1mm；壁厚：0.10～0.15mm，分割成长10cm以上；最好将两端熔封，临用时再割开其一端（用于第一法）或两端（用于第二法），以保证毛细管内洁净干燥。毛细管的大小应十分注意，内径大了，会使装入的供试品的量改变，全熔温度会偏高0.2～0.4℃，故毛细管的内径必须按药典规定。第一法中毛细管装入供试品的高度应为3mm，见图3-7所示。

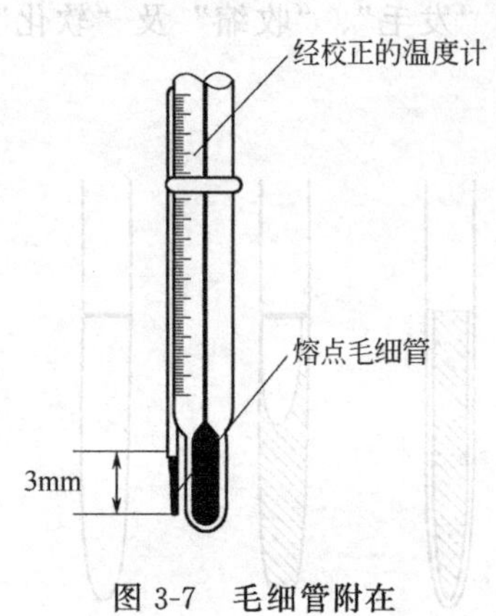

图3-7　毛细管附在温度计上的位置

⑤ 升温速度　1～1.5℃/min；熔融同时分解：2.5～3℃/min。

⑥ 温度计　0.5℃刻度的分浸型温度计，分浸线的高度宜在50～80mm之间，且经熔点测定用对照品校正。

《中国药典》2005年版（二部）删除了实验室难以操作的熔点过高并同时熔融分解的药物的熔点测定，如乙酰唑胺、氢化可的松、盐酸丙卡巴肼、盐酸左旋咪唑、硫酸双肼屈嗪等；在加热过程中出现多峰现象如环吡酮胺等复盐，即出现三个吸收峰，不适宜进行熔点测定，其熔点测定也被删除。

四、比旋度或旋光度

平面偏振光通过含有某些光学活性化合物的液体或溶液时，能引起旋光现象，使偏振光的平面向左或向右旋转的度数，称为旋光度（用α表示）。

在一定波长与温度下，偏振光透过长1dm且每1ml中含有旋光性物质1g的溶液时测得的旋光度称为比旋度（用$[\alpha]_D^t$表示）。

除另有规定外，测定时采用钠光谱的D线（589.3nm）测定旋光度，测定管长度为1dm，测定温度为20℃。使用读数至0.01°并经过检定的旋光度。

测定旋光度时，将测定管用供试液体或溶液（取固体供试品，按各品种项下的方法制成）冲洗数次，缓缓注入供试品液体或溶液适量（注意勿使发生气泡），置于旋光计内检测读数，即得供试液的旋光度。使偏振光向右旋转者（顺时针方向）为右旋，以符号“+”表示；使偏振光向左旋转者（反时针方向）为左旋，以符号“－”表示；用同法读取旋光度3次，取3次的平均数，用下式计算得供试品的比旋度。

对液体供试品　$$[\alpha]_D^t=\frac{\alpha}{ld}$$

对固体供试品　$$[\alpha]_D^t=\frac{100\alpha}{lc}$$

式中　$[\alpha]$——比旋度；

D——钠光谱的D线；

t——测定时的温度；

l——测定管长度，dm；

α——测得的旋光度；

d——液体的相对密度；

c——每100ml溶液中含有被测物质的重量（按干燥品或无水物计算），g。

比旋度和旋光度是反映手性化合物特性及其纯度的主要指标，可用以区别药品、检查纯度或测定制剂的含量。如维生素C的比旋度测定："取本品，精密称定，加水溶解并定量稀释制成每1ml中约含0.10g的溶液，依法测定，比旋度为+20.5°至+21.5°。"

因此，凡具有光学异构体的药品，在其性状项下的物理常数中，应尽可能对其比旋度作出明确规定。由于在附录"旋光度测定法"的计算公式下已说明"按干燥品或无水物计算"，因此正文中除个别特殊品种（例6）外，一般可不再写"按干燥品计算"，但必须写明供试溶液的浓度（用定量稀释使成每1ml中约含0.××g或××mg的溶液）及其所用的溶剂（例1）；测定温度不在20℃时，要注明温度（例2）；在操作中另有特殊要求时，也要注明（例3至例5）；限度范围数值的精度要求，应在依法测定旋光度的读数时，能准确至0.01°。

书写格式举例如下。

例1 取维生素C，精密称定，加水溶解并定量稀释制成每1ml中约含0.10g的溶液，依法测定（附录Ⅵ E），比旋度为+20.5°至+21.5°。

例2 取罗通定，精密称定，加乙醇溶解并定量稀释制成每1ml中约含8mg的溶液，在25℃时依法测定（附录Ⅵ E），比旋度为−290°至−300°。

例3 取盐酸土霉素，精密称定，加盐酸溶液（9→1000）溶解并定量稀释成每1ml中约含10mg的溶液，避光放置1h，依法测定（附录Ⅵ E），比旋度为−188°至−200°。

例4 取维生素D_2，精密称定，加无水乙醇溶解并定量稀释制成每1ml中约含40mg的溶液，依法测定（附录Ⅵ E），比旋度为+102.5°至+107.5°（应于容器开启后30min内取样，并在溶液配制后30min内测定）。

例5 避光操作。取维生素B_2，精密称定，加无碳酸盐的氢氧化钾溶液（取氢氧化钾20g，加无醛乙醇制成20%的溶液，放置过夜后，吸取上清液，加无醛乙醇稀释成0.1mol/L，经标定后，再精密量取相当于18ml，加新沸过的冷水至100ml，摇匀）溶解并定量稀释制成每1ml中约含5mg的溶液，依法测定（附录Ⅵ E），并严格控制温度，比旋度为−120°至−140°。

例6 取秋水仙碱，精密称定，加水溶解并定量稀释制成每1ml中含10mg的溶液，依法测定（附录Ⅵ E），按无溶剂的干燥品计算，比旋度为−425°至−450°。

测定注意事项 ①每次测定前应以溶剂作空白校正，测定后，再校正1次，以确定在测定时零点有无变动；如第2次校正时发现零点有变动，则应重新测定旋光度。②配制溶液及测定时，均应调节温度至（20±0.5)℃（或各品种项下规定的温度）。③供试的液体或固体物质的溶液应充分溶解，供试液应澄清。④物质的比旋度与测定光源、测定波长、溶剂、浓度和温度等因素有关，因此，表示物质的比旋度时应注明测定条件。

五、折光率

折光率对于液体药品，尤其是植物油，是一种很有意义的物理常数，测定折光率可以区别不同的油类或检查某些药品的纯杂程度，也可以测定某些溶液制剂的含量，且测定方法简便。

① 折光率因温度与光线波长的不同而改变。折光率以n_D^t表示，D为钠光谱的D线，*t*

为测定时的温度。$n=\frac{\sin i}{\sin r}$，其中 $\sin i$ 为光线的入射角的正弦；$\sin r$ 为光线的折射角的正弦。

②《中国药典》明确规定用钠光谱的 D 线（589.3nm）（如用阿培折光计，可用白光光源）测定供试品相对于空气的折光率，除另有规定外，供试品温度为 20℃。

③ 折光计需能读数至 0.0001，测量范围 1.3～1.7，如用阿培折光计或与其相当的仪器，应调温至（20±0.5）℃。

④ 测定前应用校正用棱镜或水进行校正，20℃时水的折光率为 1.3330，25℃时为 1.3325，40℃时为 1.3305。

如对测定温度另有要求时，则在正文中注明（例 2）。限度范围数值的精度应书写至小数点后第三位（例 1）。现举例如下。

例 1　苯丙醇的折光率（附录Ⅵ F）为 1.517～1.522。

例 2　十一烯酸的折光率（附录Ⅵ F），在 25℃时为 1.488～1.450。

六、沸点和馏程

沸点和馏程与结构有密切的关系，范德华力与氢键的存在使液态有机分子相互作用，促使分子间迅速运动而又不至于变成气态分子，只有外界供给的能量足以克服这些引力时，才能形成气体分子，当蒸气压不断增大，达到与外界压力相等时，液体开始沸腾，这就是沸点。《中国药典》规定：馏程为在标准压力（101.3kPa，760mmHg[1]）下，按药典装置，自开始馏出第五滴算起，至供试品仅剩 3～4ml 或一定比例的容积馏出时的温度范围。某些液体药品具有一定的馏程，药物越纯，馏程越短，测定馏程可以区别或检查药品的纯杂程度。

七、黏度

黏度指流体对流动的阻抗能力，《中国药典》2005 年版（二部）（附录Ⅵ G）中采用动力黏度、运动黏度或特性黏度表示。测定供试品黏度可用于纯度检查等。流体分牛顿流体和非牛顿流体两类。前者所需剪应力不随流速改变而改变，如纯液体或低分子物质的溶液；后者所需剪应力随流速改变而改变，如高聚物的溶液、混悬液、乳剂分散体和表面活性剂的溶液。黏度计有毛细管式和旋转式两类。前者不能调节线速度而不便测定非牛顿流体的黏度，但对高聚物的稀薄溶液或低黏度液体则影响不大，旋转式适用于非牛顿流体的黏度测定。液体以 1cm/s 的速度流动时，在每 $1cm^2$ 平面上所需剪应力的大小，称为动力黏度，以 Pa·s 为单位（原单位为泊或厘泊，1 泊$=10^{-1}$Pa·s）。测定方法共有三种：第一法为用平氏黏度计测定运动黏度或动力黏度；第二法为用旋转式黏度计测定动力黏度；第三法为用乌氏黏度计测定特性黏度。

第四节　常见药物的性状示例

《中国药典》在性状项下记载药品的外观、臭味、溶解度及物理常数，现以常见药物为例，举例说明。

[1] 1mmHg=133.322Pa，余同。

一、原料药

原料药的质量要求比制剂高，在观测药品外观性状时，要严格按《中国药典》的要求执行，要充分考虑不同厂家在生产工艺上存在的差异，认真观察，详细记录，不得含糊。

（一）阿司匹林

【性状】 本品为白色结晶或结晶性粉末；无臭或微带醋酸臭，味微酸；遇湿气即缓缓水解。

本品在乙醇中易溶，在三氯甲烷或乙醚中溶解，在水或无水乙醚中微溶；在氢氧化钠溶液或碳酸钠溶液中溶解，但同时分解［《中国药典》2005年版（二部）］。

注解：阿司匹林属单斜晶系；遇湿气即缓缓水解为水杨酸和醋酸。

若阿司匹林成品变色，说明阿司匹林中酚羟基已在空气中氧化成一系列有色物质，如淡黄、红棕甚至深棕色，说明阿司匹林业已变质，不符合质量标准要求。

（二）磺胺嘧啶

【性状】 本品为白色或类白色的结晶或粉末；无臭，无味；遇光色渐变暗。

本品在乙醇或丙酮中微溶，在水中几乎不溶；在氢氧化钠试液或氨试液中易溶，在稀盐酸中溶解［《中国药典》2005年版（二部）］。

注解：磺胺嘧啶为钙盐法精制，产品的结晶较为细小，为白色或类白色的结晶或粉末；无臭；无味；磺胺嘧啶于100℃放置2周，稳定性无变化。遇光色渐变暗。经热解作用，产生2-氨基嘧啶和二氧化硫。磺胺嘧啶溶液经酸催化有两种水解过程，一种产生对氨基苯磺酸和2-氨基嘧啶，另一种产生对氨基苯磺酰胺和2-羟基嘧啶。

本品在乙醇或丙酮中微溶，在水中几乎不溶；在氢氧化钠试液或氨试液中易溶，在稀盐酸中溶解。略溶于冰醋酸中，溶解度受温度等因素影响。

碱性溶液的澄清度与颜色 取磺胺嘧啶2.0g，加氢氧化钠试液10ml溶解后，加水至25ml，溶液应澄清无色。如显色，与黄色3号标准比色液按《中国药典》2005年版（附录Ⅸ A第一法）比较，不得更深。

（三）葡萄糖

【性状】 本品为无色结晶或白色结晶性或颗粒性粉末；无臭，味甜。

本品在水中易溶，在乙醇中微溶。

比旋度 取本品约10g，精密称定，置100ml量瓶中，加水适量与氨试液0.2ml，溶解后，用水稀释至刻度，摇匀，放置10min，在25℃时，依法测定（附录Ⅵ E），比旋度为+52.5°至+53.0°［《中国药典》2005年版（二部）］。

注解：葡萄糖有α型及β型互变异构体，在水溶液中形成以下平衡状态：

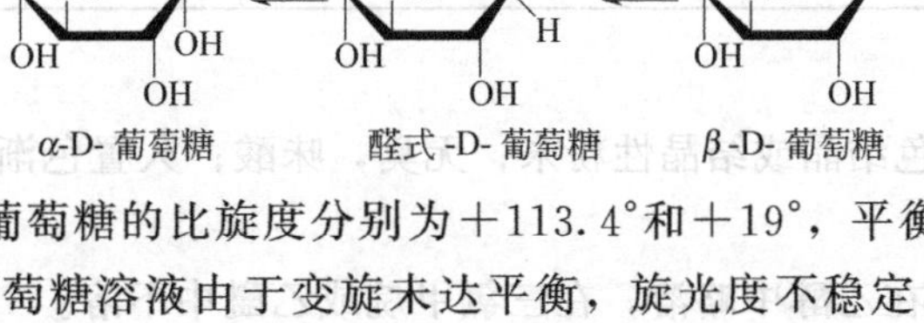

α-D-葡萄糖 ⇌ 醛式-D-葡萄糖 ⇌ β-D-葡萄糖

α-D-葡萄糖及β-D-葡萄糖的比旋度分别为+113.4°和+19°，平衡时的比旋度为+52.5°至+53.0°。新配制的葡萄糖溶液由于变旋未达平衡，旋光度不稳定，加入少量氨试液，可促使变旋加速达到平衡。通过试验，测定时以每100ml加氨试液0.2ml，放置10min依法测定为宜。

(四) 维生素 B_{12}

【性状】 本品为深红色结晶或结晶性粉末；无臭，无味；引湿性强。

本品在水或乙醇中略溶，在丙酮、三氯甲烷或乙醚中不溶［《中国药典》2005年版（二部）］。

注解：维生素 B_{12} 为深红色结晶或结晶性粉末；无臭，无味；加热到210～220℃时变成黑色。引湿性强。空气中放置，可吸收约12%的水分。水合物对空气稳定，但长期暴露在光照下，则会发生分解。

本品的水溶液在pH为4.5～5.0范围内最稳定，可耐热到120℃热压灭菌20min。水溶液为强酸性或碱性时，如长期放置，维生素 B_{12} 则分解。水溶液中有氧化剂、还原剂和重金属盐时或遇光也不稳定。光解时脱去氰基（CN）。

维生素 B_{12} 水溶液在不同光照条件下的分解情况见表3-1。

表3-1 不同光照条件下维生素 B_{12} 水溶液吸光度（λ_{361nm}）的变化

放置条件	吸光度为始测值的百分比/%							
	10min	0.5h	1h	2h	3h	4h	5h	6h
光亮室内(11400～16000lx)	99.6	98.7	97.9	96.6	95.8	—	95.4	95.1
日光灯照明室内(55～59lx)	100.0	100.0	100.0	100.0	100.0	100.0	100.0	100.0
日光灯照明室内(55～59lx),并用二层黑布遮光	100.0	100.0	100.0	100.0	100.0	100.0	100.0	100.0

在光亮室内，虽然避免阳光直射供试品，放置后其在361nm波长处的吸光度仍迅速下降，室内光线较弱（55～59lx），则吸光度基本无变化。

曝光后在361nm波长处吸光度值降低的同时，(550±2) nm波长处的吸光度亦有所下降，但278nm波长处的吸光度则有所增加。

本品水溶液在278nm、361nm和550nm波长处的吸收系数（$E_{1cm}^{1\%}$）分别为115、207和64，与其他维生素 B_{12} 衍生物不同。因此，可用不同波长处的吸光度比值加以鉴别（表3-2）。

表3-2 维生素 B_{12} 及衍生物水溶液的最大吸收波长和吸收系数

化合物	λ_{max}/nm	$E_{1cm}^{1\%}$	λ_{max}/nm	$E_{1cm}^{1\%}$	λ_{max}/nm	$E_{1cm}^{1\%}$
维生素 B_{12}	(278±1)nm	115	(361±1)nm	207	(550±2)nm	63
(氰钴胺)	278	115	361	204	550	64
羟基钴胺	270～277	137	352.5	150	530	56
甲基钴胺	266	148	342	107	522	70
亚硝基钴胺	252～277	187	354	185	530	75
			352	153.2	527.5	59.5
腺苷辅酶维生素 B_{12}	260	219.7	375	69.0	522	50.1

(五) 维生素C

【性状】 本品为白色结晶或结晶性粉末；无臭，味酸；久置色渐变微黄；水溶液显酸性反应。

本品在水中易溶，在乙醇中略溶，在三氯甲烷或乙醚中不溶。

熔点 本品的熔点（附录Ⅵ C）为190～192℃，熔融时同时分解。

比旋度 取本品，精密称定，加水溶解并定量稀释制成每1ml中含0.10g的溶液，依法测定（附录Ⅵ E），比旋度为+20.5°至+21.5°［《中国药典》2005年版（二部）］。

注解：维生素C因性质不稳定，在贮藏期间易氧化变质，色渐变微黄；水溶液显酸性反应。

其比旋度为+20.5°至+21.5°，不同浓度的溶液对比旋度测定结果有影响，应严格按药典要求，供试液的浓度为1ml中含有本品0.10g。

（六）青霉素钠

【性状】 本品为白色结晶性粉末，无臭或微有特异性臭；有引湿性；遇酸、碱或氧化剂等即迅速失效，水溶液在室温放置易失效。

本品在水中极易溶解，在乙醇中溶解，在脂肪油或液状石蜡中不溶［《中国药典》2005年版（二部）］。

注解：青霉素分子中含有β-内酰胺结构，有1个游离羧基和酰胺侧链、氢化噻唑环与β-内酰胺环并合的杂环构成母核。青霉素有3个手性中心，8个光学异构体。β-内酰胺环与氢化噻唑环不在同一平面，分别在C_5-N_1处并合；连有酰氨基的C_6为L构型，青霉素连有羧基的C_2为D构型。青霉素的抗菌作用与母核的构型和光学异构体有关。

本品结晶在干燥条件下稳定。在室温可保存3年以上。60℃条件下保存6周，效价无显著降低；在100℃保存10周或153℃真空中33h效价降低约20%。本品水溶液在pH6～6.8时较稳定。

二、片剂和注射剂

（一）维生素C片

【性状】 本品为白色或略带淡黄色片［《中国药典》2005年版（二部）］。

本品处方中含有硬脂酸镁作为润滑剂，据文献报道，它能与维生素C发生化学吸附作用，吸附后由白色变成淡黄色，影响产品质量和产品的稳定性。

（二）注射用青霉素钠

【性状】 本品为白色结晶性粉末［《中国药典》2005年版（二部）］。

注解：青霉素钠（钾）结晶在室温可保存3年以上。注射用青霉素钠（钾）贮存4～5年，效价与水分、吸光度均变化很小，说明比较稳定。因此规定原料药有效期为4年，制剂（瓶装）为2年，制剂（安瓿）为3年。

（三）维生素B_{12}注射液

【性状】 本品为粉红至红色的澄明液体［《中国药典》2005年版（二部）］。

注解：本品遇光不稳定，因此，其包装、贮藏应注意避光。

习 题

一、简答题

1. 药物的性状包括哪些内容？

2. 《中国药典》2005年版（二部）规定，测定药物的溶解度应如何操作？

3. 测定药品的相对密度有何作用？

4. 何为物质的百分吸收系数？写出其正确的表示符号和计算公式，并说明如何用于药物的定性和定量分析。

5.《中国药典》2005年版（二部）规定，对熔点如何判断？

6. 影响熔点的主要因素有哪些？

7. 影响熔点测定的诸因素对熔点测定的结果有何影响？

8. 旋光度和比旋度有何不同？

9. 测定折光率有何意义？

二、选择题

（一）A型题（最佳选择题）

1. 下列不属于物理常数的是：

A. 折光率　B. 溶解度　C. 比旋度　D. 相对密度　E. 黏度

2. 相对密度测定法中的比重法适于测定：

A. 不发挥或挥发性小的液体药物的密度　B. 挥发性强的液体药物的密度

C. 固体药物的密度　D. 气体药物的密度　E. 受热晶型易改变药物的密度

3.《中国药典》2005年版（二部）规定测定液体的相对密度时温度应为：

A. 15℃　B. 18℃　C. 20℃　D. 25℃　E. 30℃

4.《中国药典》2005年版（二部）规定测定液体药物的相对密度时应选择的参考物质为：

A. 乙醚　B. 乙醇　C. 甘油　D. 纯化水　E. 三氯甲烷

5. 熔点是指一种物质照规定方法测定，在熔化时：

A. 初熔时的温度　B. 全熔时的温度　C. 自初熔至全熔的一段温度

D. 自初熔至全熔的中间温度　E. 初测物晶型转化时的温度

6. 测定熔点时，测定易粉碎的固体应用：

A. 第一法　B. 第二法　C. 第三法　D. 第四法　E. 第五法

7. 测定熔点时，测定凡士林或其他类似物质就用：

A. 第一法　B. 第二法　C. 第三法　D. 第四法　E. 第五法

8. 测定80℃以上至200℃的固体药物熔点时可选用哪种物质作传温液：

A. 水　B. 乙醇　C. NaCl溶液　D. 硅油　E. 苯

9. 测定物质的旋光度时测定温度应为：

A. 15℃　B. 20℃　C. 22.5℃　D. 25℃　E. 30℃

10.《中国药典》2005年版（二部）规定，应使用下列哪种读数的旋光计：

A. 1.0°　B. 0.1°　C. 0.01°　D. 0.001°　E. 0.0001°

11.《中国药典》2005年版（二部）规定，对药物进行测定折光率时，采用的光线是：

A. 日光　B. 可见光线　C. 紫外光线　D. 红外光线　E. 钠光谱D线

12.《中国药典》2005年版（二部）收载的测定黏度的方法有几种：

A. 1种　B. 2种　C. 3种　D. 4种　E. 5种

（二）B型题（配伍选择题）

A. 589.3nm　B. 1.3325　C. +52.5°至+53.0°

D. 标准石英旋光管　E. b型玻璃管

13. 25℃时水的折光率：

14. 旋光度：

15. 测定熔点：

16. 钠光谱D线：

A. 百分吸收系数　B. 熔点　C. 沸点　D. 折光率　E. 比旋度

17. m. p：

18. $[\alpha]_D^t$：

19. $E_{1cm}^{1\%}$：

20. n_D^t：

A. 测定挥发性小或不挥发的液体的相对密度　B. 受热不分解的固体药物鉴别

C. 液体物质的鉴别　D. 旋光物质的鉴别和含量测定

E. 高分子的液体物质的鉴别

21. 黏度测定法可用于：

22. 旋光度法可用于：

23. 熔点测定法可用于：

24. 馏程测定法可用于：

25. 比重瓶法可用于：

（三）X型题（多项选择题）

26. 下列何种形态药品可测其熔点：

A. 易粉碎的固体药品　B. 不易粉碎的固体药品，如脂肪、石蜡、羊毛脂等

C. 凡士林　D. 低凝点的液体　E. 超临界液体

27. 测定熔点一般所需仪器有：

A. 温度计　B. 搅拌器　C. b型玻璃管　D. 毛细管　E. 传温液

28. 《中国药典》2005年版（二部）收载的哪些药物"性状"项下规定了"比旋度"：

A. 巴比妥类　B. 甾体激素类　C. 维生素类　D. 磺胺类　E. 生物碱类

29. 液体药物的鉴别或纯度检查，可用以下哪些物理常数：

A. 比旋度　B. 折光率　C. 熔点　D. 旋光度　E. 馏程

30.《中国药典》2005年版（二部）规定折光率的药物为：

A. 维生素C　B. 维生素E　C. 苯丙醇　D. 维生素K_1　E. 维生素A

31. 《中国药典》2005年版（二部）规定的熔点测定方法为：

A. 测定易粉碎固体药物法　B. 测定不易粉碎固体药物法

C. 测定凡士林或其他类似物质法　D. 第四种方法　E. 第五种方法

32. 黏度的种类：

A. 动力黏度　B. 静止黏度　C. 运动黏度　D. 相对黏度　E. 特性黏度

（霍燕兰）

第四章　药物的鉴别

学习指南　本章讲述鉴别药物的常用方法和一般鉴别试验。通过本章的学习，应掌握芳香第一胺类反应、水杨酸盐反应、丙二酰脲类反应等一般鉴别试验的反应原理和现象。熟悉化学鉴别法、紫外-可见分光光度法、红外分光光度法、高效液相色谱法和薄层色谱法等药物常用鉴别方法。

鉴别就是依据药物的组成、结构与性质，通过化学反应、仪器分析或测定物理常数来判断药物的真伪。鉴别的目的是确证供试品的真伪。鉴别项下规定的试验方法，仅适用于鉴别药品的真伪；对于原料药，还应结合性状项下的外观和物理常数进行确认。物理常数的测定结果，不仅对药品具有鉴别意义，而且也反映药品的纯度，是评价药品质量的主要指标之一。2005 年版《中国药典》用于鉴别的仪器分析法越来越多，详见表 4-1。

表 4-1　《中国药典》2005 年版（二部）用于鉴别的仪器分析法统计表

方　法	鉴别种数/种	方　法	鉴别种数/种	方　法	鉴别种数/种
紫外-可见分光光度法	546	高效液相色谱法	484	气相色谱法	3
红外分光光度法	593	薄层色谱法	199		

药物的鉴别具有如下的特点。

（1）为已知物的确证试验，而不是鉴定未知物的组成和结构。鉴别药物时，供试品是已知物，依据现行药典、局（部）颁标准供试品品名鉴别项下规定的试验方法，逐项检验，并结合性状观测结果，对供试品的真伪做出判断。

（2）鉴别试验是个别分析，而不是系统分析。鉴别一般采用灵敏度高、专属性强的方法进行，其试验项目比较少，一般在四五个项目以内，有的只做一两项试验就可以做出明确结论。

（3）通常选用药物的化学鉴别反应、光谱特征、色谱行为、测定熔点、生物活性、旋光性、折光率或放射性等不同方法鉴别同一个供试品，综合分析实验结果，做出判断。

（4）鉴别制剂时，要注意消除辅料的干扰。鉴别复方制剂中的不同成分时，要注意消除各成分间的干扰。

第一节　常用鉴别方法

一、化学鉴别法

根据药物与化学试剂在一定条件下发生化学反应产生的外观现象进行鉴别，如溶液颜色的改变、沉淀的产生或溶解、荧光的出现或消失、特殊气体的生成等，从而做出定性分析结论。如果供试品的反应现象与药品质量标准中的鉴别项目和反应现象相同，则认定为同一种药物。化学鉴别法是药物分析中最常用的鉴别方法。

化学鉴别法有一定的灵敏度和专属性，且简便易行。阴阳离子鉴别反应的灵敏度和专属性都比较高，所以，简单无机药物只需用阴阳离子分析就可确定其成分。有机定性分析也有一定的专属性，把几种有机定性分析反应综合起来进行分析归纳，就可以做出准确结论。

药典中应用较多的化学鉴别反应有各种无机阴阳离子的鉴别反应、水杨酸盐反应、芳香第一胺类反应、丙二酰脲类反应、有机氟化物反应、托烷生物碱类反应、茚三酮反应、苯甲酸盐反应、枸橼酸盐反应、酒石酸盐反应、乳酸盐反应、放出氨或胺的反应、亚硝基铁氰化钠反应、高锰酸钾褪色反应、醋酸铅反应、碘化汞钾反应等。有关这些反应的原理、条件、专属性等在下一节中讲述。

二、光谱鉴别法

《中国药典》鉴别药物的光谱法主要是紫外-可见分光光度法和红外分光光度法。紫外-可见光区一般是指波长 200～760nm 范围的电磁波，其中波长小于 400nm 的是紫外区。红外光区一般是指波长为 0.76～1000μm 的电磁波，其中波长 2.5～25μm（即波数为 4000～400cm^{-1}）为中红外光区。

（一）紫外-可见分光光度法

1. 适用范围

含有芳环或共轭双键的药物在紫外光区有特征吸收，含有生色团和助色团的药物在可见光区有特征吸收，它们都可用紫外-可见分光光度法进行鉴别。本法有一定的专属性、应用范围广、使用频率高。同时，紫外-可见分光光度计的普及率高，操作简便，在药检工作中易于为操作者所接受。《中国药典》2005 年版（二部）用此法鉴别的药物有 546 种，占药物总数的 28%，其应用范围仅次于化学鉴别法。《中国药典》2005 年版（二部）中只用紫外-可见分光光度法鉴别的药物如表 4-2 所示，其余均与其他方法结合进行鉴别。例如，与化学鉴别法或红外光谱法联合进行鉴别。

表 4-2　《中国药典》2005 年版（二部）只用紫外-可见分光光度法鉴别的药物

药品名称	方法
布洛芬制剂(除缓释胶囊)	265nm、273nm 最大吸收，245nm、271nm 最小吸收，259nm 肩峰
甲氨蝶呤片	244nm、306nm 最大吸收，234nm、262nm 最小吸收
注射用甲氨蝶呤	244nm、306nm 最大吸收，234nm、262nm 最小吸收
注射用两性霉素 B	(362±2)nm、(381±2)nm、(405±2)nm 最大吸收，A_{362}/A_{381} 约为 0.6，A_{381}/A_{405} 约为 0.9
吡喹酮片	264nm、272nm 最大吸收
秋水仙碱	$A_{243}/A_{350}=1.70\sim2.00$
盐酸酚苄明注射液	272nm、279nm 最大吸收
盐酸溴己新片	249nm、(310±2)nm 最大吸收
维生素 B_{12} 及其注射液	361nm、550nm 最大吸收，$A_{361}/A_{550}=3.15\sim3.45$
萘普生	262nm、271nm、317nm、331nm 最大吸收(甲醇作溶剂)
萘普生片	262nm、271nm、317nm、331nm 最大吸收(甲醇作溶剂)
萘普生栓	262nm、271nm、317nm、331nm 最大吸收(甲醇作溶剂)
萘普生胶囊	262nm、271nm、317nm、331nm 最大吸收(甲醇作溶剂)
萘普生注射液	262nm、271nm、318nm、330nm 最大吸收(0.1mol/L 氢氧化钠作溶剂)

2. 具体做法

紫外-可见分光光度法鉴别药物时，采用下面的方法可以适当提高本方法的专属性。

（1）对比吸收光谱的一致性　按药品质量标准的规定，将供试品与对照品用规定溶剂分别配成一定浓度的溶液，在规定波长区域内绘制吸收光谱曲线，供试品与对照品的图谱应一致。所谓一致是指吸收光谱曲线的峰位、峰形和相对强度均一致。

（2）对比最大吸收波长及其相应的吸光度值　在一定条件下，药物的最大吸收波长及其吸收系数（浓度一定时其吸光度）、最小吸收波长、肩峰等都是药物的特性物理常数，可供鉴别。鉴别时按药品质量标准的规定，将供试品用规定溶剂配成规定浓度的溶液，在规定波长区域内测定最大吸收波长及相应的吸光度，应与药品质量标准中规定的最大吸收波长及其相应的吸光度一致。USP 规定一律用供试品与对照品对比，供试品的最大吸收波长应与对照品一致，相应的吸光度与对照品吸光度的误差一般不得超过±3%。

（3）对比吸光度比值的一致性　例如鉴别维生素 B_{12} 注射液时，用水稀释配成每 1ml 含维生素 B_{12} 25μg 的溶液，按紫外-可见分光光度法测定，在 361nm 与 550nm 波长处有最大吸收，且 361nm 波长处的吸光度与 550nm 波长处的吸光度之比（A_{361}/A_{550}）应为 3.15～3.45。又如鉴别维生素 K_1 时，用三甲基戊烷制成每 1ml 含 10μg 的溶液，照紫外-可见分光光度法测定，在 243nm、249nm、261nm 与 270nm 波长处有最大吸收，在 228nm、246nm、254nm 与 266nm 波长处有最小吸收；254nm 波长处的吸光度与 249nm 波长处的吸光度之比（A_{254}/A_{249}）应为 0.70～0.75。

（4）对比最大吸收波长、最小吸收波长与肩峰的一致性　例如鉴别布洛芬片时，取片粉适量，用 0.4%氢氧化钠溶液制成每 1ml 含布洛芬 0.25mg 的溶液，滤过，取滤液，照紫外-可见分光光度法测定，在 265nm 与 273nm 波长处有最大吸收，在 245nm 与 271nm 波长处有最小吸收，在 259nm 处有一肩峰。

（二）红外分光光度法

红外分光光度法又称红外吸收光谱法（简称 IR 法）。化合物受红外光照射后，引起分子的振动-转动能级跃迁产生的吸收光谱叫红外光谱。红外光谱的特征性强，几乎所有的有机化合物都有其特征红外光谱。药物的红外光谱反映药物分子的结构特征，专属性强、准确度高，是验证已知药物的重要有效方法。在药物化学结构比较复杂、相互之间差异较小，用化学鉴别法或紫外-可见分光光度法都不足以相互区别时，采用红外分光光度法时常可以有效解决。国内外药典都广泛使用红外分光光度法鉴别药物的真伪，鉴别品种不断增加，所起作用日益扩大。《中国药典》2000 年版（二部）规定单一组分、化学结构式明确的原料药应采用红外分光光度法进行鉴别。2005 年版药典又指出用红外光谱鉴别制剂时，如辅料无干扰，用原料药红外光谱对照；如有干扰，可参照原料药的标准红外光谱在指纹区内选择3～5个辅料无干扰的待测成分特征吸收峰鉴别。

用红外分光光度法鉴别药物时，常用标准图谱对照法或对照品比较法。标准图谱对照法是将供试品的红外吸收光谱与相应的标准红外光谱直接对照，核对其峰位、峰形和相对强度是否一致，如不一致，应按该药品正文和光谱图中备注的方法进行预处理以后，再行录制对照。对照品比较法是将供试品与相应的对照品在同样条件下绘制红外光吸收图谱，直接对比是否一致。标准图谱对照法方法简便，但无法消除不同仪器和不同操作条件造成的差异；对照品比较法没有以上缺点，但不足之处是对照品不易得到，因此我国药典多采用标准图谱对照法。用红外光谱鉴别药物时，也常将供试品的红外吸收光谱与标准（或对照品）图谱，按吸收峰的强度由强到弱的顺序，逐个记录第一强吸收峰（A）、第二强吸收峰（B）和第三强吸收峰（C）的波数，相互对比。这些强吸收峰往往反映了药物分子的主要官能团或主要结构特征，对鉴别药物的真伪有重要作用。

用红外光谱法鉴别药物时，《中国药典》要求按指定条件绘制供试品的红外光吸收图谱，与《药品红外光谱集》中的相应标准图谱对照，如果峰位、峰形和相对强度都一致时，即为同一种药物。《中国药典》1995年版、2000年版和2005年版均配套出版了相应的《药品红外光谱集》。国家药典委员会编《药品红外光谱集》（2000年版）第二卷收载的208幅图谱全部用傅里叶红外光谱仪绘制，并规定用对照图谱对照时，同一化合物在《药品红外光谱集》不同卷上均有收载时，以后一卷的为准，前一卷的作参考。《中国药典》2000年版（二部）中用红外光谱法鉴别的药物有510种；《中国药典》2005年版（二部）中用红外光谱法鉴别的药物达593种。USP用红外光谱法鉴别的药物规定用供试品与对照品同时绘制红外光谱，供试品图谱中的最大吸收波数应与对照品图谱一致。BP主要采用与标准红外光谱对照法，也用对照品比较法。JP两种方法都有采用，收载的红外图谱全部用傅里叶变换红外分光光度计绘制。

《中国药典》2005年版中有多种氨基酸类原料药和丙二醇、丙谷胺、卡比多巴、阿司帕坦、泊洛沙姆、氨苄西林和聚丙烯酸树脂Ⅱ、聚丙烯酸树脂Ⅲ、聚丙烯酸树脂Ⅳ等品种药物只用红外光谱法进行鉴别。但由于绘制红外光谱时受外界条件影响较大，图谱容易发生变异。为了确保鉴别结果准确无误，《中国药典》常与其他理化方法联合进行鉴别。例如，2005年版《中国药典》中用红外光谱法与化学鉴别法联合鉴别磺胺嘧啶、磺胺甲噁唑、罗通定等药物。用红外光谱法与紫外分光光度法联合鉴别布洛芬及其片剂、甲氨蝶呤、吡嗪酮、秋水仙碱等药物。用红外光谱法、高效液相色谱法联合鉴别罗红霉素、头孢氨苄、戊酸雌二醇等药物。用红外光谱法、紫外-可见分光光度法与化学鉴别法联合鉴别烟酰胺、烟酸、硝酸益康唑、甲硝唑、盐酸可乐定、盐酸异丙肾上腺素、盐酸阿糖胞苷、盐酸苯海拉明、盐酸维拉帕米、丙磺舒等药物。

三、色谱鉴别法

色谱法是一种物理或物理化学分析方法。按照操作形式的不同可分为平面色谱法（如纸色谱法、薄层色谱法等）、柱色谱法（如高效液相色谱法、气相色谱法）、毛细管电泳法等。《中国药典》用于鉴别的色谱法主要是薄层色谱法和高效液相色谱法，气相色谱法、纸色谱法、电泳法等也有应用。在色谱分析中，用保留值定性鉴别是最基本的定性方法，其依据是相同的物质在相同的色谱条件下，具有相同的色谱行为，应该有相同的保留值。

(一) 薄层色谱法

薄层色谱法是将细粉状的吸附剂或载体涂布于玻璃板、塑料板或金属基片上形成一均匀薄层，经点样、展开、显色后，与适宜的对照物质在同一薄层板上所得的色谱斑点做比较，用于定性鉴别、杂质检查或含量测定的方法。用薄层色谱法鉴别时，将供试品与对照品按药品质量标准的规定，用规定溶剂配成规定浓度的溶液，在同一薄层板上点样、展开、显色，供试品所显主斑点的颜色（或荧光或荧光猝灭）、位置（R_f）与对照品的主斑点应一致，斑点大小基本相同。薄层色谱法分离能力较强、所用仪器简单，且简便易行，其应用范围日益扩大。《中国药典》2000年版（二部）中用此法鉴别的药物共有196种，其中制剂81种，原料药31种。其中只用本法单独进行鉴别的药物有戊酸雌二醇注射液、克霉唑栓、克霉唑溶液、苯丙酸诺龙注射液、复方炔诺酮膜和复方炔诺酮片等品种。《中国药典》2005年版（二部）对薄层色谱法做了较大的修改，新增系统适用性试验，用此法鉴别的药物有199种。在鉴别方面，要求用对照品与结构相似药物的对照品制成混合对照溶液做薄层色谱，其色谱图中应显示两个分离清晰的斑点。供试品与同浓度对照品溶液所显斑点的颜色、位置应一致，斑点大小应大致相同；或供试品与对照品等体积混合，应显示单一、紧密斑点或供试品溶液的主斑点与上述混合溶液的主斑点颜色、位置一致，大小相似；或选用与供试品化学结构相似的药物作对照品，两者的位置（R_f）应不同。USP 在附录中收载了薄层色谱鉴别法，除另有规定外，一律用荧光硅胶薄层板，此法可用于药物及其制剂的鉴别。

（二）高效液相色谱法

采用高效液相色谱法鉴别的药物一般其含量测定也是采用高效液相色谱法。鉴别时按药品质量标准规定，将供试品与对照品用规定溶剂配成一定浓度的溶液，在规定的高效液相色谱条件下进行试验，再比较供试品主峰的保留时间与对照品主峰的保留时间是否一致，如果一致，则供试品与对照品是同一物质。

《中国药典》1995 年版（二部）用高效液相色谱法鉴别的药品有 38 种。《中国药典》2000 年版（二部）用高效液相色谱法鉴别的药品有 163 种。2005 年版药典中用高效液相色谱法鉴别的药品达 484 种，大量使用了高效液相色谱法鉴别药物。其中只用本法单独进行鉴别的药物有罗红霉素片及其胶囊、干混悬剂、颗粒剂，头孢氨苄片及其胶囊、干混悬剂、颗粒剂等。

此外，2005 年版药典还用其他方法鉴别药物，包括用熔点测定法鉴别某些药物（如丙谷胺片），用测定半衰期和能谱的方法鉴别放射性药物，用生物活性法鉴别某些药物（如玻璃酸酶及其针剂、胰岛素等），用旋光法鉴别某些药物（如罗通定片、硫酸罗通定注射液等），还有用折光率进行鉴别，用显微镜及偏光显微镜进行鉴别。

一般来说，根据药典中鉴别项下的试验方法即可确证供试品的真伪，不必再做其他检验。偶尔出现问题时，可参照性状项下的内容作出结论。《中国药典》2000 年版和 JP（13）中均有药物的性状叙述，并在鉴别项下列出可供选择的多种鉴别方法，供不同地区、不同实验室根据自己的条件选择使用。《中国药典》2005 年版二部也借鉴了这一做法，适当选用。例如硫酸阿托品可用红外光谱、生物碱鉴别反应和硫酸根鉴别反应等 3 种方法鉴别。

第二节　一般鉴别试验

鉴别药品时经常使用的化学鉴别法，《中国药典》和《美国药典》均称为一般鉴别试验，《英国药典》和《日本药局方》称为定性反应。《中国药典》2005 年版（二部）附录收载的一般鉴别试验有 35 项，见表 4-3。《美国药典》和《日本药局方》比《中国药典》多收载的项目主要是无机阴阳离子鉴别试验，其中有一些《中国药典》在杂质检查项目中已有收载；有机鉴别试验《美国药典》多收载草酸盐一项，《日本药局方》多收载了磷酸甘油一项，《英国药典》收载的有机鉴别试验比《中国药典》多收的项目有酰基化合物、酯、木质素类、青霉素类和头孢菌素类、有机硫化物和黄嘌呤类，并把丙二酰脲类分为巴比妥酸盐和非氮取代巴比妥酸盐两类进行鉴别。一般鉴别试验在《中国药典》附录中按笔画顺序排列，美、英药典和《日本药局方》均按字母顺序排列。

《中国药典》未收载的项目从略。

无机阴阳离子的鉴别反应在此不再叙述。下面介绍应用较多的有机鉴别反应的反应原理、反应条件和有关品种。

表 4-3　一般鉴别试验项目收载情况

项　　目	Ch. P. (2005)	USP(24)	BP(1998)	JP(13)
水杨酸盐	√	√	√	√
丙二酰脲类	√		√	
有机氟化物	√			
亚硫酸盐与亚硫酸氢盐	√	√		√
亚锡盐	√			
托烷生物碱类	√		生物碱	√
汞盐	√	√	√	√
芳香第一胺类	√	√	√	√
苯甲酸盐	√	√	√	√
乳酸盐	√	√	√	√
枸橼酸盐	√	√	√	√
钙盐	√	√	√	√
钠盐	√	√	√	√
钡盐	√	√		√
酒石酸盐	√	√	√	√
铋盐	√	√	√	√
钾盐	√	√	√	√
铁盐	√	√	√	√
铵盐	√	√	√	√
银盐	√	√	√	√
铜盐	√	√		√
锂盐	√	√		
硫酸盐	√	√	√	√
硝酸盐	√	√	√	√
锌盐	√	√	√	√
锑盐	√	√	√	√
铝盐	√	√	√	√
氯化物	√	√	√	√
溴化物	√	√	√	√
碘化物	√	√	√	√
硼酸盐	√	√	√	√
碳酸盐与碳酸氢盐	√	√	√	√
镁盐	√	√	√	√
醋酸盐	√	√	√	√
磷酸盐	√	√	√	√

一、水杨酸盐反应

1. 显色反应

水杨酸的水溶液加三氯化铁试液 1 滴即显紫堇色，水杨酸盐的水溶液酸化后显同样的颜色反应。显色反应的原理是：在弱酸性溶液中，水杨酸与三氯化铁反应生成紫色的二水杨酸络铁酸铁，而在中性溶液中水杨酸与三氯化铁作用生成红色的三水杨酸络铁酸。

$$6\ \text{C}_6\text{H}_4(\text{COOH})(\text{OH}) + 4\text{FeCl}_3 \xrightarrow{\text{弱酸性}} \text{Fe}\left[\text{Fe}\left(\text{C}_6\text{H}_4(\text{COO}^-)(\text{O}^-)\right)_2\right]_3 + 12\text{HCl}$$

二水杨酸络铁酸铁（显紫堇色）

$$3\,C_6H_4(COOH)(OH) + FeCl_3 \xrightarrow{\text{中性}} H_3\left[Fe\left(C_6H_4(COO^-)(O^-)\right)_3\right] + 3HCl$$

三水杨酸络铁酸（显红色）

注意：水杨酸与三氯化铁的反应极为灵敏，只需取稀溶液进行试验；如取用量大，产生颜色过深，可加水稀释后观察。溶液的酸碱性影响显色反应，酸性过强，水杨酸游离，紫色消失。当溶液中有过量的碳酸钠、磷酸钠或硼砂存在时都会产生干扰。

2．沉淀反应

水杨酸盐的水溶液，加稀盐酸酸化，即析出白色水杨酸沉淀，离心分离出沉淀，加醋酸铵试液，沉淀溶解。

$$C_6H_4(COO^-)(OH) + HCl \longrightarrow C_6H_4(COOH)(OH)\downarrow + Cl^-$$

水解后产生水杨酸的药物也显水杨酸盐的鉴别反应。《中国药典》2005 年版（二部）用水杨酸盐反应鉴别水杨酸、水杨酸二乙胺及其乳膏、阿司匹林及其片剂、阿司匹林肠溶片、阿司匹林肠溶胶囊、泡腾片、栓剂、双水杨酯及其片剂、水杨酸镁及其片剂胶囊剂等 12 种药物。

二、丙二酰脲类鉴别反应

1．与硝酸银试液作用产生白色沉淀

丙二酰脲类在碳酸钠试液中生成钠盐而溶解，再逐滴滴加硝酸银试液，产生白色沉淀，振摇，沉淀即溶解，这是生成可溶性的一银盐。

$$\text{丙二酰脲}(R^1, R^2) + Na_2CO_3 \longrightarrow \text{丙二酰脲}(R^1, R^2)\text{-ONa} + NaHCO_3$$

$$\text{丙二酰脲}(R^1, R^2)\text{-ONa} + AgNO_3 \longrightarrow \text{丙二酰脲}(R^1, R^2)\text{-OAg} + NaNO_3$$

继续滴加硝酸银试液，直至沉淀不再溶解，这是生成不溶性的二银盐白色沉淀。

$$\text{丙二酰脲}(R^1, R^2)\text{-OAg} + AgNO_3 + Na_2CO_3 \longrightarrow \text{丙二酰脲}(R^1, R^2)\text{-(OAg)}_2\downarrow + NaHCO_3 + NaNO_3$$

白色

2．与铜吡啶试液作用显紫色或产生紫色沉淀

硫酸铜溶于水后，加吡啶生成硫酸二吡啶络铜，即为铜吡啶试液。

$$CuSO_4 + 2\,C_5H_5N \longrightarrow \left[Cu(C_5H_5N)_2\right]^{2+}SO_4^{2-}$$

丙二酰脲类溶于碱性溶剂吡啶时发生酮式-烯醇式互变异构，其烯醇式结构与铜吡啶试液作用，生成更加稳定的配合物，而显紫色或产生紫色沉淀。

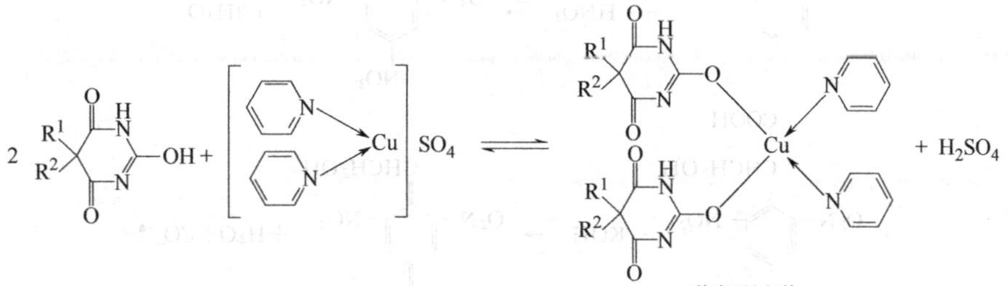

紫色配合物

《中国药典》2005年版（二部）中用这两种反应鉴别司可巴比妥钠、异戊巴比妥、异戊巴比妥钠、苯巴比妥和苯巴比妥钠等原料药及其制剂等10种药品。

三、有机氟化物鉴别反应

地塞米松、地塞米松磷酸钠及其注射液、苄氟噻嗪及其片剂、依诺沙星及其片剂和胶囊剂、氧氟沙星及其片剂和注射液、醋酸曲安奈德及其注射液、哈西奈德、氟烷、醋酸地塞米松及其片剂、醋酸氟轻松和醋酸氟轻可的松等19种有机氟化物中均含有氟。鉴别有机氟化物时，首先用氧瓶燃烧法进行有机破坏，用水和氢氧化钠溶液为吸收液，将有机氟转化为无机氟离子，然后鉴别氟离子。鉴别氟离子的反应原理如下：在pH4.3时，茜素氟蓝与硝酸亚铈试液中的Ce^{3+}以1∶1结合成红色配合物，当有F^-存在时，三者以1∶1∶1结合成蓝紫色的配合物，该反应很灵敏，检出限量为0.2×10^{-6}，因此应同时做空白对照试验。

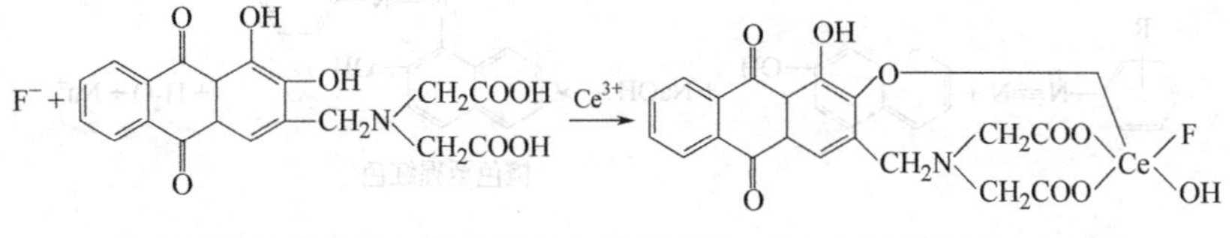

蓝紫色

四、托烷生物碱类鉴别反应

硫酸阿托品及其片剂、注射液，氢溴酸山莨菪碱及其片剂、注射液，消旋山莨菪碱及其片剂，盐酸消旋山莨菪碱注射液，氢溴酸东莨菪碱及其片剂、注射液，丁溴东莨菪碱及其注射液、胶囊等18种药物的分子结构，都是由莨菪烷的醇类衍生物（又称托烷的醇类衍生物）与莨菪酸生成的酯，称为托烷生物碱类。它们分子结构中都含有莨菪酸，与发烟硝酸共热，发生水解和硝化反应即得黄色的三硝基（或二硝基）衍生物，冷却后，加醇制氢氧化钾少许，即显深紫色。

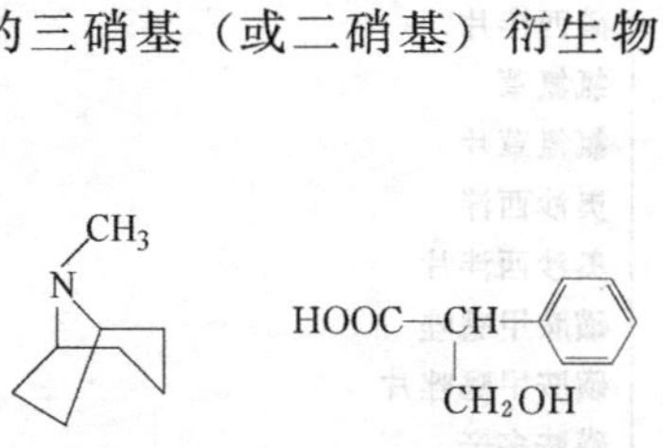

托烷（莨菪烷）　　莨菪酸

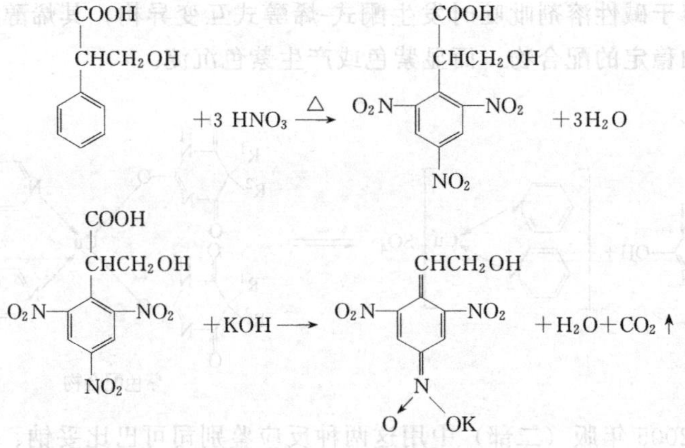

$$C_6H_5CH(CH_2OH)COOH + 3HNO_3 \xrightarrow{\triangle} (O_2N)_3C_6H_2CH(CH_2OH)COOH + 3H_2O$$

$$(O_2N)_3C_6H_2CH(CH_2OH)COOH + KOH \longrightarrow \text{深紫色产物} + H_2O + CO_2\uparrow$$

深紫色

若供试品量少，形成紫色不明显时，可投入氢氧化钾颗粒一小粒，并滴加 2～3 滴乙醇润湿，即在氢氧化钾表面形成深紫色。氢溴酸后马托品虽然也属于托烷生物碱类，但由于分子中没有莨菪酸的结构，故与发烟硝酸共热，冷却后加氢氧化钾不呈紫色，可供区别。

五、芳香第一胺类鉴别反应

芳香第一胺类药物或水解后、还原后能生成芳香第一胺类的药物（表 4-4）均可与亚硝酸钠发生重氮化反应，加入碱性 β-萘酚形成橙色至猩红色的偶氮染料。

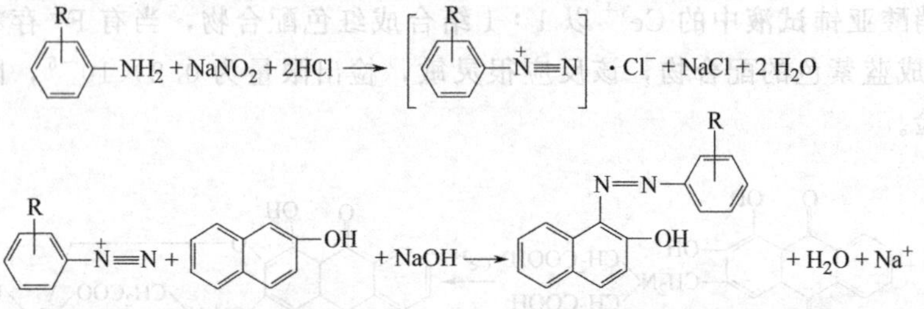

$$R\text{-}C_6H_4\text{-}NH_2 + NaNO_2 + 2HCl \longrightarrow [R\text{-}C_6H_4\text{-}\overset{+}{N}{\equiv}N]\cdot Cl^- + NaCl + 2H_2O$$

$$R\text{-}C_6H_4\text{-}\overset{+}{N}{\equiv}N + \beta\text{-萘酚} + NaOH \longrightarrow \text{偶氮化合物} + H_2O + Na^+$$

橙色至猩红色

表 4-4 《中国药典》2005 年版二部中用芳香第一胺反应鉴别的药物

贝诺酯	注射用盐酸普鲁卡因	磺胺嘧啶
贝诺酯片	盐酸溴己新	磺胺嘧啶片
对乙酰氨基酚	艾司唑仑	磺胺嘧啶眼膏
对乙酰氨基酚片	艾司唑仑片	磺胺嘧啶混悬液
对乙酰氨基咀嚼片	氨苯砜	磺胺嘧啶钠
对乙酰氨基泡腾片	氨苯砜片	磺胺嘧啶银
对乙酰氨基酚注射液	氨酚待因片（Ⅰ）	磺胺嘧啶锌
对乙酰氨基酚胶囊	硝西泮	磺胺嘧啶锌软膏
对乙酰氨基颗粒	硝西泮片	复方磺胺嘧啶片
对乙酰氨基滴剂	氯氮草	磺胺异噁唑
对乙酰氨基酚栓	氯氮草片	磺胺异噁唑片
苯扎氯铵	奥沙西泮	复方磺胺甲噁唑片
苯扎氯铵溶液	奥沙西泮片	小儿复方磺胺甲噁唑片
苯扎溴铵	磺胺甲噁唑	联磺甲氧苄啶片
苯扎溴铵溶液	磺胺甲噁唑片	盐酸克仑特罗
盐酸普鲁卡因	磺胺多辛	盐酸克仑特罗栓
盐酸普鲁卡因注射液	磺胺多辛片	苯佐卡因

除上述五种有机鉴别试验外，尚有茚三酮反应鉴别左旋多巴及其制剂、甲基多巴及其片剂、氨甲环酸及其制剂、硫酸庆大霉素及其制剂、羧甲司坦及其制剂等药品；用加碱加热后放出氨或胺的反应鉴别乙琥胺、水杨酸二乙胺、烟酰胺、鱼石脂、甲苯磺丁脲等30种药品；用高锰酸钾褪色反应鉴别十一烯酸、十一烯酸锌、马来酸氯苯那敏等药品；用与亚硝基铁氰化钠反应鉴别乙酰半胱氨酸、盐酸可乐定、盐酸左旋咪唑等药品。用与醋酸铅反应鉴别含巯基的药物和有些含硫有机药物，在《中国药典》2005年版（二部）用此法鉴别乙酰半胱氨酸、喷雾用乙酰半胱氨酸（生成黄色沉淀，后变黑）、二巯丁二钠及其针剂、二巯丁二酸及其胶囊、二巯丙醇及其针剂、巯嘌呤及其片剂（均生成黄色沉淀）、丙硫异烟胺及其片剂、西咪替丁及其片剂和胶囊剂、阿苯达唑及其片剂和胶囊剂、盐酸雷尼替丁及其片剂与注射剂和胶囊剂、螺内酯及其片剂和胶囊剂、硫鸟嘌呤及其片剂（均为硫化氢气体使醋酸铅试纸变黑）、噻苯唑及其片剂、注射用硫喷妥钠（生成白色沉淀，加热后变黑）等共有30种；用苯甲酸盐鉴别试验鉴别苯甲酸与苯甲酸钠。

关于无机阴阳离子鉴别试验，1990年版以来《中国药典》二部附录对硫酸盐、硝酸盐和汞盐鉴别法都新增了第三种鉴别试验。对醋酸盐的第二种鉴别方法做了修订。其余与1985年版药典相同。

习 题

一、简答题

1. 试述药物鉴别的目的和特点。

2.《中国药典》鉴别药物常用的方法有哪些？

3. 什么叫做化学鉴别法？常用的化学鉴别反应有哪几种？化学鉴别法的优点是什么？

4. 试述紫外-可见分光光度法鉴别药物的适用范围和具体做法。

5. 试述红外光谱法鉴别药物的适用范围和两种对比法的优缺点。《中国药典》中多数药品为什么不单用此法鉴别药物？

6. 为什么可以用薄层色谱法鉴别药物？《中国药典》2000年版中只用薄层色谱法鉴别的药物有哪些？举例说明其色谱条件。

7. 除上述3～6题提到的鉴别法外，《中国药典》中还用哪些方法鉴别药物？

8.《中国药典》中用化学鉴别法鉴别药物时，常用的一般鉴别试验有多少项？其中所用有机试验有哪几项？《中国药典》中除附录中所收有机鉴别试验外，常用的有机鉴别试验还有哪几种？

9. 以磺胺嘧啶和对乙酰氨基酚为例，写出芳香第一胺类鉴别试验的反应式。

10. 根据分子结构特征说明左旋多巴为什么能与茚三酮反应显色。

11. 尼可刹米与氢氧化钠溶液共热时有什么现象？写出其反应式。

12. 为什么可以用亚硝基铁氰化钠鉴别二巯丁二酸和二巯丁二钠等解毒药？

13. 根据分子结构特征说明十一烯酸为什么能使高锰酸钾褪色？

14. 哪类药物可以用丙二酰脲鉴别试验进行鉴别？以苯巴比妥钠为例写出反应式。

15. 哪些药物可用醋酸铅试液或试纸进行鉴别？

16. 试述鉴别氟离子的反应原理。怎样把有机氟化物转变为氟离子？

17. 以氢溴酸东莨菪碱为例写出托烷生物碱类鉴别试验的反应式。

18. 用碘化汞钾试液鉴别的含氮有机药物有哪几种？

19. 用反应式说明以硫酸汞试液或溴试液鉴别枸橼酸盐的反应原理。

20. 用反应式说明以氨制硝酸银试液鉴别酒石酸盐的反应原理。

21. 用反应式说明以溴试液和亚硝基铁氰化钠试液鉴别乳酸盐的反应原理。

二、选择题

1. 现欲查找试液的制备，应在《中国药典》哪部分中查找？

A. 附录　B. 凡例　C. 目录　D. 正文　E. 以上都不对

2. 下列哪一个不能显芳香第一胺类鉴别反应？

A. 盐酸普鲁卡因　B. 对乙酰氨基酚　C. 苯巴比妥

D. 磺胺嘧啶　E. 苯佐卡因

3. 紫外-可见分光光度法收载在《中国药典》的哪部分？

A. 目录　B. 凡例　C. 正文　D. 附录　E. 以上都不对

4. 用托烷生物碱类鉴别反应鉴别硫酸阿托品要用下列哪一个试剂？

A. 浓硫酸　B. 浓硝酸　C. 浓盐酸　D. 稀硝酸　E. 稀硫酸

三、填空题

1. 水杨酸的水溶液加三氯化铁显________。

2. 具有芳伯氨的药物在盐酸酸性溶液中，加入________试液发生重氮化反应，加入________性β-萘酚即生成________________的偶氮染料。

3. 鉴别药物的常用方法有________、________、________、________和________。

4. 乙醇没有指明其浓度均系指________的乙醇。

5. 巴比妥类药物溶于碳酸钠试液后，与硝酸银试液作用产生________________；溶于吡啶溶液后，加铜吡啶试液即________________。

（欧阳卉）

第五章　药物的杂质检查

学习指南　在药品的质量标准中，药品的杂质限量是其检查项目中的重要一项，包括杂质名称、检查项目、检查方法及杂质允许限量。杂质的存在将影响药物的稳定性及药品的疗效，因此对药物所含杂质进行必要的检查，是保证用药安全有效的手段。

药物的纯度是指药物的纯净程度，它是反映药品质量的一项重要指标，药品的杂质检查是药品的质量检查的重要内容之一。通常将药品杂质分为一般杂质和特殊杂质。《中国药典》2005 年版（二部）用于检查的仪器分析方法统计见表 5-1。

表 5-1　《中国药典》2005 年版（二部）用于检查的仪器分析方法统计表

方　法	检查种数/种	方　法	检查种数/种	方　法	检查种数/种
紫外-可见分光光度法	459	高效液相色谱法	534	气相色谱法	58
红外分光光度法	2	薄层色谱法	276	永停滴定法	145
原子吸收分光光度法	12	荧光分析法	5	pH 法	684

第一节　药物中的杂质及其来源

一、药物中的杂质

药物中的杂质，是指药品中含有的对人体健康造成危害或无治疗作用的成分。

二、药物杂质的来源

药物中的杂质主要有两个来源，药物生产过程中引入和药品贮藏过程中产生。

1. 生产中引入的杂质

在药物的生产中引入的杂质主要有：①原料不纯引入的杂质；②生产中的中间体或副反应产物；③精制时未除去的剩余原料；④制造过程中加入的其他化学试剂。

例如，用水杨酸合成阿司匹林时，会由于乙酰化反应的不完全而引入水杨酸、乙酰水杨酸酐等杂质；用阿片生产吗啡时有可能引入罂粟碱等生物碱；生产中接触到的器皿、工具等金属设备会引入重金属及砷盐；以工业氯化钠生产药用氯化钠时，会将钾、溴、碘、镁等元素的化合物作为杂质带入产品。

2. 贮藏中杂质的来源

在药物的贮藏中，因外界条件的变化，如温度、湿度、阳光、空气和微生物等，将使药物易发生诸如水解、氧化、分解、聚合、潮解、发霉及晶型转变等化学及物理上的变化，从而产生杂质。例如，含有芳香胺结构、亚硝基、酚羟基、巯基、醛基及长链共轭双键结构的药物（如磺胺类药、二巯基丙醇等）在空气中易被氧化，使其变色、失效甚至产生毒性。阿司匹林在潮气中易水解为水杨酸和醋酸，硫酸阿托品可水解为莨菪醇和消旋莨菪酸，普鲁卡因可水解为对氨基苯甲酸和二乙氨基乙醇。有些药物，本身会发生异构化或晶型转变。例如甲苯咪唑有A、B、C三种晶型，在长期的贮藏中，无效的A晶型会增多。

严格控制药品的贮藏条件，严格监控药品的生产过程、生产工艺，都是降低药品杂质含量的有效重要措施。

三、杂质的分类

药物中的杂质按其来源和分布可分为一般杂质及特殊杂质。一般杂质是指在自然界中分布广泛，在多数药物生产贮藏过程中极易引入的杂质，如酸碱性杂质、水分、氯化物、硫酸盐、砷盐、重金属等。而特殊杂质是指某些个别药物，在特定的生产工艺中引入的杂质。如阿司匹林中的水杨酸，就是由于乙酰化反应不够完全而引入的。有些药物杂质，例如氯化物、硫酸盐，虽然对人体健康并不造成危害，但存在数量能反映出其他杂质的含量和药品的总体纯度等情况，称之为“指示性杂质”。而重金属、砷盐、氰化物、氟化物等严重危害人体健康的杂质，称之为“有毒有害杂质”，必须严格控制。

四、药物的纯度与化学试剂的纯度

药物的纯度与化学试剂的纯度是不同的。药物的纯杂程度是为了保证用药的安全性和有效性而提出的，要求检测药物本身及所含成分是否对生物体造成生理及毒副作用，它的检测标准只有合格与不合格之分。而化学试剂的纯度则是按本质含量的高低分为不同等级，如优级纯、分析纯、化学纯等。

化学试剂的等级标准，仅考虑了试剂所含杂质对化学反应发生的影响因素，而没考虑对生物体的影响。若要将试剂及化学药品直接用于治疗，则会发生毒副反应，导致医疗事故。因此严禁将化学试剂的规格代替药品质检标准，更不能将化学试剂当作药品用于临床治疗。这是两个不同领域的质量标准。

第二节　药物的杂质检查法

一、杂质的限量

一种药物其杂质的含量当然是越少越好。但是，要把药物的杂质完全除净，势必增加操作步骤，增加生产成本，在经济上加重病人的负担。所以只要把杂质的量控制在一定的限度以内，就仍然能够保证用药的安全与有效。因此，在不影响疗效和不发生毒性的前提下，对于药物中可能存在的杂质，允许有一定的量。药物中所含杂质的最大允许量，叫做杂质限量。药物中杂质的检查，一般也不要求测定其含量，而只检查杂质的量是否超过限量，这种杂质检查的方法叫做杂质的限量检查。在药品质量标准中，杂质的检查多数为限量检查。

杂质的限量检查，最常用的方法，是取一定量被检杂质的对照品溶液，与供试品溶液在完全相同的条件下反应，即反应温度、所加试剂、放置时间等完全一致。然后对反应结果进行比较，从而得出结论。另外，也有不与杂质对照品进行比较的，例如纯水中含Cl^-测定，是取50ml水样加入硝酸与硝酸银试剂，以不发生浑浊为合格。因为当50ml水中含有0.2mg Cl^-时，其产生的氯化银沉淀已可造成溶液的明显浑浊。此项检查，将氯化物的含量限于每毫升4μg以下。

二、杂质限量的计算

当供试品（S）中所含杂质量，是与一定杂质标准溶液进行比较来确定时，杂质的限量则由杂质标准溶液的浓度（c）与体积（V）的乘积获得。可用公式表示为：

$$杂质限量=\frac{标准溶液浓度\times标准溶液体积}{供试品量}\times100\%$$

$$L=\frac{cV}{m_s}\times100\% \qquad (5\text{-}1)$$

式中 L——杂质限量；

c——标准溶液浓度，g/ml；

V——标准溶液体积，ml；

m_s——供试品量，g。

下面举例说明杂质限量计算公式的应用。

例1 对乙酰氨基酚中硫酸盐的检查：取对乙酰氨基酚2.0g，加水100ml，加热溶解后冷却，滤过。取滤液25ml，依法检查，与标准硫酸钾溶液1.0ml（每1ml相当于100μg的SO_4^{2-}）制成的对照液比较，浊度不得更大。求硫酸盐的限量为多少？

解：
$$L=\frac{cV}{m_s}\times100\%=\frac{100\times10^{-6}\times1}{2\times\frac{25}{100}}\times100\%=0.02\%$$

例2 丙磺舒中检查重金属：《中国药典》2005年版规定取丙磺舒1.0g，依法检查，重金属不得超过百万分之十，应取标准铅液多少毫升（每1ml相当于10μg的Pb）？

解：
$$L=\frac{cV}{m_s}\times100\%$$

则
$$V=\frac{Lm_s}{c}=\frac{10\times10^{-6}\times1}{10\times10^{-6}}=1\text{ml}$$

例3 磷酸可待因中检查吗啡：取本品0.1g，加盐酸溶液（9→1000）使溶解成5ml，加亚硝酸钠试液2ml，放置15min，加氨试液3ml，所显颜色与吗啡溶液［取无水吗啡2.0mg，加盐酸（9→1000）使溶解成100ml］5.0ml用同一方法制成的对照液比较，不得更深，问限量为多少？

解：
$$L=\frac{cV}{m_s}\times100\%=\frac{\frac{2.0\times10^{-3}}{100}\times5.0}{0.1}\times100\%=0.1\%$$

第三节 一般杂质的检查方法

一般杂质是指在药物的生产、贮藏过程中，极易引入的杂质。主要有氯化物、硫酸盐、铁盐、砷盐、硫化物、重金属、酸、碱及水分等。《中国药典》将它们的检查方法收载于附录中。药典正文中各药品的质量标准检测，可直接从其附录中引用，在日常检测中，注意遵循平行操作的原则，注意所用仪器、器皿的对称性及供试品与对照品的平行操作。下面就一般杂质检查的原理、检测方法简单加以介绍。

一、酸碱度的检查

在药物生产工艺中经酸或碱处理的药物，如果控制不当，就会在产品中引入酸碱性杂质。酸碱性杂质的存在，可能影响药物的疗效或稳定性。因此，对在工艺中使用过酸或碱处理的药物，或对酸碱不稳定的药物，如酯类、酰胺类等，一般需进行酸碱度的检查。

在酸碱度检查中，规定 pH 值低于 7.0 的称为“酸度”，高于 7.0 的称为“碱度”，在 7.0 上下两侧的称为“酸碱度”。《中国药典》规定，酸碱度检查所用的水应是新沸并放冷至室温的水。酸碱度检查的方法有以下几种。

1. 酸碱滴定法

酸碱滴定法，是在一定指示剂的条件下，用酸或碱的滴定液滴定样品中的碱性或酸性杂质，用消耗滴定液的体积来测定样品酸碱杂质的量。如氯化钠酸碱度检查的方法为：取本品 5.0g，加水 50ml 溶解后，加溴麝香草酚蓝指示剂（pH＝6.0～7.6，黄色-蓝色）2 滴，如显黄色，加氢氧化钠滴定液（0.02mol/L）0.10ml，应变为蓝色；如显蓝色或绿色，加盐酸滴定液（0.02mol/L）0.20ml，应变为黄色。

2. pH 值法

pH 值法是通过测定一定浓度供试品溶液的 pH 值，来测量药物中酸碱性杂质量的方法。常用于制备注射剂原料药中酸碱性杂质的测量。如青霉素钠酸碱度的检查方法为：取本品加水制成每 1ml 中含 30mg 的溶液，依法测定 pH 值应为 5.0～7.5。

3. 指示剂法

指示剂法是利用酸碱指示剂在不同 pH 值条件下颜色的改变，来检查酸碱性杂质的方法。如蒸馏水的酸碱度检查方法为：取本品 10ml，加甲基红指示液 2 滴，不得显红色（pH 值在 4.4 以上），另取 10ml，加溴麝香草酚蓝指示液 5 滴，不得显蓝色（pH 值在 7.6 以下）。

二、溶液颜色检查法

药物在生产过程中可能引入有色杂质，或在贮藏过程中产生有色杂质。溶液颜色检查法，是控制和测量药物中有色杂质含量的一种方法。溶液颜色检查法主要有以下两种。

(1) 与标准比色液进行比较　是采用与标准比色液进行比较的方法，以检测药物中有色杂质的含量。检查时，取规定量的供试品，置于 25ml 纳氏比色管中，加水溶解并稀释至 10ml，另取规定色调色号的标准比色液 10ml，置纳氏比色管中。将两管同置白色背景上，自上向下透视或平视观察，供试品管呈现的颜色与标准管比较，不得更深。

标准比色液是由三种有色无机盐配成的，分别是重铬酸钾液（黄色）、硫酸铜液（蓝色）、氯化钴液（红色）。按《中国药典》分别取以上三种溶液，配成黄绿、黄、橙黄、橙红和棕红五种色调的贮备液，贮备液再加水稀释配成颜色深浅不同的 10 个色号的标准比色液。检查时根据药物中有色杂质的颜色及限量要求，选择一定色调、色号的标准比色液作为对照，进行比较。

(2) 使用分光光度法检查有色杂质　取规定量的供试品，加水溶解使成 10ml，滤过，取滤液按照分光光度法于规定波长处测定吸光度，不得超过规定值。如维生素 C 在贮存过程中受到氧化易变色，检查时，取本品 3.0g，加水 15ml，振摇使溶解，溶液经 4 号垂熔玻璃漏斗滤过，滤液于 420nm 波长处测定吸光度，不得超过 0.03。

三、溶液的澄清度检查法

在不少药物的澄清度检查中，要求供试品溶液应澄清。《中国药典》规定，“澄清”系指供试品溶液的澄清度相当于所用溶剂，或未超过 0.5 号浊度标准液。

浊度标准贮备液的制备：配制 1.0%硫酸肼水溶液，放置 4～6h，待浊度稳定后，取此溶液和 10.0%乌洛托品水溶液等量混溶。于 25℃避光静置 24h，即可。浊度标准贮备液应在暗处保存，在 2 个月内使用，用前摇匀。

取浊度标准贮备液 15.0ml，置 1000ml 量瓶中，加水稀释至刻度，配制成浊度标准原液。浊度标准原液的浑浊度用紫外分光光度法检查。将浊度标准原液置 1cm 吸收池中，在 550nm 处测定吸光度，应为 0.12～0.15。浊度标准原液应在配制后 48h 内使用。临用时取浊度标准原液适量，加水稀释制成不同级号的浊度标准液（表 5-2）。浊度标准液应在配制后 5min 内使用，供试品则应在溶解后立即检视。

表 5-2 不同级号浊度标准液

浊度标准液级号	0.5	1	2	3	4
浊度标准原液/ml	2.5	5	10	30	50
水/ml	97.50	95.0	90.0	70.0	50.0

多数药品的澄清度检查以水为溶剂，但也有用酸、碱或有机溶剂（如乙醇、甲醇、丙酮）的。供制备注射用的原料药往往既要检查溶液的澄清度又要检查溶液的颜色，如华法林钠的检查：取本品 0.20g，加丙酮 10ml 溶解后，溶液应澄清无色。如显浑浊与 1 号浊度标准比较，不得更浓。如显色，置 4cm 吸收池中，用紫外-可见分光光度法检查，在 460nm 处测定吸光度，其值不得超过 0.12。

四、氯化物检查法

氯化物在自然界中广泛存在，在药物生产中更是不可避免地要用到盐酸，其产品或中间体亦常是盐酸盐。Cl^- 本身虽对人体无害，但其作为药品的信号杂质，其含量的多少则反映出了药品本身的纯净程度。故此，氯化物在大部分药品中都是必检项目。

（一）原理

利用氯化物在硝酸酸性条件下，与硝酸银试液反应，生成白色氯化银沉淀，与一定量标准氯化钠溶液在相同条件下生成的氯化银浑浊液比较，以判断供试品是否超过限量。

$$Cl^- + Ag^+ \longrightarrow AgCl\downarrow$$

（二）方法

① 标准氯化钠溶液的制备。称取氯化钠 0.165g，置于 1000ml 量瓶中，加水溶解稀释至刻度，摇匀，作为贮备液。临用前，精密量取该溶液 10ml，于 100ml 量瓶中定容（每 1ml 相当于 10μg 的氯）。

② 称取规定量供试品，加水溶解使成 25ml（溶液若显碱性，可滴加硝酸成中性），再加 10ml 稀硝酸；溶液如不澄清，应过滤。置 50ml 纳氏比色管中，加水使成约 40ml，摇匀，即得供试液。另取规定量标准氯化钠溶液，置 50ml 纳氏比色管中，加稀硝酸 10ml，加水成 40ml，摇匀，即得对照液。于供试液和对照液中，分别加入硝酸银试液 1.00ml，以水稀释成 50ml，摇匀，在暗处放置 5min，同置黑色背景上，从比色管上方向下观察，比较，即得。

供试液如带有颜色，可按药典要求，采用内消法及外消法将颜色除去（详细操作见药典附录）。

溶于水的有机药物，可按药典附录规定直接检查氯化物。不溶于水的有机药物，多数采用加水溶解、过滤，取滤液检查。

对于有机氯杂质，常先将其结构破坏，分解、转换为氯离子形式，再依法进行检查。

五、硫酸盐检查法

（一）原理

硫酸盐检查法，是利用药物中的硫酸根与氯化钡，在盐酸酸性环境中生成硫酸钡的白色浑浊液，与一定量标准硫酸钾溶液与氯化钡在相同条件下生成的浑浊液比较，以判断药物中硫酸盐是否超过了限量。

$$SO_4^{2-} + Ba^{2+} = BaSO_4 \downarrow$$

（二）方法

① 标准硫酸钾溶液的制备。称取硫酸钾 0.181g，于 1000ml 量瓶中，加水稀释至刻度，摇匀，即得（每 1ml 相当于 0.1mg 的 SO_4^{2-}）。

② 称取各药品项下规定量的供试品，加水溶解使成约 40ml，溶液如不澄清，应过滤。置 50ml 纳氏比色管中，加稀盐酸 2ml，摇匀，即得供试溶液。另取各药品项下规定量的标准硫酸钾溶液，置 50ml 纳氏比色管中，加水使成约 40ml，加稀盐酸 2ml，摇匀，即得对照溶液。于供试溶液与对照溶液中，分别加入 25%氯化钡溶液 5ml，以水稀释成 50ml，充分摇匀，放置 10min，同置黑色背景上，从比色管上方向下观察，比较，即得。

在硫酸盐的检查中，溶液的 pH 值约为 1.0 左右为宜。因为此酸性条件下，可防止碳酸钡或磷酸钡沉淀生成，保持了硫酸钡测定的灵敏度。

六、铁盐检查法

药物中铁盐的存在，可以使药物发生化学反应而使其变质。因此，需要控制药物中铁盐的限量。《中国药典》2005 年版采用硫氰酸盐法，检查铁盐的杂质。

（一）原理

铁盐在盐酸酸性溶液中，与硫氰酸铵生成红色可溶性硫氰酸铁配位离子，与一定量的标准铁溶液用同法处理后进行比色，以检测出铁盐的限量。

$$Fe^{3+} + nSCN^- = [Fe(SCN)_n]^{3-n} \quad (n=1\sim6)$$

（二）方法

① 标准铁溶液的制备。称取硫酸铁铵$[FeNH_4(SO_4)_2 \cdot 12H_2O]$0.863g 于 1000ml 量瓶中，加水溶解后，加硫酸 2.5ml，用水稀释至刻度，摇匀，作为贮备液。

临用前，精密量取贮备液 10ml，置 100ml 量瓶中，定容（每 1ml 相当于 10μg 的铁）。

② 取规定量的供试品，加水溶解使成 25ml，移至 50ml 纳氏比色管中，加稀盐酸 4ml 与过硫酸铵 50mg，用水稀释成 35ml 后，加 30%的硫氰酸铵溶液 3ml，再加水稀释成 50ml，摇匀；如显色，立即与标准铁溶液所制成的相应对照液比较。

如供试管与对照管色调不一致时，可将两溶液分别放入分液漏斗，以正丁醇 20ml 进行萃取，待溶液分层后，将正丁醇层移至 50ml 纳氏比色管，再以正丁醇稀释至 25ml，进行比较，即可。

七、重金属检查法

重金属系指在实验条件下能与 S^{2-} 作用显色的金属杂质，如银、铅、汞、铜、镉、锡、锑、铋等。在药品生产过程中遇到铅的机会较多，铅在体内又易积蓄中毒，所以检查时以铅为代表。

重金属检查法使用的显色剂主要有硫代乙酰胺试液和硫化钠试液等。《中国药典》1990年版以前历版药典均用硫化氢试液为显色剂，但该试液有恶臭，且不够稳定，浓度也难以控制。故在1990年版以后改用硫代乙酰胺试液显色。BP（2003）、USP（27）也采用此试液。《中国药典》2005年版重金属检查法一共收载有四法。

第一法又称硫代乙酰胺法，用于在实验条件下供试液澄清、无色，对检查无干扰或经处理后对检查无干扰的药物。

方法为：取各药品项下规定量的供试品，加醋酸盐缓冲液（pH3.5）2ml与水适量使成25ml，加硫代乙酰铵试液2ml，放置2min后，与标准铅溶液一定量按同法制成的对照液比较，以判断供试品中重金属离子是否超过了限量。

原理：硫代乙酰胺在弱酸性（pH3.5醋酸盐缓冲液）条件下水解，产生硫化氢，与微量重金属离子生成黄色到棕黑色的硫化物均匀混悬液。与一定量标准铅溶液经同法处理后所呈颜色比较，颜色不得更深。

$$CH_3CSNH_2 + H_2O \longrightarrow CH_3CONH_2 + H_2S$$

$$H_2S + Pb^{2+} \longrightarrow PbS\downarrow + 2H^+$$

溶液的pH值对于金属离子与硫化氢显色影响较大，本法用醋酸盐缓冲液（pH3.0～3.5）控制溶液pH值。在此pH值下，硫化铅的沉淀较完全，若酸度增大，重金属离子与硫化氢呈色变浅，酸度太大时甚至不显色。故供试品若用强酸溶解，或在处理中用了强酸，在加硫代乙酰胺试液前应先加氨水调至对酚酞指示液显中性，再加醋酸盐缓冲液调节溶液的酸度。

用硝酸铅配制标准铅贮备液。临用前稀释成每1ml含10μg Pb的标准铅溶液。本法的适宜目视比色范围为每27ml溶液中含10～20μg的Pb，相当于标准铅溶液1～2ml。

供试品如有色，可在加硫代乙酰胺试液前向对照溶液管中滴加少量稀焦糖溶液（蔗糖用小火加热后，再混悬于水中做成。随加热温度与时间的不同，其水溶液是黄色、褐色或棕黑色。根据供试品溶液颜色，适当掌握蔗糖的加热程度），或其他无干扰的有色溶液，使之与供试溶液管的颜色一致，然后再加硫代乙酰胺试液比色。此法又称为外消色法。如按以上方法仍不能使两管颜色一致时，可用内消色法处理。

供试品中若有微量高铁盐存在，在弱酸性溶液中氧化硫化氢析出硫，产生浑浊，影响比色。此类样品可先加抗坏血酸或盐酸羟胺，使高铁离子还原为亚铁离子再检查。如葡萄糖酸亚铁中重金属的检查。

第二法：适用于在乙醇中难溶，或能与重金属离子形成配位化合物而影响检查的有机药物。

原理：将供试品炽灼破坏后，加硝酸加热处理，使有机物分解、破坏完全后，再按第一法进行检查。

炽灼温度对重金属检查影响较大，温度越高，重金属损失越多，如铅在700℃经6h炽灼，回收率仅为32%。应控制在500～600℃炽灼使完全灰化。炽灼残渣加硝酸（0.5ml）加热处理，使有机物进一步分解破坏完全。必须蒸干除尽氧化氮，否则会析出硫，影响比色观察。待蒸干后，其残渣加盐酸（2ml）使重金属成为氯化物，于水浴上蒸干，赶除残留盐酸。再加水15ml，用氨试液调至对酚酞指示液显中性，加醋酸盐缓冲液，微热溶解后，移至纳氏比色管中，加水至25ml，照第一法检查。为了消除所用试剂中可能夹杂重金属的影响，对照管应另取配制供试溶液的同样同量试剂，在瓷皿中蒸干后，移至纳氏比色管中，加标准铅溶液一定量，依法检查。

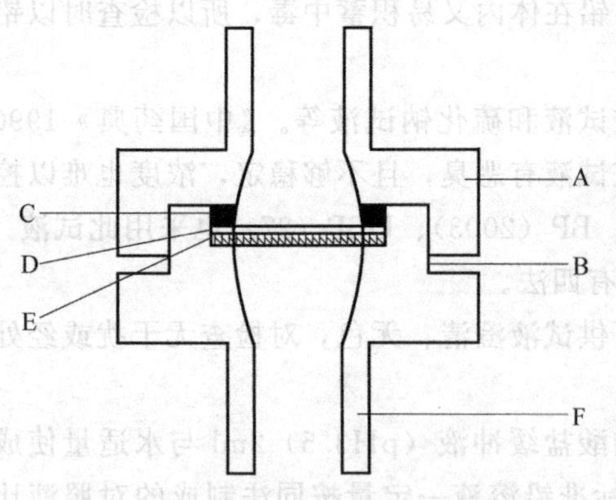

图 5-1 微孔滤膜过滤法检重金属装置

A—滤器上盖；B—连接头；C—垫圈（外径 10mm、内径 6mm）；D—滤膜（直径 10mm、孔径 3.0μm）；E—辅助滤板；F—滤器下部（即支撑器）

第三法：适用于难溶于稀酸但能溶于碱性水溶液的药物，如磺胺类、巴比妥类药不易溶于稀酸但能溶解于碱性水溶液，此类药物一般按第二法检查。

本法是取规定量的供试品，加氢氧化钠试液 5ml 和水 20ml 使溶解后，加硫化钠试液 5 滴，再与一定量的标准铅溶液经同样处理后的颜色进行比较，不得更深。

第四法：微孔滤膜法。适用于重金属限量低的药物。

本法适用于 1ml 含 25μg 重金属杂质的检查。重金属限量很低时，所呈硫化物的颜色很浅，用纳氏比色管难以观察比较。改用微孔滤膜法，使重金属硫化物富集于滤膜上，比较其色斑深浅，可提高检查的灵敏度。采用此方法所用滤器，见图 5-1 所示，由具有螺纹丝扣并能密封的上下两部分以及垫圈、滤膜和辅助滤板所组成。

标准铅斑的制备方法：精密量取标准铅溶液一定量，用水或规定溶剂稀释成 10ml，加醋酸盐缓冲液（pH3.5）2ml 与硫代乙酰胺试液 1.0ml，摇匀，放置 10min，用 50ml 注射器转移至滤器中压滤（滤速约每分钟 1ml），滤毕，取下滤膜，放于滤纸上干燥，即得。另取供试溶液 10ml，照标准铅斑的制备法，自“加入醋酸盐缓冲液 2ml”起，依法操作，生成的铅斑与标准铅斑比较，以此判断供试品重金属限量是否符合标准。

供试溶液如有色或浑浊，应进行预先过滤，如滤膜上有污染，应更换滤膜再滤，直至无污染，再按图 5-1 装置制备标准铅斑和检查。

八、砷盐检查法

砷盐是有毒的物质，多由药物生产过程所使用的无机试剂引入。《中国药典》2005 年版（二部）采用古蔡氏法和二乙基二硫代氨基甲酸银法检查药物中微量的砷盐。

（一）古蔡氏法

古蔡氏法检查砷的原理是利用锌粉与酸作用产生新生态的氢，与药物中微量砷盐反应，生成具有挥发性的砷化氢气体，遇溴化汞试纸，产生黄色至棕色的砷斑，与一定量标准砷溶液在相同条件下所生成的砷斑比较，来判断药物中砷盐的含量。其反应式如下：

$$AsO_3^{3-} + 3Zn + 9H^+ \longrightarrow AsH_3 \uparrow + 3Zn^{2+} + 3H_2O$$

$$AsH_3 + 3HgBr_2 \longrightarrow 3HBr + As(HgBr)_3 \quad \text{黄色}$$

$$2As(HgBr)_3 + AsH_3 \longrightarrow 3AsH(HgBr)_2 \quad \text{棕色}$$

$$As(HgBr)_3 + AsH_3 \longrightarrow 3HBr + As_2Hg_3 \quad \text{黑色}$$

古蔡氏法检查砷的装置见图 5-2 所示：A 为 100ml 标准磨口锥形瓶；B 为中空的标准磨口塞，上连导气管 C（外径 8.0mm，内径 6.0mm），全长约 180mm。D 为具孔的有机玻璃旋塞，其上部为圆形平面，中央有一圆孔，孔径与导气管 C 的内径一致，其下部孔径与导气管 C 的外径相适应，将导气管 C 的顶端套入旋塞下部孔内，并使管壁与旋塞的圆孔相吻合，黏合固定。E 为中央具有圆孔（孔径 6.0mm）的有机玻璃旋塞盖，旋塞盖与 D 紧密吻合。

测试时，于导气管 C 中装上醋酸铅棉花，再于旋塞 D 的顶端平面上放一片溴化汞试纸，盖上旋塞盖 E，旋紧，即得。

（1）标准砷斑的制备　精密量取标准砷溶液 2ml 置于砷瓶 A 中（见图 5-2），加盐酸 5ml 与水 21ml，再加碘化钾试液 5ml 与酸性氯化亚锡试液 5 滴，在室温放置 10min 后，加锌粒 2g，立即按图 5-2 所示，装上导气管 C，并将 A 瓶置 25～40℃水浴中反应 45min，取出溴化汞试纸，即得。测定时，另取药典规定量的供试品，加水 23ml 溶解后，照标准砷斑制备方法操作，将供试品砷斑与标准品砷斑比较，不得更深。

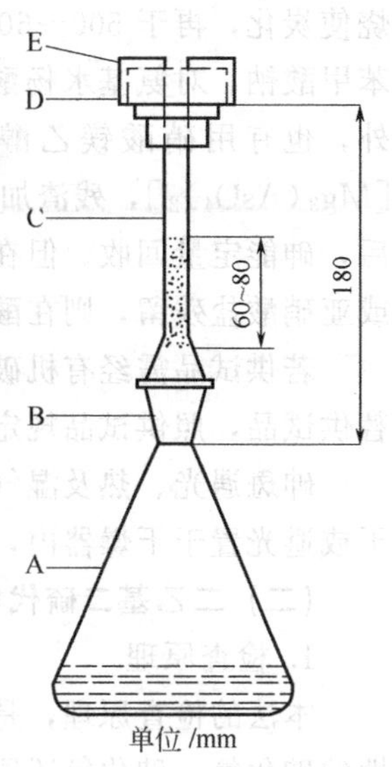

图 5-2　古蔡法检砷装置
A—砷化氢发生瓶；B—中空磨口塞；C—导气管；D—具孔有机玻璃塞（孔径与导气管内径一致）；E—具孔有机玻璃旋塞盖

药物中存在的砷盐杂质若为三价砷，它被金属锌还原为砷化氢的速度较快；若药物中存在的为五价砷，它生成砷化氢的速度较三价砷慢。故在反应液中加入碘化钾及氯化亚锡，将供试品中可能存在的 As^{5+} 还原成 As^{3+}，而碘化钾被氧化生成的碘又可被氯化亚锡还原为碘离子，碘离子又可与反应中产生的锌离子形成稳定的配位离子，有利于生成砷化氢反应的不断进行。

$$AsO_4^{3-} + 2I^- + 2H^+ \longrightarrow AsO_3^{3-} + I_2 + H_2O$$

$$AsO_4^{3-} + Sn^{2+} + 2H^+ \longrightarrow AsO_3^{3-} + Sn^{4+} + H_2O$$

$$I_2 + Sn^{2+} \longrightarrow 2I^- + Sn^{4+}$$

$$4I^- + Zn^{2+} \longrightarrow [ZnI_4]^{2-}$$

氯化亚锡与碘化钾还能抑制锑化氢的生成，锑化氢也能与溴化汞试纸作用生成锑斑。但在实验条件下，100μg 锑存在也不干扰测定。氯化亚锡又可与锌作用，因为纯锌与纯盐酸作用较慢，加入氯化亚锡，锌置换出锡沉积在锌的表面，形成局部电池，可加快锌与盐酸作用，使氢气均匀而快速的生成，有利于砷化氢的反应进行。

供试品及锡粒中可能含有少量的硫化物。在酸性条件下硫化物会产生硫化氢气体，其可使溴化汞试纸产生硫化汞色斑，干扰检查结果。为避免硫化氢气体与溴化汞试纸作用，《中国药典》2005 年版规定用醋酸铅棉花 60mg，装管高度约 60～80mm，并控制醋酸铅棉花填充的松紧度，使之既能消除硫化氢的干扰，又可使砷化氢以适当的速度通过。导管中的醋酸铅棉花应保持干燥，如有润湿，应重新更换。

溴化汞试纸与砷化氢作用较氯化汞试纸灵敏，其灵敏度为 1μg（以 As_2O_3 计），但所呈砷斑不够稳定，反应中应保持干燥及避免强光，反应完毕立即比色。制备溴化汞的滤纸宜采用质地疏松的定性滤纸。

供试品若为硫化物、亚硫酸盐、硫代硫酸盐等，在酸性液中能产生硫化氢气体，与溴化汞作用生成黑色硫化汞，干扰比色。应先加硝酸处理，使其氧化成硫酸盐，再检查。过量的硝酸及产生的氮的氧化物必须蒸干除尽，以免影响检查结果。

供试品若为铁盐，能消耗碘化钾、氯化亚锡等还原剂，并能氧化砷化氢，影响测定条件，干扰测定。应先加酸性氯化亚锡试液，将高铁离子还原成低铁离子后再进行检测，如枸橼酸铁铵中砷盐的检查。

多数环状结构的有机药物，因砷在分子中可能以共价键结合，要先进行有机破坏，否则检出结果偏低或难以检出。常用的有机破坏方法有碱破坏法和酸破坏法。《中国药典》采用碱破坏法，如检查酚磺酞、呋塞米等药物的砷盐时，于供试品中加适量氢氧化钙，先小火灼烧使炭化，再于500～600℃炽灼至完全炭化后再检查。环状结构的有机酸碱的金属盐，如苯甲酸钠、对氨基水杨酸钠，用石灰法不能破坏完全，需用无水碳酸钠进行碱融破坏。此外，也有用硝酸镁乙醇溶液进行灼烧破坏分解有机物，使砷成为非挥发性的砷酸镁［$Mg_3(AsO_4)_2$］，残渣加盐酸后易于溶解。本法操作简便，易于灰化，用于有机药物破坏后，砷能定量回收。但在操作中需注意充分炭化，使硝酸镁完全分解为氧化镁，如有硝酸盐或亚硝酸盐残留，则在酸性溶液中能生成具氧化性的硝酸或亚硝酸，可影响砷化氢的生成。

若供试品需经有机破坏后再进行检砷的，则制备标准砷斑时，应取标准砷溶液2ml代替供试品，照供试品规定的方法同法处理后，再依法制备标准砷斑。

砷斑遇光、热及湿气则褪色。如需保存，可将砷斑在石蜡饱和的石油醚溶液中浸过、晾干或避光置于干燥器内，也可将砷斑用滤纸包好夹在记录本中保存。

（二）二乙基二硫代氨基甲酸银法（Ag-DDC法）

1. 检查原理

本法的检查原理，是利用金属锌与酸作用产生新生态氢，与微量砷盐反应生成具有挥发性的砷化氢，砷化氢还原二乙基二硫代氨基甲酸银，产生红色的胶态银，与同条件下处理的标准砷溶液所呈色进行目视比色或在510nm波长处测定吸光度，进行比较，以控制砷盐的限量。

$$AsH_3 + 6Ag(DDC) + 3\,C_5H_5N \rightleftharpoons As(DDC)_3 + 6Ag + 3\,C_5H_5N\cdot HDDC$$

本反应为可逆反应，加入有机碱可与HDDC结合，有利于反应向右定量进行完全。《中国药典》2005年版规定配制Ag-DDC试液时加入一定量的三乙胺；USP（23）采用本法检查砷盐时，使用0.5%Ag-DDC吡啶溶液，其检测灵敏度较高（可达到0.5μgAs/30ml）。

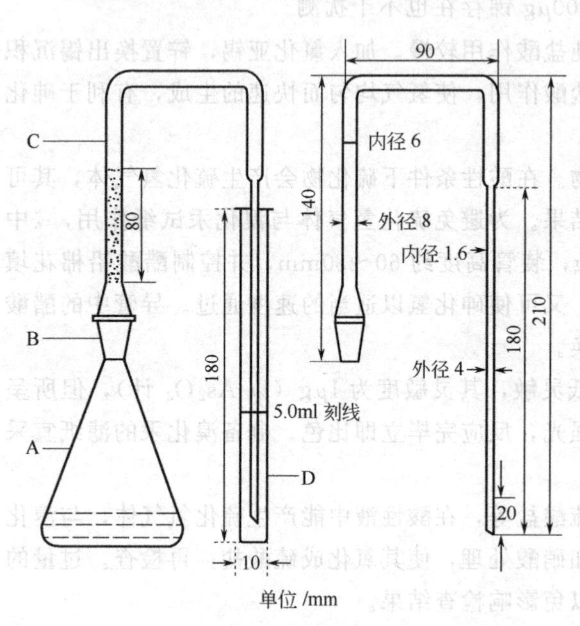

图5-3　Ag-DDC法检砷装置
A—砷化氢发生瓶；B—中空磨口塞；
C—导气管；D—平低玻璃管（具5.0ml刻度）

2. 操作方法

本法装置见图5-3。

在砷化氢发生瓶A中，供试品溶液，或标准砷溶液的试验条件（如加酸量及试剂用量等）均同于古蔡法。加锌粒后立即将生成的砷化氢导入盛有Ag-DDC试液5.0ml的D管中，将A瓶置25～40℃水浴中，反应45min后，取出D管，添加三氯甲烷至5.0ml（部分三氯甲烷在操作中挥发损失）混匀，将供试溶液D管和对照溶液D管同置于白色背景上，自管的上方向下方观察颜色。必要时，可将供试溶液与标准砷对照溶液分别移入1cm吸收池中，以Ag-DDC试液为空白，于510nm波长处，测定吸光度，供试溶液的吸光度不得大于标准砷溶液的吸光度。

本法在1～10μgAs/40ml范围内线性关系良好，显色在2h内稳定，重现性好，并可测得砷盐含量。锑化氢与 Ag-DDC 的反应灵敏度较低，约为砷化氢的1/35。测定时，反应液中加入40%氯化亚锡溶液3ml和15%碘化钾溶液5ml，在此条件下，500μg的锑也不致干扰测定。

砷盐检查除以上两种方法外，也可以采用白田道夫法及次磷酸法，但检测灵敏度较低，在此不再赘述。

九、炽灼残渣检查法

炽灼残渣检查法，是检查有机药物中混入的各种无机杂质，如金属的氧化物或盐等。检查方法为：取已炽灼至恒重的坩埚精密称定，加规定量的供试品，先在电炉上缓缓炽灼至炭化，放冷至室温，加硫酸0.5～1ml使湿润，低温加热至硫酸蒸气除尽后，再将坩埚置高温电炉中，在700～800℃炽灼至完全灰化。移至干燥器内放冷至室温，精密称量，再置于电炉上于700～800℃灼烧至恒重。根据遗留残渣的量和供试品的量，计算炽灼残渣的百分率。有机药物经加硫酸、高温炽灼破坏，成为挥发性物质逸出。遗留的非挥发性无机杂质（多为金属氧化物或无机盐类）成为硫酸盐，称为炽灼残渣。由于加硫酸处理是使杂质转化为稳定的硫酸盐，所以有的国家药典称为硫酸灰分（如BP）。

药物的炽灼残渣限量一般为0.1%～0.2%，根据样品的炽灼残渣限量和称量的准确性，来决定所取供试品的量。如限量为0.1%者，取样1g；若限量为0.05%，则取样量为2g。一般应使炽灼残渣量在1～2mg为宜。由于本法的取样量大，如果用药剂量小或价格昂贵的药品一般不做此项检查。如炽灼残渣需留做重金属检查，则炽灼温度应控制在500～600℃。因超过此温度，可使重金属杂质挥发而造成检查结果偏低。

十、干燥失重测定法

干燥失重是指药物在规定条件下，经干燥后所减失的重量，通常以百分率表示。即根据所减失的重量和取样量计算供试品干燥失重的百分率。干燥失重检查法主要检查药物中的水分，也包括其他挥发性物质，如残留的有机溶剂如三氯甲烷、乙醇等。测定的方法有以下几种。

（一）常压干燥法

将供试品置于已在相同条件下干燥至恒重的扁形称量瓶内，精密称定，于烘箱内在规定温度下干燥至恒重（“恒重”是药典使用的术语，指供试品连续两次干燥或炽灼后的重量差异在0.3mg以下的重量）。干燥温度一般在达到指定温度后，再连续烘2～4h，取出置干燥器中冷至室温再称量。第二次以及以后各次称重均应在规定条件下继续干燥1h后进行。干燥温度一般为105℃。有的药物含结晶水，在105℃水分不易除去，可提高干燥温度，如枸橼酸钠含结晶水，要求在180℃干燥至恒重。为了使水分及挥发性物质易于挥散，供试品应平铺于扁形称量瓶中，其厚度不超过5mm；如为疏松物质，厚度不超过10mm。如为大颗粒结晶，需研细至粒度约2mm。放入烘箱进行干燥时，应将瓶盖取下，置称量瓶旁，或将瓶盖半开进行干燥。取出时，需先将瓶盖盖好，置干燥器中放冷至室温，然后称其重量。

某些药物中含有较大量的水分，熔点又较低，如直接在105℃干燥，供试品即熔化，表面结成一层薄膜，使水分不易继续挥发。此类药物应先在低温下干燥，使大部分水分除去后，再于规定温度干燥至恒重。如测定硫代硫酸钠的干燥失重，需先在40～50℃干燥，使结晶水缓缓失去，然后渐次升温，最后于105℃干燥至恒重。

本法适用于受热较稳定的药品，《中国药典》有磺胺嘧啶银、磷酸二氢钠、胆茶碱、核黄素磷酸钠等40余种药物，采用本法测定。

（二）干燥剂干燥法

本法适用于受热易分解或易挥发的药物，《中国药典》收载的药品有：盐酸洛贝林、盐酸丁丙诺啡、氯化铵、苯佐卡因、硝酸异山梨酯、马来酸麦角新碱等。采用本法操作，是将供试品置干燥器内，利用器内贮放的干燥剂，吸收供试品中的水分，干燥至恒重。

药典规定常用的干燥剂有硅胶、硫酸和五氧化二磷等。其中五氧化二磷的吸水效力、吸水容量和吸水速度均较好，但价格较贵。在使用时将其铺于培养皿中，置干燥器内，如发现表层已结块或出现液滴，即需更换新的五氧化二磷再使用。弃去的五氧化二磷应埋入土中，不可直接倒掉。硫酸的吸水效力与吸水速度次于五氧化二磷，但吸水容量比五氧化二磷大，价格也较便宜。使用时应盛于培养皿或烧杯中，不能直接倾入干燥器，搬动干燥器时，应注意勿使硫酸溅至称量瓶或供试品上。用过的硫酸，经加热除去水分后可再用。其除水的方法是：将含水硫酸置烧杯中加热至冒白烟，在110℃时保持30min即可。硅胶吸水效力仅次于五氧化二磷，但大于硫酸，且使用方便、价廉，实验室常用为加了氯化钴的变色硅胶。变色硅胶无水时显蓝色，吸水后显浅红色。1g硅胶吸水约20mg开始变色，吸水200mg时完全变色，吸水300～400mg时达到饱和。将吸水后的硅胶，在105℃干燥后可再使用。

（三）减压干燥法

减压干燥法适用于熔点低，受热不稳定及水分难赶除的药物。《中国药典》收载的多种药物如山梨醇、洛莫司汀、盐酸丁丙诺啡等适用于此方法。减压干燥法可使干燥温度降低，干燥时间缩短。当遇到对热不稳定，不能加热的药物时，可在减压干燥器中采用减压下干燥剂干燥的方法。如布洛芬熔点为74.5～77.5℃，规定在五氧化二磷干燥器中减压干燥至恒重。肾上腺素规定在五氧化二磷干燥器中减压干燥18h。能耐受一定温度的药品，可采用减压下加热干燥的方法，如地高辛规定在105℃减压干燥1h。减压下加热干燥时使用恒温减压干燥箱。采用减压干燥器或恒温减压干燥箱时，除另有规定外，压力应在2.67kPa（20mmHg）以下。开盖取出供试品时，因外压大于箱内压力，应先将活塞缓缓旋开，使空气慢慢进入，防止气流太快吹散干燥的药品，取样后立即关闭活塞。

十一、水分测定法

药物中水分的存在，可使药物发生水解及霉变等。《中国药典》2005年版采用费休法及甲苯法测定药物中的水分。费休法也叫卡尔费休水分滴定法，其适用于受热易破坏的药物。此方法的特点是操作简便，专属性强，准确性高。可用于青霉素钠等系列药品的水分含量测定。

费休水分测定，是非水溶液中的氧化还原滴定，采用的标准滴定液称费休试液。它是由碘、二氧化硫、吡啶和甲醇按一定比例组成。测定原理是利用碘氧化二氧化硫为三氧化硫时，需要一定量的水分参加反应。

$$I_2 + SO_2 + H_2O \rightleftharpoons 2HI + SO_3$$

由于上述反应是可逆的反应，为了使反应向右进行完全，需加入无水吡啶，定量地吸收HI和SO_3，以形成氢碘酸吡啶和硫酸酐吡啶。为了使反应进行得完全，生成物更加稳定，常加入无水甲醇，以生成甲基硫酸氢吡啶。

总反应为：

$$I_2+SO_2+3C_5H_5N+CH_3OH+H_2O \longrightarrow 2C_5H_6N\cdot HI+C_5H_5N\cdot HSO_4CH_3$$

由滴定总反应可知：每1mol水需与1mol碘、1mol二氧化硫及3mol吡啶、1mol甲醇作用。甲醇与吡啶不仅参与了反应，而且还起到了溶剂的作用。

指示反应终点的方法有两种：①自身作指示剂，利用碘的颜色指示终点，终点前溶液为浅黄色，终点时为红棕色（微过量的费休试液中碘的颜色）；②永停滴定法，使用永停滴定仪操作，终点时以电流计指针突然偏转，并持续数分钟不退回，记录滴定液体积。该法灵敏、准确，尤其适合在有色溶液的测定中使用。

配制费休试液对试剂的纯度要求较高，特别对试剂含水量的要求应控制在0.1%以下。所用的碘应置硫酸干燥器内干燥48h以上，所用二氧化硫、甲醇及吡啶均需严格无水。所配试剂要求暗处放置24h以后再标定，下次临用前再重新标定，并做空白校正。

$$\text{供试品中水分含量（\%）}=\frac{(A-B)\times F}{m_s}\times 100\%$$

式中　A——供试品所消耗费休试液的容积，ml；

B——空白所消耗费休试液的容积，ml；

F——每1ml费休试液相当于水的重量，mg；

m_s——供试品的重量，mg。

例1　注射用青霉素钠的水分测定。精密称取注射用青霉素钠0.7540g，置干燥具塞玻璃瓶中，加无水甲醇5ml，充分振摇后，用费休试液滴至溶液由浅黄色变为红棕色，消耗费休试液2.15ml，另取无水甲醇5ml，做空白，消耗费休试液0.15ml，求青霉素钠的含水量（已知每1ml费休试液相当于3.52mg的水）。

解：

$$H_2O\ (\%)=\frac{(2.15-0.15)\times 3.52}{0.7540\times 1000}\times 100\%=0.93\%$$

测定供试品的水分时可根据费休试剂的F值及供试品的含水限量来确定供试品的取样量，供试品的取样量一般以消耗费休试液1～5ml为宜，费休试液的F值应在4.0mg/ml上下为宜，F值降低至3.0mg/ml以下时，滴定终点不敏锐，不宜再用。操作过程应迅速，且不宜在阴雨或空气湿度太大时进行，以避免空气中的水分侵入。

费休法不适用于测定氧化剂、还原剂以及能与试液生成水的化合物的测定，如铬酸盐、过氧化物、硫代硫酸盐、硫化物、碱性氧化物以及含氧弱酸盐等。一些羰基化合物如活泼的酮、醛可与试剂中的甲醇作用，生成缩醛和水，也会干扰测定。

《中国药典》2005年版还收载了采用甲苯法测定药物水分的方法。

十二、残留溶剂

药品中的残留溶剂是指在原料药或辅料的生产中，以及在制剂制备过程中使用的，但在工艺过程中未能完全去除的有机溶剂。常见的残留溶剂及限度见《中国药典》2005年版（二部）附录Ⅷ P。

原料药中残留的有毒有害溶剂严重影响药品质量，受到国内外的高度关注。2005年版药典用顶空进样毛细管气相色谱法对38种药品中的残留溶剂进行检查。该版附录还明确规定了应该避免使用（5种）的第一类溶剂、应该限制使用（27种）的第二类溶剂和《药品生产质量管理规范》(GMP) 要求限制使用的（27 种）第三类溶剂总共 59 种残留溶剂的限度。除另有规定外，上述第一、第二、第三类溶剂的残留限度应符合规定；对其他溶剂，应根据生产工艺的特点，制定相应的限度，使其符合产品规范、GMP 或其他基本的质量要求。这是新版药典的一大改进。

第四节 特殊杂质的检查

特殊杂质是指在药物的生产和贮存过程中，引入的某些特殊杂质。如聚合物、高分子杂质、残留溶剂、有关物质和吸光性杂质等。为了保证用药的安全必须严格进行检查。

一、聚合物和高分子杂质

青霉素钠、青霉素钾等药物中的二聚物、三聚物是内源性致敏杂质，必须严格控制其限量。头孢他啶、头孢曲松钠等药物中的聚合物也是有害杂质。重组人生长激素、重组人胰岛素中的高分子蛋白也是有害杂质。为了保证用药安全，2005 年版药典用分子排阻色谱法对上述 14 种原料药及其 28 种制剂进行检查。这是新版药典的重要改进之一。

二、有关物质检查法

有关物质是指存在于药品中的少量与主药密切相关的原料药、中间体、副产物及分解的产物等特殊杂质。广泛存在于多种药品中。有关物质的具体成分多数是未知的，只有少数药品的有关物质是已知的。《中国药典》2005 年版（二部）用高效液相色谱法对 305 种药品检查有关物质，用薄层色谱法对 219 种药品检查有关物质。品种之多，检查之严十分明显。本版药典还将上版药典中的其他甾体检查删除，一律归在有关物质的检查项中。

三、其他生物碱的检查法

生物碱类药物多数是从植物药中提取或经提取合成的，产品中常混有其他生物碱。为了控制其质量，《中国药典》2005 年版（二部）列出“其他生物碱”和“其他金鸡纳碱”等项目检查此类特殊杂质。如硫酸奎宁检查其他金鸡纳碱，硫酸阿托品检查其他生物碱。某些生物碱类药品的检查项目中还指定检查某种生物碱杂质。此外在氨基酸类药物中还列出了其他氨基酸检查项目。

四、吸光度检查法

（一）酮体的检查

拟肾上腺素类药物中有 4 种药（肾上腺素、去甲肾上腺素、盐酸去氧肾上腺素和盐酸异丙肾上腺素）的主要特殊杂质是它们相应的中间体：肾上腺酮、去甲肾上腺酮、去氧肾上腺酮和异丙肾上腺酮，总称为酮体。《中国药典》2005 年版（二部）规定其一定浓度的溶液在 310nm 波长处的吸光度不得大于规定数值，以控制供试品中酮体的限量。

（二）杂质吸光度

《中国药典》2005 年版（二部）规定通过检查杂质吸光度来控制某些药物中对光有特征吸收的特殊杂质。方法为用一定浓度的供试液在指定波长处测定吸光度，不得大于规定数值，如大于此值则杂质超过限量。如盐酸四环素中中性降解物限量检查，规定用本品溶于0.8%氢氧化钠溶液配成10mg/ml的供试液，置4cm吸收池中，从加氢氧化钠起至5min时，在530nm波长处的吸光度不得超过0.12（供注射用）。

《中国药典》2005年版（二部）规定用检查吸光度的方法控制药物的纯度。检查时用一定浓度的供试品在该药的最大吸收波长处测定吸光度，吸光度应在一定范围内。或者通过检查吸光度之比来加以控制。方法为在该药的2个最大吸收波长处分别测定吸光度，求出二者的比值，规定其比值的范围。如青霉素钠在257nm和264nm处有最大吸收，而在280nm处无吸收峰，其杂质青霉噻唑多肽在280nm处有最大吸收。药典规定青霉素钠1.80mg/ml的水溶液在280nm波长处的吸光度不得大于0.10，以此控制杂质青霉噻唑多肽不超出限量；在264nm波长处的吸光度应在0.80～0.88，以此控制青霉素G的含量。又如头孢噻吩钠20μg/ml水溶液在237nm波长处的吸光度应在0.65～0.72，大于0.72说明未除尽特殊杂质噻吩乙酸，低于0.65说明降解产物超出限量。玻璃酸酶的300U/ml水溶液在280nm处的吸光度不得大于0.6，在260nm处的吸光度不得大于0.42。盐酸多西环素的10μg/ml的盐酸甲醇溶液在349nm波长处的吸光度为0.28～0.31。

药物的特殊杂质检查应按药典有关规定进行，需检查的项目可查阅该药品正文项下相关检查项目，检查方法也应严格按《中国药典》正文项下的要求进行。

习　题

一、简答题

1. 什么叫物质的纯度？

2. 药物杂质的来源都有哪些？

3. 药物标准与试剂标准是否相同？为什么？

4. 试述氯化物检查的基本原理和反应条件。

5. 请写出硫酸盐检查的反应方程式和反应条件。

6. 砷盐的检查中，加入的碘化钾和氯化亚锡所起的作用是什么？

7. 测定砷盐时如何消除硫化物的干扰？

8. 什么叫恒重？

9. 什么叫特殊杂质？特殊杂质的检查一般有哪些方法？

10. 什么叫“有关物质”？“有关物质”常采用哪些检查方法？

11. 取药品0.15g置于100ml量瓶中，加水稀释至刻度摇匀。取25ml置50ml纳氏比色管中，加稀硝酸10ml用水稀至刻度摇匀，放置5min，与标准氯化钠溶液1.5ml制成的对照液比较，计算其氯化钠限量。

12. 测定某药物的干燥失重，在105℃干燥至恒重的称量瓶重18.2650g，加入样品后共重19.2816g，再在105℃干燥至恒重后重19.2765g，试计算干燥失重。

13. 葡萄糖中重金属的检查：取本品4.0g，加水23ml溶解后，加醋酸盐缓冲液（pH3.5）2ml，依法检查，含重金属不得过百万分之五，问应取硝酸铅溶液（10μgPb/ml）多少毫升？

14. 某药物中砷盐的检查：取本品依法检查，应取标准砷溶液（每毫升含1μgAs）2.0ml，含砷量不得过0.0001%。问应取供试品多少克？

二、填空题

1.《中国药典》2005 年版（二部）检查项下包括药物的________、________、________和________四个方面。

2. 药物中杂质的来源，一是________，二是________。

3. 药物中硫酸盐检查时，所用的标准对照液是________。在 pH 值为 1 的条件下进行检测，是为了防止________的沉淀。

4. 药物中氯化物检查要求在________酸性条件下进行，所用标准对照液为________，在暗处放置________后比色。

5.《中国药典》2005 年版（二部）检查药物中的铁盐采用的方法为________。

6. 硫氰酸盐法检查铁盐的原理为铁盐在________溶液中与________作用生成红色可溶性________，与一定量标准铁溶液（标准硫酸铁铵溶液）用同法处理后进行比色。

7.《中国药典》2005 年版（二部）检查砷盐主要采用________、________两个方法。

8. 古蔡氏法检砷的原理是利用金属锌与________作用产生________，与药物中微量砷盐反应生成具有挥发性的________，遇________试纸，产生黄色至棕色的砷斑。古蔡氏法检砷中应用醋酸铅棉花的目的是为了吸收________。反应中加入碘化钾和酸性氯化亚锡的目的是________。

9.《中国药典》从 1990 年版开始改用硫代乙酰胺法检查重金属。《中国药典》2005 年版（二部）收载的重金属检查方法共有________法。一法在 pH ________下，所用试剂是________。三法的条件是________，以________作试剂。四法即微孔滤膜过滤法，适用于________。

三、选择题（单选题）

1. 临床所用药物的纯度（药物纯）与化学品及试剂纯度（化学纯）的主要区别是：

A. 所含杂质的生理效应不同　B. 所含有效成分的量不同

C. 化学性质及化学反应速度不同　D. 所含有效成分的生理效应不同

2. 葡萄糖中进行重金属检查时，适宜的条件是：

A. 用硫代乙酰胺为标准对照液

B. 用稀硝酸 10ml/50ml 酸化

C. 在 pH3.5 醋酸盐缓冲溶液中

D. 用硫化钠为试液　E. 结果需在黑色背景下观察

3. 古蔡氏法检查所用的溶液是：

A. 强碱性溶液　B. 强酸性溶液　C. 含稀盐酸 10ml/50ml 溶液

D. 含稀硝酸 10ml/50ml 溶液　E. 含强氧化剂（硝酸或过硫酸铵）溶液

4. 古蔡氏法检砷时，需加入酸性氯化亚锡试液，目的是：

A. 还原剂，防止溶液中高价硫的干扰

B. 氧化剂，使 As^{3+} 转变为 As^{5+}，加快反应速度

C. 防止溶液中低价硫的干扰

D. 还原剂，使 As^{5+} 转变为 As^{3+}，加快反应速度

5. 现有一药物（红色结晶不含锑）欲进行砷盐检查，可采用哪种方法：

A. Ag-DDC 法　　B. 古蔡氏法　　C. 500～600℃炽灼残渣后用古蔡氏法测定

D. 氧瓶燃烧后用 Ag-DDC 法测定　　E. 以上均不行

6. 药物中硫酸盐检查时，所用的标准对照液是：

A. 标准氯化钡　B. 标准醋酸铅溶液　C. 标准硝酸银溶液

D. 标准硫氰酸铵溶液　　E. 以上都不对

（山　洪）

第六章 药物含量测定概述

学习指南 本章概述药品含量测定法，要求学生掌握含量测定法的选用原则和常用方法，及其常用计算方法。

第一节 概 况

药品的含量测定是指准确测定药品有效成分或指标性成分的含量。含量测定是评价药品质量、判断药物优劣和保证药品疗效的重要手段。含量测定需在鉴别无误和杂质检查符合规定的基础上进行。除个别品种不收载含量测定项外，原则上均按药品质量标准进行含量测定。应根据所测成分的物理化学性质选择相应的测定方法。测定药物含量时，可选用容量分析法和仪器分析法。容量分析法（滴定分析法）的仪器设备简单、易于操作、不需要使用化学对照品，成本低、速度较快，其准确度和精密度都较高。虽然其专属性不像先分离再分析的仪器分析法那么高，但仍广泛用于药物特别是原料药的含量测定。国内外药典中药物的含量测定均首选容量分析法。当组分复杂、干扰成分较多难于用容量分析法测定含量时，应选用专属性较高的仪器分析法。随着仪器和检测技术的快速发展，仪器分析法的准确度和精密度越来越高。国内外药典中应用仪器分析法进行药物含量测定日益普及。采用仪器分析方法测定含量时，需要采用化学对照品。表 6-1 列出《中国药典》2000 年版（二部）与 2005 年版（二部）仪器分析法的应用情况。

表 6-1 《中国药典》（二部）用于含量测定的仪器分析法统计表

方 法	2000 年版（不含增补本）/种	2005 年版/种	方 法	2000 年版（不含增补本）/种	2005 年版/种
紫外-可见分光光度法	361	412	荧光分析法	3	2
高效液相色谱法	272	575	电位滴定法	92	77
气相色谱法	9	9	永停滴定法	42	43
原子吸收分光光度法	3	4			

第二节 原料药的含量测定

一、选用原则

根据药物的化学结构、理化性质和使用该药物生产制剂的剂型剂量等特点综合考虑适宜的含量测定法。选用的含量测定方法应能准确测试有效成分的含量，并应具有一定的分辨力、专属性、稳定性和灵敏度，其准确度和精密度均高。

化学原料药的含量测定首选容量分析法。如用指示剂难以确定终点时，可采用电位滴定法、永停滴定法等电化学方法指示终点。当无合适的容量分析法时，可选用重量法、氮测定法和旋光度测定法。其次为仪器分析法，选用顺序为紫外-可见分光光度法、高效液相色谱法、电泳法等。抗生素类药物和生化药品也可选用微生物检定法和生物测定法。

二、常用方法

(一) 首选容量分析法

《中国药典》2005年版(二部)常用的容量分析法有非水溶液滴定法、酸碱滴定法、银量法、碘量法、亚硝酸钠法、高锰酸钾法、铈量法、离子对双相滴定法、配位滴定法、溴酸钾法、碘酸钾法和高碘酸钾法等。

1. 非水溶液滴定法和酸碱滴定法应用最广

如氨基酸类、有机碱及其盐类常用非水溶液酸碱滴定法。如丙氨酸、组氨酸、地西泮、氯氮䓬、尼可刹米、苯噻啶、盐酸氯丙嗪、盐酸异丙嗪、盐酸麻黄碱、硫酸阿托品等原料药的含量测定均用非水溶液滴定法。芳酸及其酯类如阿司匹林、布洛芬、萘普生等原料药的含量测定采用酸碱滴定法。终点判断一般可选用指示剂法。当没有合适指示剂，当遇到有色溶液、浑浊溶液的终点判断或滴定突跃不明显(如用高氯酸滴定氨基酸类药物的含量)时，则可借助电位滴定法判断终点。对指示剂的色系过多，终点颜色变化不明显(如用结晶紫指示剂)，为使终点判断更加准确，首次实验时应用电位滴定法配合终点判断。

2. 醇溶液或水溶液中的银量法

药物若容易发生水解或结构中含有卤族元素，能与 $AgNO_3$ 生成 AgX 的药品，可选用银量法测定含量。可选用指示剂指示终点，也可选用电位滴定法指示终点。如胆茶碱、泛影酸、胆影酸、碘番酸、氯化钠、异戊巴比妥、异戊巴比妥钠、苯巴比妥等原料药、三氯叔丁醇等药用辅料的含量测定。

3. 碘量法

药物有强还原性，能被碘氧化的药物，可选用碘量法进行含量测定。如维生素C、安乃近的含量测定。

4. 亚硝酸钠法

对于含有芳伯氨基或水解后能生成芳伯氨基的药物，可选用亚硝酸钠法测定含量，用永停滴定法指示终点。如对氨基水杨酸钠、盐酸普鲁卡因、苯佐卡因、甲氧氯普胺等药品的含量测定；《中国药典》2005年版(二部)收载的磺胺类药物除磺胺异噁唑用甲醇钠滴定外均用本法测定含量。

5. 铈量法和高锰酸钾法

硫酸铈的氧化性比高锰酸钾弱，可根据药物还原性的强弱，分别选用铈量法或高锰酸钾法滴定。如《中国药典》2005年版(二部)中富马酸亚铁、硝苯地平、尼群地平等原料药的含量测定均用铈量法。硫酸亚铁、右旋糖酐铁、亚硝酸钠等原料药的含量测定选用高锰酸钾法。

6. 配位滴定法

药物能与配位滴定剂形成稳定的配位化合物，则选用配位滴定法测定含量。如氢氧化铝、葡萄糖酸钙、醋氨己酸锌、硫糖铝、泛酸钙、枸橼酸铋钾等原料药的含量测定。

7. 碘酸钾法

如碘化钠、碘化钾、卡托普利的含量测定均选用此法。

(二) 次选其他化学分析方法

1. 重量分析法

当无合适的容量分析法时，个别药物的含量测定可选用重量法测定药品中有效成分或其衍生物的重量来求药品中有效成分的含量，如顺铂的含量测定和磺溴酞钠中硫的含量测定。

2. 氮测定法

通过测定原料药中的氮元素求出药物的含量，如尿素、扑米酮、吡嗪酰胺等原料药的含量测定。

(三) 再选用仪器分析方法

当常用化学测定法无法消除残留溶剂、有关物质和其他特殊杂质的干扰时，则选用仪器分析法测定药物含量。选用原则为：在紫外-可见光区有特征吸收峰的药物，其共存杂质无干扰时，首选紫外-可见分光光度法测定含量。没有特征吸收峰的，并受共存杂质干扰时，则先分离再测定，以选用高效液相色谱法为宜。对于挥发性原料药则可选用气相色谱法测定含量。

1. 紫外-可见分光光度法（UV）

本法准确度较高、精密度较好，仪器操作简便快捷。通常分子结构中含有共轭体系结构、苯环和杂环的药物在紫外光区有特征吸收光谱，可在近紫外光区进行分光光度分析。有色药物或与显色剂反应后在可见区有特征吸收的药物，可选用可见分光光度法测定含量。UV 法是药品检验中应用非常广泛的一类仪器分析法，是原料药含量测定首选的仪器分析方法。《中国药典》2005 年版（二部）附录（ⅣA）紫外-可见分光光度法中收载的定量方法有对照品比较法、吸收系数法、计算分光光度法和比色法。对照品容易得到的原料药可采用对照品比较法，缺少对照品且吸收系数大于100 的原料药，则采用吸收系数法。《中国药典》2005 年版（二部）中吸收系数法比对照品比较法的应用更为广泛，如贝诺酯、青蒿素、酞丁安、水杨酸镁等原料药采用对照品比较法测定含量。华法林钠、放线菌素 D、柳氮磺吡啶、维生素 B_2、维生素 B_{12} 等原料药采用吸收系数法测定含量。此外，也可选用合适的计算分光光度法。由于影响计算分光光度法精度的因素较多，必须慎用计算分光光度法。《中国药典》2000 年版、2005 年版（二部）（附录Ⅶ J）选用三点校正法测定维生素 A 和鱼肝油中维生素 A 的含量。

2. 色谱法

常用高效液相色谱法（HPLC），个别品种选用气相色谱法（GC）。

(1) 高效液相色谱法（HPLC） HPLC 法使用高效固定相，流动相采用高压泵输送，在线进行检测，具有分离效能高、分析速度快、应用范围广、流出组分容易收集等优点，广泛地被应用于药物的含量测定。杂质或其他干扰因素较多的品种其含量测定多选用 HPLC 法。首选的色谱柱填充剂为十八烷基硅烷键合硅胶（ODS），辛基硅烷键合硅胶也有使用。最常用的检测器为紫外检测器，其他常见的检测器有二极管阵列检测器（DAD）等。定量方法大量采用外标法，也采用内标法加校正因子法、面积归一化法等。《中国药典》2005 年版（二部）大量采用 HPLC 法测定药物含量，例如头孢菌素类、青霉素类药物的含量测定全部选用 HPLC 法。《中国药典》2005 年版二部采用 HPLC 做含量测定的原料药有 156 种。

(2) 气相色谱法（GC） 用气体作为流动相，经装有填充剂的色谱柱进行分离测定的色谱法叫气相色谱法（GC）。GC 法常用固液填充柱，常用固定相为 SE 系列（甲基聚硅氧烷）、OV 系列（苯基甲基聚硅氧烷）、PEG 系列（聚乙二醇）。首选载体为经酸洗的硅烷化白色载体。《中国药典》2005 年版采用 GC 法测定含量的有维生素 E。

第三节　制剂的含量测定

一、选用原则

① 可能时应选用与原料药相同的测定方法，一般首选容量分析法。

② 共存药物、辅料、附加剂有干扰时，可考虑增加预处理或改进方法，排除干扰后用原料药的测定方法。

③ 制剂生产中新出现的降解产物有干扰时，可选用专属性较高的方法。

④ 主药含量很小的制剂可选用灵敏度较高的方法，可用 UV 法或 HPLC 法。但用 UV 法时应注意避免溶剂或降解产物的干扰，选用的波长应具有合适的峰形和吸收，吸收系数（$E_{1cm}^{1\%}$）在 100 以上，应尽量减少使用有机溶剂，尤其避免使用有毒害作用的溶剂。

⑤ 含量测定法应能适用于含量均匀度和溶出度的共同应用，三种测定尽可能用相同的溶剂。

⑥ 2000 年版药典规定复方制剂的含量测定，若不能直接采用吸收系数法，又无其他适宜方法时，也可用合适的计算分光光度法，对于含三个或三个以上组分的制品不宜选用此法；2005 年版药典修订为：计算分光光度法一般不宜用作含量测定。

⑦ 对于所含杂质或赋形剂干扰含量测定，需先经繁杂的分离才能测定，或各成分间互相干扰的制剂或复方制剂，可选用 HPLC 法。2005 年版药典大量采用了 HPLC 法。

二、共存成分无干扰时常用的含量测定方法

当共存成分无干扰时，应选用与原料药相同的测定方法。原料药用哪种容量分析法，其制剂也用同种容量分析法。原料药用哪种化学分析法其制剂也用同种方法进行测定。测定之前必须对制剂进行处理。用物理方法将辅料除去，如片剂可先溶解、滤过，取续滤液进行实验，或将滤液蒸干，用溶剂溶解后，再测定。或经提取分离并经干燥后才进行测定。

（一）容量分析法

阿司匹林片、阿司匹林肠溶片、布洛芬片剂、胶囊剂、萘普生片剂、胶囊剂、颗粒剂等药品的含量测定选用测定原料药的酸碱滴定法。盐酸美西律片（滤过、蒸干、干燥后重新溶解）选用测定原料药的非水溶液滴定法。异戊巴比妥片剂、注射用异戊巴比妥钠、苯巴比妥片剂、苯巴比妥钠注射剂的含量测定和盐酸丙卡巴肼肠溶片、盐酸麻黄碱片的含量测定及葡萄糖氯化钠注射液中的氯化钠含量测定选用测定原料药的银量法。维生素 C 制剂、安乃近制剂的含量测定选用与原料药相同的碘量法。选用与原料药测定法相同的亚硝酸钠法永停法指示终点测定含量的制剂有对氨基水杨酸钠制剂、盐酸普鲁卡因制剂和磺胺甲噁唑片、磺胺嘧啶制剂等。采用与原料药同一测定法高锰酸钾法测定的有右旋糖酐铁片剂。而当辅料有干扰时，则选用方法与原料药略有区别。如硫酸亚铁原料药选用高锰酸钾法，硫酸亚铁片选用氧化势稍低的铈量法。富马酸亚铁制剂和尼群地平片剂等均用铈量法。醋氨已酸锌制剂、硫糖铝制剂、泛酸钙片、枸橼酸铋钾制剂的含量测定选用测定原料药的配位滴定法。和原料药一样采用碘酸钾法测定含量的有碘化钠制剂、碘化钾制剂、卡托普利制剂等药物。

（二）其他分析方法

注射用顺铂、磺溴酞钠中注射液的含量测定与其原料药一样，均选用重量法。扑米酮片剂、吡嗪酰胺片剂、氯硝柳胺片的含量测定与原料药一样，均选用氮测定法。当原料药未收

载含量测定法时，其制剂也可选用特有的物理性质进行测定。例如谷氨酸钠（钾）注射液的含量测定、右旋糖酐 20（40、70）葡萄糖注射液中右旋糖酐 20（40、70）的含量测定、右旋糖酐 20（40、70）氯化钠注射液中右旋糖酐 20（40、70）的含量测定以及葡萄糖氯化钠注射液中葡萄糖的含量测定均采用旋光度法。

（三）仪器分析法

《中国药典》2005 年版（二部）中制剂与原料药的含量测定选用同一种仪器分析法的药物很多。例如酞丁安制剂、水杨酸镁制剂采用 UV 法中的对照品比较法测定含量，与原料药一致。柳氮磺吡啶制剂、维生素 B_2 制剂还是采用与其原料药一致的吸收系数法测定含量。与原料药一样，维生素 A 胶丸、维生素 AD 胶丸、维生素 AD 滴剂中维生素 A 的含量均用三点校正法测定。

头孢菌素类、青霉素类和维生素 B_6 的制剂与原料药相同，均采用 HPLC 法测定含量。维生素 E 制剂与其原料药一样同样选用 GC 法测定含量。

三、共存成分有干扰时常用的含量测定方法

当制剂的共存成分对药物的含量测定有干扰，不能沿用原料药的含量测定方法时，则应另选适合的测定方法，以消除共存成分的干扰。

（一）离子对双相滴定法

《中国药典》2005 年版（二部）中盐酸胺碘酮、盐酸苯海索、盐酸氯丙那林、联苄唑和硝酸益康唑等 5 种原料药均采用高氯酸非水溶液滴定法测定含量。但其制剂的辅料对上述测定有干扰，则改用离子对双相滴定法。如盐酸胺碘酮片、胶囊、注射液和盐酸苯海索片、盐酸氯丙那林片、联苯唑栓及硝酸益康唑乳膏、栓、溶液等 9 种制剂的含量测定采用离子对双相滴定法测定含量。该法具有简单、快速、终点变色敏锐、结果准确的特点。在制剂中的有机碱一般不必分离即可直接滴定。其基本原理为有机碱类药物（RX）中的阳离子 R^+ 与阴离子表面活性剂（M-Na）中的阴离子 M^- 形成离子对配合物（RM）。滴定至终点时，全部反应产物可被有机相萃取。稍过量的阴离子表面活性剂与指示剂作用，生成配合物溶于有机相，使两相界面处变色，预示终点已到，当整个有机相变色时即达终点。以盐酸苯海索片的含量测定为例，取片剂细粉加水溶解，加三氯甲烷和稀硫酸，再加二甲基黄-亚甲蓝混合指示液 0.5ml，三氯甲烷层显绿色。用磺基丁二酸钠二辛酯试液滴定，反应生成离子对配合物溶于三氯甲烷、稍过量的滴定剂与碱性染料二甲基黄Ⅱ生成配合物也溶于三氯甲烷（初在两相界面处由绿变红灰色预示终点），使三氯甲烷层由绿色转为红灰色即达终点。滴定过程中因有两相存在，近终点时需强力振摇，以利反应进行。反应式如下：

$$[\text{R-N}]\cdot HCl + NaO_3S-\underset{\displaystyle CH_2COOC_8H_{17}}{\underset{|}{CHCOOC_8H_{17}}} \xrightarrow{H^+} [\text{R-}\overset{+}{N}\text{-H}]\cdot {}^{-}O_3S\underset{\displaystyle CH_2COOC_8H_{17}}{\underset{|}{CHCOOC_8H_{17}}} + NaCl$$

同时另取对照品依法测定，根据二者消耗磺基丁二酸钠二辛酯试液体积（ml）的比值计算含量。

（二）辅料无吸收、主药有特征吸收的制剂选用 UV 法

由于大多数辅料对紫外-可见光无特征吸收，对 UV 法无干扰，UV 法具有一定的专属性；其准确度和精密度均较高。所以当制剂测定不能选用原料药的化学测定方法，而该药物

在紫外光区又有特征吸收峰时，则首选 UV 法。为有效地消除辅料的干扰，可在溶解滤过后使用 UV 法测定。例如维生素 B_1 原料药采用非水溶液滴定法测定含量，但因其片剂辅料有干扰，可溶解滤过，除去辅料的干扰后，取续滤液用 UV 法测定含量。再如盐酸罗通定用非水溶液滴定法，其片剂用盐酸溶解，滤过后用 UV 法中的吸收系数法测定含量。

(三) 用分光光度法难以消除干扰时改用色谱法

复方制剂中各药品成分相互干扰、单味药制剂的降解产物或是杂质之间产生干扰而无法用 UV 法进行干扰排除时，改用色谱法，最常用 HPLC 法。

先用色谱法进行分离，然后再进行测定。如双唑泰栓这种复方制剂是由甲硝唑、克霉唑与醋酸氯己定组成的，《中国药典》2000 年版（二部）规定这三个成分分别用 UV 法、滴定法和 UV 组合法测定，方法繁琐且干扰因素多。2005 年版改为 HPLC 法，在同一种色谱条件下有效地分离开了三个组分，分别测定出三者的含量。又如异福酰胺片（胶囊）也是采用 HPLC 法将三种组分及降解产物醌式利福平有效分离。用同一种方法一次测出了三种组分的含量。

《中国药典》2005 年版（二部）中大量采用 HPLC 法测定制剂的含量，二部中总共有 575 种制剂用 HPLC 法测定含量。

2005 年版药典二部中有 3 种制剂应用二元梯度洗脱法，可同时测定样品中的多种成分，达到整体控制药品质量的目的。

(四) 当剂量过少时可用荧光分析法

当制剂中主药成分的剂量过少，又无紫外吸收时，可选用灵敏度较高的荧光分析法，如甲基高辛。

(五) 含金属药物可用原子吸收分光光度法

当制剂中主药成分的剂量过少，为含金属的无机药物，又有明显的原子蒸气吸收，可改用原子吸收分光光度法。

第四节 药物的含量计算

一、原料药的含量计算

(一) 计算公式

$$原料(\%)=\frac{测得量(g)}{供试品重(g)}\times 100\%=\frac{m_X}{m_S}\times 100\%$$

式中 m_X——供试品的测得量，g；

m_S——供试品的质量，g。

原料药的含量计算公式因所用方法不同而有区别。

(二) 容量分析法

1. 直接滴定法

$$原料(\%)=\frac{TVF}{m_S}\times 100\%$$

$$F=\frac{c_{实测浓度}(mol/L)}{c_{规定浓度}(mol/L)}$$

式中 T——滴定度，g/ml；

V——滴定液的体积，ml；

m_S——供试品的质量，g；

F——所用滴定液的浓度与药典规定不同时 V 的校正系数。

2. 剩余滴定法

$$原料(\%)=\frac{T(V_0-V)F}{m_S}\times 100\%$$

或

$$原料(\%)=\frac{T(V-V_0)F}{m_S}\times 100\%$$

例1 非那西丁含量测定：精密称取本品 0.3630g 加稀盐酸回流 1h 后，放冷，用亚硝酸钠液（0.1010mol/L）滴定，用去 20.00ml。每 1ml 亚硝酸钠液（0.1mol/L）相当于 17.92mg 的 $C_{10}H_{13}O_2N$。计算非那西丁的百分含量。

解：

$$非那西丁(\%)=\frac{TVF}{m_S}\times 100\%$$

$$=\frac{17.92\times 10^{-3}\times 20.00\times \frac{0.1010}{0.1}}{0.3630}\times 100\%=99.7\%$$

例2 尼可刹米的含量测定：精密称取本品 0.1511g，加冰醋酸 10ml 与结晶紫指示液 1 滴，用高氯酸滴定液（0.1026mol/L）滴定，至溶液显蓝绿色，消耗高氯酸滴定液（0.1026mol/L）8.31ml；并将滴定结果用空白试验校正，空白试验消耗高氯酸滴定液（0.1026mol/L）0.05ml。每 1ml 高氯酸滴定液（0.1mol/L）相当于 17.82mg 的$C_{10}H_{14}N_2O$。计算尼可刹米的含量。

解：

$$尼可刹米(\%)=\frac{T(V-V_0)F}{m_S}\times 100\%$$

$$=\frac{17.82\times 10^{-3}\times (8.31-0.05)\times \frac{0.1026}{0.1}}{0.1511}\times 100\%=99.9\%$$

(三) 紫外-可见分光光度法

1. 对照品比较法

$$原料(\%)=\frac{c_R\frac{A_X}{A_R}DV}{m_S}\times 100\%$$

式中 c_R——对照品溶液的浓度，g/ml；

A_X——供试品溶液的吸光度；

A_R——对照品溶液的吸光度；

D——稀释倍数；

V——溶液体积，ml。

例3 贝诺酯的含量测定：精密称取本品 0.07495g，置 100ml 量瓶中，加无水乙醇溶解并稀释至刻度，摇匀，精密量取 1.0ml，置另一 100ml 量瓶中，加无水乙醇稀释至刻度，摇匀，作为供试品溶液，照紫外-可见分光光度法（附录Ⅳ A），在 240nm 的波长处测得吸光度为 0.473；另取经 105℃干燥 2h 的贝诺酯对照品 0.03667g，置 100ml 量瓶中，加无水乙醇溶解并稀释至刻度，摇匀，精密量取 1.0ml，置 50ml 量瓶中，加无水乙醇稀释至刻度，摇匀，测得吸光度为 0.462，计算贝诺酯的含量。

$$解：贝诺酯(\%)=\frac{c_R\frac{A_X}{A_R}DV}{m_S}\times 100\%$$

$$=\frac{\frac{0.03667\times 1.0}{100\times 50.00}\times \frac{0.473}{0.462}\times \frac{100}{1.0}\times 100}{0.07495}\times 100\%=100.2\%$$

2. 吸收系数法

$$原料(\%)=\frac{\frac{1\%A}{E_{1cm}^{1\%}L}DV}{m_S}\times100\%$$

式中 A——吸光度；

$E_{1cm}^{1\%}$——吸收系数；

L——液层厚度，1cm。

例 4 卡比马唑的含量测定：精密称取本品 0.05012g，置 500ml 量瓶中，加水使溶解并稀释至刻度，摇匀，精密量取 10.0ml，置 100ml 量瓶中，加盐酸溶液（9→100）10ml，用水稀释至刻度，摇匀，照紫外-可见分光光度法（附录Ⅳ A），在 292nm 的波长处测得吸光度为 0.555，按 $C_7H_{10}N_2O_2S$ 的吸收系数（$E_{1cm}^{1\%}$）为 557，计算卡比马唑的含量。

解：

$$卡比马唑(\%)=\frac{\frac{1\%A}{E_{1cm}^{1\%}}DV}{m_S}\times100\%$$

$$=\frac{0.555\times\frac{1}{100}\times\frac{100}{10}\times500}{557\times0.05012}\times100\%$$

$$=99.4\%$$

（四）色谱法（GC 法和 HPLC 法）

1. 内标法加校正因子法

（1）系统适用性试验

理论板数：

$$n=5.54\times\left(\frac{t_R}{W_{h/2}}\right)^2$$

分离度：

$$R=\frac{2(t_{R2}-t_{R1})}{W_1+W_2}$$

校正因子：

$$f=\frac{\frac{A_S}{c_S}}{\frac{A_R}{c_R}}$$

式中 t_{R2}——相邻两峰中后一峰的保留时间；

t_{R1}——相邻两峰中前一峰的保留时间；

$W_{h/2}$——半高峰宽；

W_1，W_2——相邻两峰各自的基底宽；

A_S——内标物质的峰面积或峰高；

A_R——对照品的峰面积或峰高；

c_S——内标物质的浓度；

c_R——对照品的浓度。

（2）含量测定

$$原料(\%)=\frac{f\frac{A_X}{A_S'}c_S'}{c_X}\times100\%$$

式中 A_X——供试品（或其杂质）的峰面积或峰高；

A'_S——内标物质的峰面积或峰高；

c'_S——内标物质的浓度；

c_X——供试品（或其杂质）的浓度。

例 5　按《中国药典》2005 年版（二部）的规定测定维生素 E，做系统适用性实验时的数据为：

物　质	t_R/min	$W_{h/2}$/min	W/min
对照品	8.88	0.25	0.6
内标物	5.74	0.6	1.2

取维生素 E 对照品 20.80mg（98.0%），精密加入浓度为 1.044mg/ml 的内标物（正三十二烷）溶液 10.00ml 溶解，取 1μl 注入气相色谱仪，对照品峰面积为 481763，内标物峰面积为 238787，求维生素 E 的理论板数、维生素 E 与内标物的分离度和校正因子各为多少？

再精密称取维生素 E 供试品 22.68mg，内标物 28.00mg，用气相色谱法测得供试品峰面积为 529887，内标物峰面积为 644911，计算供试品中维生素 E 的含量。

解：
$$n=5.54\times\left(\frac{t_R}{W_{h/2}}\right)^2=5.54\times\left(\frac{8.88}{0.25}\right)^2=6990$$

$$R=\frac{2(t_{R2}-t_{R1})}{W_1+W_2}=\frac{2(8.88-5.74)}{0.6+1.2}=3.49$$

$$f=\frac{\frac{A_S}{c_S}}{\frac{A_R}{c_R}}=\frac{\frac{238787}{1.044}}{\frac{481763}{\frac{20.80\times98.0\%}{10.00}}}=0.9678$$

$$\text{维生素 E}(\%)=\frac{f\frac{A_X}{A'_S}c'_S}{c_X}\times100\%=\frac{f\frac{A_X}{A'_S}m'_S}{m_X}\times100\%$$

$$=\frac{0.9678\times\frac{529887}{644911}\times28.00}{22.68}\times100\%$$

$$=98.2\%$$

2. 外标法

$$\text{原料}(\%)=\frac{c_R\frac{A_X}{A_R}}{c_X}\times100\%$$

式中　A_R——对照品的峰面积或峰高；

A_X——供试品的峰面积或峰高；

c_R——对照品的浓度；

c_X——供试品的浓度。

例 6　用高效液相色谱法外标法测定头孢拉定含量时，取含头孢拉定为 94.1%和头孢氨苄为 2.3%的对照品 35.35mg 溶解定容为 50ml，取 10μl 注入高效液相色谱仪，测得头孢拉定峰面积为 13842558，头孢氨苄的峰面积为 354934；另称取头孢拉定供试品 35.88mg，溶解定容为 50ml，取 10μl 注入液相色谱仪，测定头孢拉定的峰面积为 14158286，头孢氨苄的峰面积为 472368；按供试品的总量分别计算头孢拉定和头孢氨苄的百分含量。

解：

$$头孢拉定(\%)=\frac{c_R\frac{A_X}{A_R}}{c_X}\times100\%=\frac{m_R B(\%)A_X}{m_X A_R}\times100\%$$

$$=\frac{35.35\times94.1\%\times14158286}{35.88\times13842558}\times100\%=94.8\%$$

$$头孢氨苄(\%)=\frac{c_R\frac{A_X}{A_R}}{c_X}\times100\%=\frac{m_R B(\%)A_X}{m_X A_R}\times100\%$$

$$=\frac{35.35\times2.3\%\times472368}{35.88\times354934}\times100\%=3.02\%$$

3. 面积归一化法

$$c_i(\%)=\frac{f_iA_i}{\sum f_iA_i}\times100\%$$

$$A_{总}=\sum A_i=A_1+A_2+\cdots+A_n$$

当各组分校正因子相近时，则：

$$c_i(\%)=\frac{A_i}{A_{总}}\times100\%$$

式中　$A_{总}$——除溶剂以外的各色谱峰总面积之和；

A_i——i 组分色谱峰面积。

例 7　用气相色谱法检查大豆油的脂肪酸组成，相应于棕榈酸、硬脂酸、油酸、亚油酸和亚麻酸的峰面积分别为 129758、43286、296522、654868、92570，按峰面积归一化法，计算上述脂肪酸的百分含量。

解：　$A_{总}=129758+43286+296522+654868+92570=1217004$

$$棕榈酸(\%)=\frac{A_{棕榈酸}}{A_{总}}\times100\%=\frac{129758}{1217004}\times100\%=10.66\%$$

$$硬脂酸(\%)=\frac{A_{硬脂酸}}{A_{总}}\times100\%=\frac{43286}{1217004}\times100\%=3.56\%$$

$$油酸(\%)=\frac{A_{油酸}}{A_{总}}\times100\%=\frac{296522}{1217004}\times100\%=24.36\%$$

$$亚油酸(\%)=\frac{A_{亚油酸}}{A_{总}}\times100\%=\frac{654868}{1217004}\times100\%=53.81\%$$

$$亚麻酸(\%)=\frac{A_{亚麻酸}}{A_{总}}\times100\%=\frac{92570}{1217004}\times100\%=7.61\%$$

二、制剂的含量计算

制剂的含量按标示百分含量表示，本书重点讨论片剂和注射剂的含量测定（可参阅第十四章）。

$$标示量(\%)=\frac{实测含量}{标示量}\times100\%=\frac{\frac{测得量(g)}{供试品重(g)}\times平均装量}{标示量}\times100\%$$

（一）片剂的含量计算

片剂的含量按标示百分含量表示：

$$标示量(\%)=\frac{每片实测含量}{标示量}\times100\%$$

$$=\frac{\frac{测得量(g)}{供试品重(g)}\times平均片重(g/片)}{标示量(g/片)}\times100\%$$

$$=\frac{\frac{m_X}{m_S}\overline{m}}{\text{标示量}}\times 100\%$$

片剂的含量计算公式因所用方法不同而有区别。计算式中各符号意义同原料药。

(二) 注射剂的含量计算

注射剂的含量测定结果用标示百分含量表示。

$$\text{标示量}(\%)=\frac{c_{\text{实测}}}{c_{\text{标示}}}\times 100\%$$

注射剂的含量计算公式也因所用方法不同而有区别。计算式中各符号意义同原料药。

(三) 容量分析法

1. 直接滴定法

片剂：
$$\text{标示量}(\%)=\frac{\frac{TVF}{m_S}\times\text{平均片重}}{\text{标示量}}\times 100\%$$

注射剂：
$$\text{标示量}(\%)=\frac{\frac{TVF}{V_S}}{c_{\text{标示}}}\times 100\%$$

例 8　苯巴比妥片的含量测定：取本品 40 片（规格 15mg/片），精密称得 4.1920g，研细，精密称取 1.3412g，加甲醇 40ml 使苯巴比妥溶解后，再加新制的 3%无水碳酸钠溶液 15ml，照电位滴定法（附录Ⅶ A），用硝酸银滴定液（0.1022mol/L）滴定，消耗硝酸银滴定液（0.1022mol/L）8.05ml。每 1ml 硝酸银滴定液（0.1mol/L）相当于 23.22mg 的苯巴比妥（$C_{12}H_{12}N_2O_3$）。求本片的标示百分含量。《中国药典》2005 年版（二部）规定苯巴比妥片含苯巴比妥应为标示量的 93.0%～107.0%。

解：
$$\text{苯巴比妥标示量}(\%)=\frac{\frac{TVF}{m_S}\times\text{平均片重}}{\text{标示量}}\times 100\%$$

$$=\frac{\frac{23.22\times 10^{-3}\times 8.05\times\frac{0.1022}{0.10}}{1.3412}\times\frac{4.1920}{40}}{15\times 10^{-3}}\times 100\%$$

$$=99.5\%$$

2. 剩余滴定法

$$\text{标示量}(\%)=\frac{\frac{T(V_0-V)F}{m_S}\times\text{平均片重}}{\text{标示量}}\times 100\%$$

或

$$\text{标示量}(\%)=\frac{\frac{T(V_0-V)F}{V_S}}{c_{\text{标示}}}\times 100\%$$

例 9　阿司匹林片的含量测定：取标示量为 0.3g 的阿司匹林片 10 片，精密称出总重为 3.5846g，研细后称取 0.3484g，按药典方法测定。供试品消耗硫酸滴定液（0.05023mol/L）21.65ml，空白试验消耗硫酸滴定液（0.05023mol/L）38.16ml，并将滴定的结果用空白试验校正。每 1ml 氢氧化钠滴定液（0.1mol/L）相当于 18.02mg 的 $C_9H_8O_4$，求此片剂的含量。《中国药典》2005年版（二部）规定阿司匹林片含阿司匹林应为标示量的95.0%～105.0%。

$$\text{解：阿司匹林标示量(\%)}=\frac{\frac{T(V_0-V)F}{m_S}\times\text{平均片重}}{\text{标示量}}\times100\%$$

$$=\frac{\frac{18.02\times10^{-3}\times(38.16-21.65)\times\frac{0.05023}{0.05}}{0.3484}\times\frac{3.5846}{10}}{0.3}\times100\%$$

$$=102.5\%$$

例10　磷酸可待因注射液的含量测定：精密量取本品（规格1ml：30mg)10ml，置水浴上蒸干，在105℃干燥1h，放冷，加冰醋酸10ml溶解后，加结晶紫指示液1滴，用高氯酸滴定液（0.1016mol/L）滴定，至溶液显绿色，消耗高氯酸滴定液（0.1016mol/L)7.15ml，并将滴定结果用空白试验校正，空白试验消耗高氯酸滴定液（0.1016mol/L)0.04ml。每1ml高氯酸滴定液（0.1mol/L）相当于42.44mg的 $C_{18}H_{21}NO_3\cdot H_3PO_4\cdot1\frac{1}{2}H_2O$。计算本品的含量。《中国药典》2005年版（二部）规定磷酸可待因注射液含磷酸可待因 $\left(C_{18}H_{21}NO_3\cdot H_3PO_4\cdot1\frac{1}{2}H_2O\right)$ 应为标示量的93.0%～107.0%。

$$\text{解：　磷酸可待因标示量(\%)}=\frac{\frac{T(V-V_{空})}{V_S}F}{c_{标示}}\times100\%$$

$$=\frac{42.44\times10^{-3}\times(7.15-0.04)\times\frac{0.1016}{0.1}}{10\times\frac{30}{1}\times10^{-3}}\times100\%$$

$$=102.2\%$$

(四) 紫外-可见分光光度法

1. 对照品比较法

$$\text{片剂：　标示量(\%)}=\frac{\frac{c_R\frac{A_X}{A_R}DV}{m_S}\times\text{平均片重}}{\text{标示量}}\times100\%$$

$$\text{注射剂：　标示量(\%)}=\frac{c_R\frac{A_X}{A_R}D}{c_{标示}}\times100\%$$

例11　盐酸安他唑啉片的含量测定：取本品（规格0.1g/片）20片，精密称重为2.5612g，研细，精密称取0.09537g，置200ml量瓶中，加0.1mol/L盐酸溶液约160ml，振摇，温热使溶解，放冷，用0.1mol/L盐酸溶液稀释至刻度，摇匀，滤过，精密量取续滤液2.0ml，置100ml量瓶中，加0.1mol/L盐酸溶液至刻度，摇匀，照紫外-可见分光光度法（附录Ⅳ A）在241nm的波长处测得吸光度为0.432；另精密称取盐酸安他唑啉对照品0.05211g，置100ml量瓶中，加0.1mol/L盐酸溶液溶解并稀释至刻度，摇匀，精密量取1.0ml，置50ml量瓶中，加0.1mol/L盐酸溶液至刻度，摇匀，同法测得吸光度0.585，计算本片的含量。《中国药典》2005 年版（二部）规定盐酸安他唑啉片含盐酸安他唑啉（$C_{17}H_{9}N_{3} \cdot HCl$）应为标示量的 93.0%～107.0%。

$$\text{解：盐酸安他唑啉标示量(\%)} = \frac{\dfrac{c_R \dfrac{A_X}{A_R} DV}{m_S} \times \text{平均片重}}{\text{标示量}} \times 100\%$$

$$= \frac{\dfrac{\dfrac{0.05211}{100} \times \dfrac{1.0}{50} \times \dfrac{0.432}{0.585} \times \dfrac{100}{2.0} \times 200}{0.09537} \times \dfrac{2.5612}{20}}{0.1} \times 100\%$$

$$= 103.3\%$$

例 12　硫酸阿托品注射液的含量测定：精密称取硫酸阿托品对照品 24.98mg，置 25ml 量瓶中，加水稀释至刻度，摇匀；精密量取 5.0ml，置 100ml 量瓶中，加水稀释至刻度，摇匀。精密量取本品（规格 1ml：0.5mg）5.0ml，置 50ml 量瓶中，加水稀释至刻度，摇匀。精密量取对照品溶液与供试品溶液各 2.0ml，分别置预先精密加入三氯甲烷 10ml 的分液漏斗中，各加溴甲酚绿溶液 2.0ml，振摇提取 2min 后，静置使分层，分取澄清的三氯甲烷液，照紫外-可见分光光度法，在 420nm 波长处分别测得吸光度 $A_{对}=0.521$ 和 $A_{供}=0.498$。计算本品中$(C_{17}H_{23}NO_{3})_{2} \cdot H_{2}SO_{4} \cdot H_{2}O$（相对分子质量为 694.8）的含量。

$$\text{解：　硫酸阿托品标示量(\%)} = \frac{c_R \dfrac{A_X}{A_R} D}{c_{\text{标示}}} \times 100\%$$

$$= \frac{\dfrac{24.98 \times 10^{-3}}{25} \times \dfrac{5}{100} \times \dfrac{0.498}{0.521} \times \dfrac{50}{5}}{\dfrac{0.5}{1} \times 10^{-3}} \times 100\%$$

$$= 95.5\%$$

2. 吸收系数法

$$\text{片剂：　　标示量(\%)} = \frac{\dfrac{\dfrac{A \times 1\%}{E_{1cm}^{1\%} L} DV}{m_S} \times \text{平均片重}}{\text{标示量}} \times 100\%$$

$$\text{注射剂：　　标示量(\%)} = \frac{\dfrac{A \times 1\%}{E_{1cm}^{1\%} L} D}{c_{\text{标示}}} \times 100\%$$

例 13　维生素 B_1 片的含量测定：精密称取标示量为 0.01g 的本品 20 片，总重为 1.6031g。精密称取本品细粉 0.2051g，置研钵中，加盐酸溶液（9→1000）数滴，研磨成糊状后，用盐酸溶液（9→1000）70ml 移至 100ml 量瓶中，振摇 15min 使维生素 B_1 溶解，加盐酸溶液（9→1000）稀释至刻度，摇匀，滤过，精密量取续滤液 5ml，置另一 100ml 量瓶中，加盐酸溶液（9→1000）稀释至刻度，摇匀，照紫外-可见分光光度法（附录Ⅳ A）在 246nm 波长处测定吸光度为 0.541。已知 $E_{1cm}^{1\%}$ 为 421，计算其标示百分含量。《中国药典》2005 年版（二部）规定维生素 B_1 片含维生素 B_1（$C_{12}H_{17}ClN_{4}OS \cdot HCl$）应为标示量的 90.0%～110.0%。

解：

$$维生素B_1标示量(\%)=\frac{\frac{\frac{A\times 1\%}{E_{1cm}^{1\%}L}DV}{m_S}\times 平均片重}{标示量}\times 100\%$$

$$=\frac{\frac{\frac{0.541}{421\times 100}\times\frac{100}{5}\times 100\times\frac{1.6031}{20}}{0.2051\times 0.01}}{}\times 100\%$$

$$=100.4\%$$

例14　盐酸氯丙嗪注射液的含量测定：避光操作。精密量取本品（规格 10mg/ml）5.0ml，置 250ml 量瓶中，加盐酸溶液（9→1000）至刻度，摇匀，精密量取 10.0ml，置 50ml 量瓶中，加盐酸溶液（9→1000）至刻度，摇匀，照紫外-可见分光光度法（附录Ⅳ A）在 306nm 波长处测得吸光度为 0.455，按 $C_{17}H_{19}ClN_2S\cdot HCl$ 的吸收系数（$E_{1cm}^{1\%}$）为 115 计算，求本品的含量。《中国药典》2005 年版（二部）规定盐酸氯丙嗪注射液含盐酸氯丙嗪（$C_{17}H_{19}ClN_2S\cdot HCl$）应为标示量的 95.0%～105.0%。

解：

$$盐酸氯丙嗪标示量(\%)=\frac{\frac{A}{E_{1cm}^{1\%}L\times 100}D}{c_{标示}}\times 100\%$$

$$=\frac{\frac{0.455\times 1\%}{115}\times\frac{50.00}{10.00}}{\frac{5}{250}\times\frac{10}{1}\times 10^{-3}}\times 100\%$$

$$=98.9\%$$

(五) 色谱法（GC 法和 HPLC 法）

1. 内标法加校正因子法

(1) 系统适用性试验

理论板数：

$$n=5.54\times\left(\frac{t_R}{W_{h/2}}\right)^2$$

分离度：

$$R=\frac{2(t_{R2}-t_{R1})}{W_1+W_2}$$

校正因子：

$$f=\frac{\frac{A_S}{c_S}}{\frac{A_R}{c_R}}$$

(2) 含量测定

片剂：

$$标示量(\%)=\frac{f\frac{A_X}{A_S'}c_S'\times 平均片重}{c_X\times 标示量}\times 100\%$$

注射剂：

$$标示量(\%)=\frac{f\frac{A_X}{A_S'}c_S'}{c_{标示}}\times 100\%$$

例15　按《中国药典》规定用高效液相色谱法测定哈西奈德乳膏含量，检查系统适用性和测定校正因子时，取含有哈西奈德对照品 0.025mg/ml 和含内标物黄体酮 0.015mg/ml 的混合溶液 20μl 注入液相色谱仪，测得数据为：

物质	t_R/min	$W_{h/2}$/min	W/min	h/min
对照品	9.00	0.40	0.75	32.00
内标物	11.50	0.40	0.80	26.50

求哈西奈德的理论板数，哈西奈德与内标物的分离度和校正因子各为多少？

称取规格为10g：10mg的哈西奈德乳膏1.250g，适当处理后，加浓度为0.15mg/ml内标溶液5.00ml，一并定容为50ml。取20μl注入液相色谱仪，测得数据如下，求该乳膏中哈西奈德的标示百分含量。

物质	$W_{h/2}$/min	h/min
供试品	0.38	31.52
内标物	0.40	26.50

解：
$$n=5.54\times\left(\frac{t_R}{W_{h/2}}\right)^2=5.54\times\left(\frac{9.00}{0.40}\right)^2=2805$$

$$R=\frac{2(t_{R2}-t_{R1})}{W_1+W_2}=\frac{2(11.50-9.00)}{0.75+0.80}=3.23$$

$$f=\frac{\frac{A_S}{c_S}}{\frac{A_R}{c_R}}=\frac{\frac{0.40\times26.50}{0.015}}{\frac{0.40\times32.00}{0.025}}=1.38$$

$$\text{哈西奈德标示量(\%)}=\frac{f\frac{A_X}{A_S'}c_S'\times\text{平均装量}}{c_X\times\text{标示量}}\times100\%$$

$$=\frac{1.38\times\frac{0.38\times31.52}{0.40\times26.50}\times0.15\times\frac{5.00}{50.00}\times10}{\frac{1.250}{50.00}\times10}\times100\%$$

$$=93.6\%$$

2. 外标法

片剂：
$$\text{标示量(\%)}=\frac{c_R\frac{A_X}{A_R}\times\text{平均片重}}{c_X\times\text{标示量}}\times100\%$$

注射剂：
$$\text{标示量(\%)}=\frac{c_R\frac{A_X}{A_R}}{c_{\text{标示}}}\times100\%$$

例16　取标示量0.375g（阿莫西林0.25g，克拉维酸钾0.125g）的阿莫西林克拉维酸钾片10片，按药典规定先配成1000ml，稀释5倍后，用HPLC法测定含量。阿莫西林峰面积为7.85×10^6，克拉维酸钾峰面积为5.16×10^6。另用对照品配成对照品溶液，阿莫西林浓度为0.50mg/ml，克拉维酸钾浓度为0.25mg/ml。同法测定，阿莫西林峰面积为7.62×10^6，克拉维酸钾峰面积为5.26×10^6。按外标法计算供试品标示百分含量。

解：
$$\text{阿莫西林}(\%)=\frac{c_R\dfrac{A_X}{A_R}\times\overline{m}}{c_X(\text{片/ml})\times\text{标示量(g/片)}}\times100\%$$
$$=\frac{0.50\times\dfrac{7.85\times10^6}{7.62\times10^6}\times1}{\dfrac{10}{1000\times5}\times0.25\times10^3}\times100\%$$
$$=103.0\%$$

$$\text{克拉维酸钾}(\%)=\frac{c_R\dfrac{A_X}{A_R}\times\overline{m}}{c_X(\text{片/ml})\times\text{标示量(g/片)}}\times100\%$$
$$=\frac{0.25\times\dfrac{5.16\times10^6}{5.26\times10^6}\times1}{\dfrac{10}{1000\times5}\times0.125\times10^3}\times100\%$$
$$=98.1\%$$

习　题

1. 为什么容量分析法是药物含量测定的首选方法？

2. 非水溶液滴定法主要用于哪类药物的含量测定？终点的判断要注意什么？

3. 高锰酸钾法与铈量法有何区别？

4. 《中国药典》2005年版（二部）对头孢菌素类、青霉素类、磺胺类药物的含量测定做了哪些修改？

5. 《中国药典》2005年版（二部）有哪些药物选用抗生素微生物检定法？请列出三种药物。

6. 选用UV法测定含量的药物其结构有什么特点？

7. 哪些药物的含量测定常选用HPLC法？

8. 从《中国药典》2005年版（二部）仪器分析法用于含量测定的统计表的数据，你可得出什么结论？

9. 维生素C的含量测定：精密称取本品0.2084g，加新沸过的冷水100ml与稀醋酸10ml使溶解，加淀粉指示液1ml，立即用碘滴定液（0.09981mol/L）滴定，至溶液显蓝色，在30s内不褪，消耗碘滴定液（0.09981mol/L）23.65ml。每1ml碘滴定液（0.1mol/L）相当于8.806mg的$C_6H_8O_6$。

10. 阿司匹林片含量测定：取本品（规格0.3g/片）10片，精密称得3.276g，研细，精密称取0.3182g，置锥形瓶中，加中性乙醇（对酚酞指示液显中性）20ml，振摇使阿司匹林溶解，加酚酞指示液3滴，滴加氢氧化钠滴定液（0.1mol/L）至溶液显粉红色，再精密加氢氧化钠滴定液（0.1mol/L）40.0ml，置水浴上加热15min并时时振摇，迅速放冷至室温，用硫酸滴定液（0.05011mol/L）滴定，消耗23.45ml；并将滴定结果用空白试验校正，空白试验消耗39.56ml；每1ml氢氧化钠滴定液（0.1mol/L）相当于18.02mg的$C_9H_8O_4$。求本片含量。

11. 贝诺酯的含量测定：精密称取本品0.07499g，置100ml量瓶中，加无水乙醇溶解并稀释至刻度，摇匀，精密量取1.0ml，置另一100ml量瓶中，加无水乙醇稀释至刻度，摇匀，作为供试品溶液，照紫外-可见分光光度法（附录Ⅳ A），在240nm波长处测得吸光度为0.477；另取经105℃干燥2h的贝诺酯对照品0.03687g，置100ml量瓶中，加无水乙醇溶解并稀释至刻度，摇匀，精密量取1.0ml，置50ml量瓶中，加无水乙醇稀释至刻度，摇匀，测得吸光度为0.466，计算贝诺酯的含量。

12. 精密量取250μg/ml维生素B_{12}注射液25ml，加蒸馏水稀释至250ml，照紫外-可见分光光度法在361nm波长处测定其吸光度为0.516，按$C_{63}H_{88}CoN_{14}O_{14}P$的吸收系数为207，计算供试品中维生素$B_{12}$的百分含量。

13. 按药典规定用气相色谱法检查克罗米通的顺式异构体。顺式、反式异构体的峰面积分别为185230和1358420，按峰面积归一化法计算顺式异构体的百分含量。

14. 按照《中国药典》2005年版（二部）规定测定维生素E含量，做系统适用性实验时的数据为：

物　质	$W_{H/2}$/min	W/min	t_R/min
内标物	1.00	2.00	5.90
维生素E对照品	0.800	1.50	9.70

维生素E对照品21.00mg，得峰面积为504338，内标物28.00mg，得峰面积为643805，求以维生素E表示的理论板数、校正因子、维生素E和内标物的分离度各为多少？再精密称取维生素E供试品22.68mg，内标物28.03mg，同法实验得供试品峰面积为529887，内标物峰面积为644911，求供试品中维生素E的百分含量。

15. 按药典规定用HPLC法外标法测定哌拉西林含量，取哌拉西林对照品（水分4.00%）40.00mg定容为100ml，另取哌拉西林供试品42.1mg（水分4.00%）定容为100ml，各取10μl上样，所得数据如下，求供试品的含量。

物　质	$W_{h/2}$/min	h/min
对照品	0.85	33.53
供试品	0.75	37.25

（霍燕兰）

第七章　芳酸类和芳胺类药物的分析

学习指南　本章重点介绍几种典型的芳酸类和芳胺类药物如阿司匹林、布洛芬、萘普生、对乙酰氨基酚、盐酸普鲁卡因等的分析方法和检验技术，通过学习，要求掌握这些药物的鉴别方法，有关物质的检查方法及含量测定方法。

第一节　芳酸类药物分析

芳酸类药物分子结构中含有苯环和羧基，或羧基所成的酯。《中国药典》2005年版（二部）收载的芳酸类药物很多，本节重点介绍阿司匹林、布洛芬和萘普生等几种典型药物的分析技术。

一、阿司匹林的分析

阿司匹林的化学名称为2-(乙酰氧基)苯甲酸，按干燥品计算，含$C_9H_8O_4$不得少于99.5%。本品为白色结晶或结晶性粉末；无臭或微带醋酸臭，味微酸；遇湿气即缓缓水解。在乙醇中易溶，在三氯甲烷或乙醚中溶解，在水或无水乙醚中微溶；在氢氧化钠溶液或碳酸钠溶液中溶解，但同时分解。

O　OH

O　CH_3

O

阿司匹林　　　$C_9H_8O_4=180.16$

阿司匹林为临床上常用的解热镇痛非甾体抗炎药，抗血小板聚集药。《中国药典》2005年版（二部）收载有本品，还同时收载有阿司匹林片、阿司匹林肠溶片、阿司匹林肠溶胶囊、阿司匹林泡腾片及阿司匹林栓等几种剂型。

（一）阿司匹林及阿司匹林片的鉴别

1. 与三氯化铁的显色反应

本品加水煮沸，水解生成的水杨酸能与三氯化铁试液生成紫堇色配位化合物，反应式如下：

$$C_6H_4(COOH)(OCOCH_3)+H_2O \longrightarrow C_6H_4(COOH)(OH)+CH_3COOH$$

$$6\,C_6H_4(COOH)(OH)+4FeCl_3 \longrightarrow [(C_6H_4(COO^-)(O^-))_2Fe]_3Fe+12HCl$$

鉴别方法　取本品约0.1g，加水10ml，煮沸，放冷，加三氯化铁试液1滴，即显紫堇色。

2. 水解反应

本品加碳酸钠试液煮沸，水解生成水杨酸钠和醋酸钠。放冷后，加过量的稀硫酸即析出白色的水杨酸沉淀，并产生醋酸的臭气，反应式如下：

$$\text{(COOH, }OCOCH_3\text{-benzene)} + Na_2CO_3 \xrightarrow{\triangle} \text{(COONa, OH-benzene)} + CH_3COONa + CO_2\uparrow$$

$$2\,\text{(COONa, OH-benzene)} + H_2SO_4 \longrightarrow 2\,\text{(COOH, OH-benzene)}\downarrow + Na_2SO_4$$

$$2CH_3COONa + H_2SO_4 \longrightarrow 2CH_3COOH\uparrow + Na_2SO_4$$

鉴别方法 取本品约 0.5g，加碳酸钠试液 10ml，煮沸 2min 后，放冷，加过量的稀硫酸，即析出白色沉淀，并发生醋酸的臭气。

3. 红外光谱法

本品的红外光吸收图谱应与对照的图谱一致，见图 7-1。

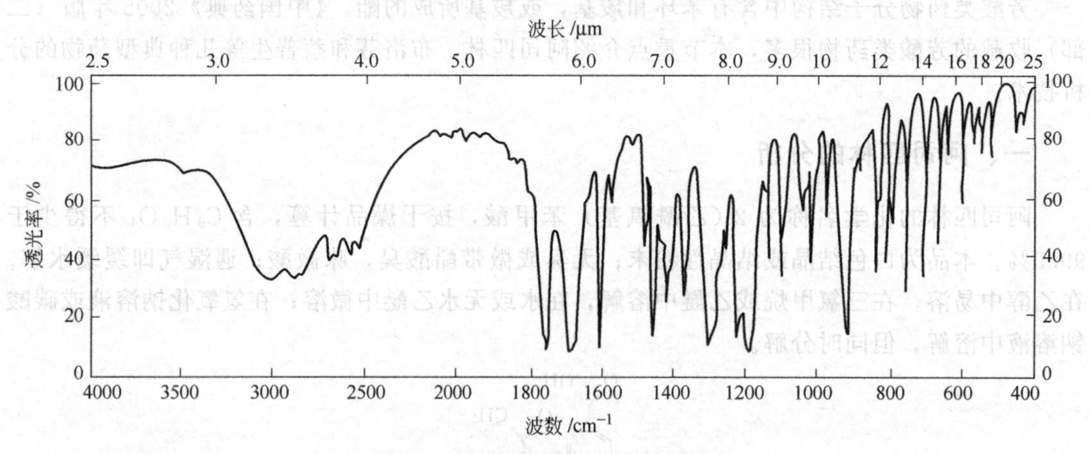

图 7-1 阿司匹林的红外吸收图谱

(二) 检查

阿司匹林的检查项目除了“重金属”及“炽灼残渣”，对阿司匹林片应检查溶出度外，还有以下检查项目。

1. 溶液的澄清度

在阿司匹林的合成及精制过程中有可能引进酚类、醋酸苯酯、水杨酸苯酯和乙酰水杨酸苯酯等杂质，这些杂质均不溶于碳酸钠试液，而阿司匹林可溶解，利用这些杂质和阿司匹林在碳酸钠试液中的溶解差异行为进行溶液澄清度检查，以控制这些杂质的量。

检查方法 取本品 0.50g，加温热至约 45℃的碳酸钠试液 10ml 溶解后，溶液应澄清。

2. 游离水杨酸

游离水杨酸是从原料带来或是本品水解产生的杂质。水杨酸结构中有游离酚羟基，可与高铁盐反应显紫堇色，用比色法检查，其限量为 0.1%。

检查方法 取本品 0.10g，加乙醇 1ml 溶解后，加冷水适量使成 50ml，立即加新制的稀硫酸铁铵溶液［取盐酸溶液（9→100）1ml，加硫酸铁铵指示液 2ml 后，再加水适量使成 100ml］1ml，摇匀；30s 内如显色，与对照液（精密称取水杨酸 0.1g，加水溶解后，加冰醋酸 1ml，摇匀，再加水使成 1000ml，摇匀，精密量取 1ml，加乙醇 1ml、水 48ml 与上述新制的稀硫酸铁铵溶液 1ml，摇匀）比较，不得更深。根据上述操作条件按下式计算水杨酸的限量：

$$游离水杨酸限量(\%)=\frac{杂质量}{供试品量}\times100\%=\frac{0.1/1000}{0.1}\times100\%=0.1\% \quad (7\text{-}1)$$

一般情况下，制剂不再检查原料药项下的有关杂质，但由于阿司匹林在制剂过程中易水解而产生水杨酸，服药后对人的胃部有刺激作用，因此药典规定对阿司匹林片、阿司匹林肠溶片、阿司匹林肠溶胶囊、阿司匹林泡腾片及阿司匹林栓等均需控制水杨酸限量。阿司匹林片和阿司匹林肠溶片去除辅料影响后用比色法检查限量，限量分别为0.3%、1.5%。阿司匹林肠溶胶囊、阿司匹林泡腾片及阿司匹林栓用高效液相色谱法检查水杨酸，限量均不得超过阿司匹林标示量的3.0%。

3. 易炭化物

此项主要检查被硫酸炭化呈色的低分子有机杂质。

检查方法　取本品0.5g，缓缓加到5ml硫酸［含 H_2SO_4 94.5%～95.5%(g/g)］中，振摇溶解，静置15min后与对照液（取比色用氯化钴液0.25ml、比色用重铬酸钾液0.25ml、比色用硫酸铜液0.40ml，加水使成5ml）比较，不得更深。

4. 释放度

阿司匹林肠溶片需检查释放度，阿司匹林肠溶胶囊需分别检查酸中释放量及缓冲液中释放量。如阿司匹林肠溶片释放度检查：取本品1片，采用转篮法，先用0.1mol/L盐酸溶液750ml为溶出介质，转速为100r/min，依法操作，经2h，取溶液10ml滤过，取续滤液，以0.1mol/L盐酸溶液为空白，在280nm波长处测定吸光度，吸光度不得大于0.25。这说明肠溶衣的质量合格，没有出现裂缝或崩解现象。然后加入37℃的0.2mol/L磷酸钠溶液250ml，混匀，用2mol/L盐酸溶液或2mol/L氢氧化钠溶液调节溶液的pH值为6.8±0.05，继续溶出45min，取溶液10ml滤过，取续滤液作为供试品溶液。另取阿司匹林对照品21mg，置100ml量瓶中，加磷酸钠缓冲液（0.05mol/L）（量取0.2mol/L磷酸钠溶液250ml与0.1mol/L盐酸溶液750ml混合，pH值为6.8±0.05）适量使溶解，并稀释至刻度，作为对照品溶液。取供试品溶液与对照品溶液，以磷酸钠缓冲液（0.05mol/L）为空白，在265nm波长处（水杨酸和阿司匹林的等吸收点）测定吸光度，计算每片的释放量，限度为标示量的70%。

（三）阿司匹林的含量测定

1. 阿司匹林原料药的分析

本品分子中有游离羧基，其电离常数为 3.27×10^{-4}，可用标准碱溶液直接滴定，生成乙酰水杨酸钠，其反应式如下：

(邻位-COOH, -OCOCH₃ 苯环) + NaOH ══ (邻位-COONa, -OCOCH₃ 苯环) + H_2O

《中国药典》中阿司匹林的含量测定方法是：取本品约0.4g，精密称定，加中性乙醇20ml溶解后，加酚酞指示液3滴，用氢氧化钠滴定液（0.1mol/L）滴定。每1ml氢氧化钠滴定液（0.1mol/L）相当于18.02mg的 $C_9H_8O_4$。结果可按下式计算：

$$阿司匹林(\%)=\frac{TVF}{m_S}\times100\% \quad (7\text{-}2)$$

式中　T——滴定度，本测定中为0.01802g/ml；

V——滴定液消耗的体积，ml；

F——滴定液浓度校正系数，本测定中为滴定液实际浓度/0.1。

为使供试品易溶解及防止阿司匹林酯键在滴定时水解而使测定结果偏高，一般使用中性乙醇（对酚酞指示剂显中性）为溶剂溶解样品，且滴定应在10～40℃条件下稍快进行。

例1　精密称取阿司匹林供试品0.4015g，溶于中性乙醇，用酚酞为指示剂，以0.1018mol/L氢氧化钠滴定液滴定到终点时，消耗氢氧化钠体积21.78ml，计算阿司匹林的百分含量？

解：$阿司匹林(\%)=\frac{TVF}{m_S}\times100\%$

$$=\frac{0.01802\times21.78\times\frac{0.1018}{0.1}}{0.4015}\times100\%$$

$$=99.5\%$$

2. 阿司匹林制剂的含量测定

（1）阿司匹林片及肠溶片的含量测定　阿司匹林片和肠溶片除在制剂过程中加入少量酒石酸或枸橼酸作稳定剂外，在制备和贮存过程中还可能发生水解，生成水杨酸和醋酸，而使测定结果偏高，因此不宜采用直接滴定法，而采用两步加碱剩余碱量法进行测定。

第一步中和　精密称取阿司匹林片粉适量，置锥形瓶中，加中性乙醇（对酚酞指示剂显中性）使阿司匹林溶解，加酚酞指示液后用氢氧化钠滴定液滴定至溶液显粉红色。此时，中和了存在的游离酸（水杨酸、枸橼酸、酒石酸、醋酸），同时阿司匹林成为钠盐。

$$\left.\begin{matrix}\text{水杨酸}\\\text{枸橼酸}\\\text{酒石酸}\\\text{醋酸}\end{matrix}\right\}+NaOH=\left\{\begin{matrix}\text{水杨酸钠}\\\text{枸橼酸钠}\\\text{酒石酸钠}\\\text{醋酸钠}\end{matrix}\right.+H_2O$$

$$C_6H_4(COOH)(OCOCH_3)+NaOH=C_6H_4(COONa)(OCOCH_3)+H_2O$$

第二步水解与测定　在中和后的供试品溶液中准确加入定量过量的氢氧化钠滴定液，置水浴上加热，使阿司匹林结构中的酯键充分水解，生成水杨酸钠和醋酸钠，迅速放冷至室温，用硫酸滴定液滴定剩余的氢氧化钠。由于氢氧化钠在受热时易吸收空气中的二氧化碳，用酸回滴时会影响测定结果，所以在测定时需同时做空白试验，以对结果进行校正。

$$C_6H_4(COONa)(OCOCH_3)+NaOH\longrightarrow C_6H_4(COONa)(OH)+CH_3COONa$$

$$2NaOH\text{（剩余）}+H_2SO_4=Na_2SO_4+2H_2O$$

《中国药典》对阿司匹林片的测定方法为：取本品10片，精密称定，研细，精密称取片粉适量（约相当阿司匹林0.3g），置锥形瓶中，加中性乙醇（对酚酞指示剂显中性）20ml，振摇使阿司匹林溶解，加酚酞指示液3滴，滴加氢氧化钠滴定液（0.1mol/L）至溶液显粉红色，再精密加入氢氧化钠滴定液（0.1mol/L）40ml，置水浴上加热15min并时时振摇，迅速放冷至室温，用硫酸滴定液（0.05mol/L）滴定，并将滴定的结果用空白试验校正。每1ml氢氧化钠滴定液（0.1mol/L）相当于18.02mg的$C_9H_8O_4$。本品含阿司匹林应为标示量的95.0%～105.0%。结果可按下式计算：

$$标示量(\%)=\frac{T(V_0-V)F\overline{m}}{m_S\times 标示量}\times 100\% \tag{7-3}$$

式中 V_0——空白试验消耗的硫酸滴定液的体积，ml；

V——供试品测定时消耗的硫酸滴定液体积，ml；

T——滴定度，g/ml；

m_S——供试品质量，g；

$\overline{m}$——平均片重，g。

测定阿司匹林肠溶片含量时，要先用中性乙醇 70ml 分数次研磨，并移入 100ml 量瓶中，充分振摇，再用水适量洗涤研钵数次，洗液合并于 100ml 量瓶中，再用水稀释至刻度，摇匀，滤过，精密量取续滤液 10ml（约相当阿司匹林 0.3g），置锥形瓶中，然后再采用两步加碱剩余碱量法测定。

例 2　取标示量为 0.3g 的阿司匹林片 10 片，称出总重为 3.5840g，研细后称取 0.3484g，按药典方法测定。供试品消耗 0.05015mol/L 硫酸滴定液 23.84ml，空白试验消耗硫酸滴定液 39.88ml，求此片剂的标示含量。

解：$标示量(\%)=\frac{T(V_0-V)F\overline{m}}{m_S\times 标示量}\times 100\%$

$$=\frac{0.01802\times(39.88-23.84)\times\frac{0.05015}{0.05}\times\frac{3.5840}{10}}{0.3484\times 0.3}\times 100\%$$

$$=99.4\%$$

(2) 其他剂型含量测定　阿司匹林肠溶胶囊、阿司匹林泡腾片及阿司匹林栓的测定均采用高效液相色谱法。色谱条件是：均用十八烷基硅烷键合硅胶为填充剂，检测波长 280nm，流动相分别采用 1%冰醋酸溶液-甲醇（50：50）、乙腈-甲醇-0.01mol/L 磷酸二氢钾-三乙胺（10：50：40：0.11，用磷酸调节 pH 值至 3.3～3.4）和甲醇-0.1%二乙胺水溶液-冰醋酸（40：60：4）。阿司匹林肠溶胶囊及阿司匹林泡腾片按外标法以峰面积计算含量，阿司匹林栓按内标法以峰面积计算含量。

阿司匹林栓的测定方法　取本品 5 粒，精密称定，置小烧杯中，在 40～50℃水浴上微温熔融，在不断搅拌下冷却至室温，精密称取适量（约相当于阿司匹林 0.15g），置 50ml 量瓶中，精密加内标溶液（取咖啡因，加乙醇制成每 1ml 含 4mg 的溶液，即得）5ml 与乙醇适量，在 40～50℃水浴中充分振摇使供试品溶解，用乙醇稀释至刻度，置冰浴中冷却 1h，取出迅速滤过，精密量取续滤液 2ml，置 50ml 量瓶中，用乙醇稀释至刻度，摇匀，取 10μl 注入液相色谱仪，记录图谱；另取阿司匹林对照品约 0.15g，精密称定，置 50ml 量瓶中，精密加内标溶液 5ml，用乙醇稀释至刻度，摇匀，精密量取 2ml，置 50ml 量瓶中，用乙醇稀释至刻度，摇匀，同法测定。按下式计算阿司匹林栓的标示含量：

$$f=\frac{\frac{A_S}{c_S}}{\frac{A_R}{c_R}}$$

$$c_X=f\frac{A_X}{\frac{A_S'}{c_S'}}=\frac{A_S c_R A_X}{A_R A_S'} \tag{7-4}$$

$$标示量(\%)=\frac{c_X\times 1250\times \overline{m}}{m_S\times 标示量} \quad (7-5)$$

式中 A_X——供试品中阿司匹林的峰面积；

A_S——对照品溶液中内标物的峰面积；

A_S'——供试品溶液中内标物的峰面积；

A_R——对照品溶液中对照品的峰面积；

c_R——对照品溶液浓度，g/ml；

c_X——供试品溶液中阿司匹林的浓度，g/ml；

m_S——供试品熔融物的质量，g；

$\overline{m}$——平均栓粒重，g；

1250——稀释倍数×体积。

二、布洛芬的分析

布洛芬的化学名称为α-甲基-4-(2-甲基丙基）苯乙酸，按干燥品计算，含 $C_{13}H_{18}O_2$ 不得少于98.5%。本品为白色结晶性粉末；稍有特异臭，几乎无味；在乙醇、丙酮、三氯甲烷或乙醚中易溶，在水中几乎不溶；在氢氧化钠或碳酸钠试液中易溶。本品的熔点为74.5～77.5℃。

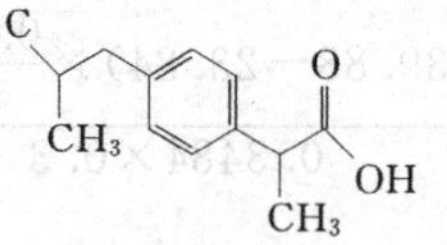

布洛芬 $C_{13}H_{18}O_2=206.28$

布洛芬为解热镇痛非甾体抗炎药。《中国药典》2005 年版（二部）收载本品，还同时收载有布洛芬片、布洛芬口服溶液、布洛芬胶囊、布洛芬缓释胶囊、布洛芬滴剂及布洛芬糖浆等几种剂型。

（一）鉴别

（1）取本品，加 0.4%氢氧化钠溶液制成每 1ml 中含 0.25mg 的溶液，照紫外-可见分光光度法测定，在 265nm 与 273nm 波长处有最大吸收，在 245nm 与 271nm 波长处有最小吸收，在 259nm 波长处有一肩峰。见图 7-2。

（2）本品的红外吸收图谱应与对照的图谱一致。主要特征吸收见图 7-3。

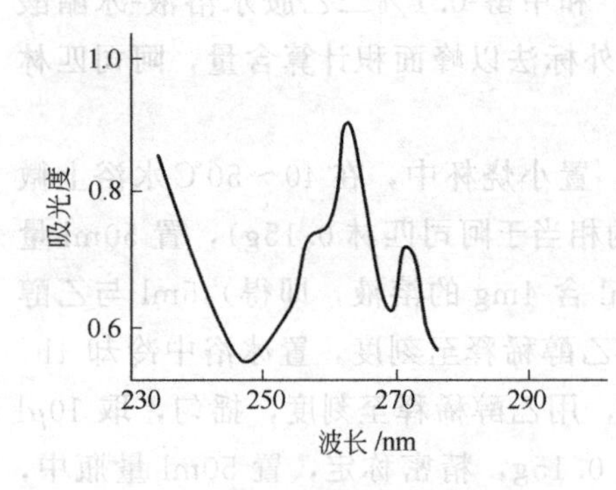

图 7-2 布洛芬的紫外吸收曲线

（二）检查

本品的检查项目除氯化物、干燥失重、炽灼残渣、重金属外，还需检查有关物质，对片剂和胶囊还应检查溶出度，缓释胶囊需检查释放度，滴剂和糖浆需检查 pH 值和相对密度。

1. 有关物质

本品在制造工艺过程中可能带入的杂质有：异丁苯乙酮、异丁苯乙醇和 2-(4-异丁苯基)-2-羟基丙酸。《中国药典》规定的检查方法是：取本品，加三氯甲烷制成每 1ml 中含 100mg 的溶液，作为供试品溶液；精密量取适量，加三氯甲烷稀释成每 1ml 中含 1.0mg 的溶液，作为对照溶液。照薄层色谱法试验，吸取上述两种溶液各 5μl，分别点于同一硅胶 G 薄层板上，以正己烷-乙酸乙酯-冰醋酸（15∶5∶1）为展开剂，展开，晾干，喷以1%高锰酸钾的稀硫酸溶液，在120℃加热20min，置紫外光灯（365nm）下检视。供试品溶液如显杂质斑点，与对照溶液的主斑点比较，不得更深。用这两种溶液的浓度计算，杂质限量为1%。

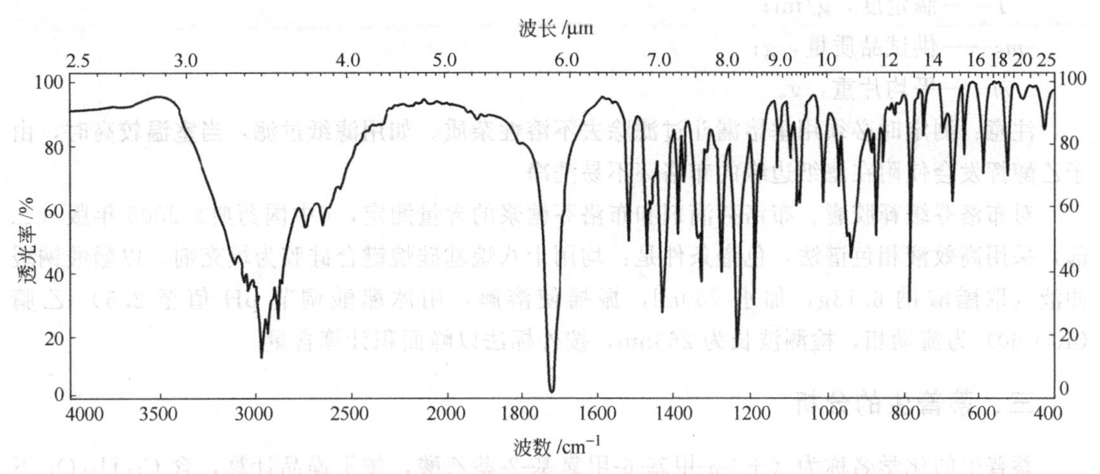

图7-3　布洛芬红外吸收图谱

2. 布洛芬缓释胶囊的释放度检查

取本品，照释放度测定法，采用溶出度测定第一法装置，以磷酸盐缓冲液（取磷酸二氢钾68.05g，加1mol/L氢氧化钠溶液56ml，用水稀释至10000ml，摇匀，pH值应为6.0±0.05）900ml为释放介质，转速为30r/min，依法操作，经1h、2h、4h与7h时，各取溶液5ml，并同时补充相同温度、相同体积的释放介质，滤过。按含量测定项下的色谱条件，精密量取续滤液20μl，注入液相色谱仪，记录色谱图；另精密称取布洛芬对照品适量，加释放介质溶解并定量稀释制成每1ml中约含300μg的溶液，同法测定。分别计算每粒在不同时间的释放量。本品每粒在1h、2h、4h和7h时的释放量应分别为标示量的10%～35%、25%～55%、50%～80%和75%以上，均应符合规定。

（三）含量测定

本品分子中含有游离羧基，可用碱直接滴定，由于本品几乎不溶于水，故用中性乙醇为溶剂，加酚酞指示剂，以氢氧化钠滴定液（0.1mol/L）滴定。反应如下：

$$(H_3C)_2CHCH_2-C_6H_4-CH(CH_3)COOH + NaOH \longrightarrow (H_3C)_2CHCH_2-C_6H_4-CH(CH_3)COONa + H_2O$$

操作方法　取本品约0.5g，精密称定，加中性乙醇（对酚酞指示液显中性）50ml溶解后，加酚酞指示液3滴，用氢氧化钠滴定液（0.1mol/L）滴定。每1ml氢氧化钠滴定液（0.1mol/L）相当于20.63mg的$C_{13}H_{18}O_2$。

布洛芬片（一般为糖衣或薄膜衣片）和布洛芬胶囊的含量测定与上述方法类似。按《中国药典》的规定，如测定布洛芬片时，取本品20片，除去包衣后，精密称定，研细，精密称取适量（约相当于布洛芬0.5g），加中性乙醇（对酚酞指示液显中性）20ml，振摇使布洛芬溶解，用垂熔玻璃漏斗滤过，容器与滤器用中性乙醇洗涤4次，每次10ml，洗液与滤液合并，加酚酞指示液5滴，用氢氧化钠滴定液（0.1mol/L）滴定。每1ml氢氧化钠滴定液（0.1mol/L）相当于20.63mg的$C_{13}H_{18}O_2$。本品含布洛芬应为标示量的95.0%～105.0%。结果可按下式计算：

$$标示量(\%)=\frac{VTF\,\overline{m}}{m_S \times 标示量}\times 100\% \tag{7-6}$$

式中　V——供试品测定时消耗的氢氧化钠滴定液体积，ml；

T——滴定度，g/ml；

m_S——供试品质量，g；

$\overline{m}$——平均片重，g。

注意：测定时必须用垂熔漏斗过滤除去不溶性杂质。如用滤纸过滤，当室温较高时，由于乙醇挥发会使附在滤纸边缘的布洛芬不易洗净。

对布洛芬缓释胶囊、布洛芬滴剂和布洛芬糖浆的含量测定，《中国药典》2005 年版（二部）采用高效液相色谱法，色谱条件是：均用十八烷基硅烷键合硅胶为填充剂，以醋酸钠缓冲液（取醋酸钠 6.13g，加水 750ml，振摇使溶解，用冰醋酸调节 pH 值至 2.5）-乙腈（40∶60）为流动相，检测波长为 263nm，按外标法以峰面积计算含量。

三、萘普生的分析

萘普生的化学名称为（+）-α-甲基-6-甲氧基-2-萘乙酸，按干燥品计算，含 $C_{14}H_{14}O_3$ 不得少于 98.5%。本品为白色或类白色结晶性粉末；无臭或几乎无臭；在甲醇、乙醇或三氯甲烷中溶解，在乙醚中略溶，在水中几乎不溶。本品的熔点为 153～158℃，比旋度为 +63.0°至+68.5°。

萘普生　$C_{14}H_{14}O_3=230.26$

本品为临床常用的解热镇痛非甾体抗炎药。《中国药典》2005 年版（二部）收载本品，同时收载有本品的片剂、颗粒剂、栓剂、胶囊剂和注射液等不同剂型。

（一）鉴别

（1）取本品，加甲醇制成每 1ml 中含 30μg 的溶液，照紫外-可见分光光度法测定，在 262nm、271nm、317nm 与 331nm 的波长处有最大吸收。

（2）本品的红外光吸收图谱应与对照的图谱一致。见图 7-4。

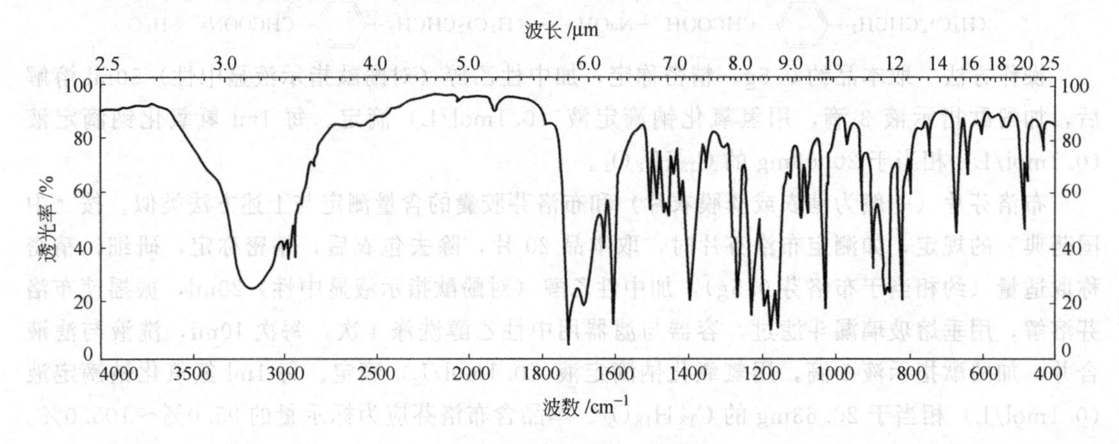

图 7-4　萘普生的红外吸收图谱

（二）检查

本品的原料药检查氯化物、有关物质、干燥失重、炽灼残渣及重金属，萘普生片和萘普生胶囊需检查溶出度，除注射液外其余剂型均需检查有关物质。

《中国药典》2005 年版（二部）规定对有关物质的检查采用高效液相色谱法，检查反应过程中的中间体，主要是 6-甲氧基-2-萘乙酮。

以原料药为例，《中国药典》2005 年版（二部）规定避光操作。取本品适量，加流动相适量，充分振摇使萘普生溶解并稀释制成每 1ml 中含 0.5mg 的溶液作为供试品溶液；另取 6-甲氧基-2-萘乙酮对照品适量，加流动相溶解并稀释制成每 1ml 中含 50μg 的溶液，作为对照品溶液；分别精密量取供试品溶液 1ml 和对照品溶液 2ml，置同一 200ml 量瓶中，用流动相稀释至刻度，摇匀，作为对照溶液。照高效液相色谱法测定。用十八烷基硅烷键合硅胶为填充剂；以甲醇-0.01mol/L 磷酸二氢钾溶液（75∶25）用磷酸调节 pH 值至 3.0 为流动相；检测波长为 240nm。理论板数按萘普生峰计算不低于 5000，萘普生峰与各杂质峰的分离度应符合要求。取对照溶液 20μl 注入液相色谱仪，调节检测灵敏度，使萘普生色谱峰的峰高为满量程的 10%～20%；再精密量取供试品溶液与对照品溶液各 20μl，分别注入液相色谱仪，记录色谱图至主成分峰保留时间的 2.5 倍，供试品溶液色谱图中如有与 6-甲氧基-2-萘乙酮相同保留时间的色谱峰，其面积不得大于对照溶液中 6-甲氧基-2-萘乙酮峰面积（0.1%）；最大杂质（除 6-甲氧基-2-萘乙酮外）峰面积不得大于对照溶液中 6-甲氧基-2-萘乙酮峰面积的 2 倍（0.2%）；各杂质峰面积的和不得大于对照溶液中萘普生峰面积（0.5%）。

（三）含量测定

本品分子中含有游离羟基，可以酚酞为指示剂用碱直接滴定。由于萘普生在水中几乎不溶，故先用甲醇溶解后，再加入水，这样溶解速度快而且重现性好。如用中性乙醇为溶剂，则指示终点迟钝，结果偏高。测定反应如下：

$$H_3CO\text{-}C_{10}H_6\text{-}CH(CH_3)COOH + NaOH \longrightarrow H_3CO\text{-}C_{10}H_6\text{-}CH(CH_3)COONa + H_2O$$

测定方法　取本品约 0.5g，精密称定，加甲醇 45ml 溶解后，再加水 15ml 与酚酞指示液 3 滴，用氢氧化钠滴定液（0.1mol/L）滴定，并将滴定的结果用空白实验校正。每 1ml 氢氧化钠滴定液（0.1mol/L）相当于 23.03mg 的 $C_{14}H_{14}O_3$。

《中国药典》2005 年版（二部）还采用该法测定萘普生片剂及胶囊剂的含量。萘普生颗粒剂需用三氯甲烷提取蒸干后，残渣用中性乙醇溶解后再用中和法测定含量。

《中国药典》2005 年版（二部）则用紫外-可见分光光度法测定其注射液及栓剂的含量，如萘普生注射液含量测定方法是：精密量取本品适量，用 0.1mol/L 氢氧化钠溶液制成每 1ml 中含萘普生 40μg 的溶液，照紫外-可见分光光度法，在 330nm 的波长处测定吸光度；另取萘普生对照品，同法测定，计算即得。

第二节　芳胺类药物的分析

在芳胺类药物分子结构中，其中一类的芳伯氨基未被取代，而在氨基对位有取代的对氨基苯甲酸酯类的药物，典型的药物为盐酸普鲁卡因；另一类为芳伯氨基被酰化，并在对位有取代酰胺类的药物，典型的药物为对乙酰氨基酚，本节重点介绍这两种药物的分析技术。

一、对乙酰氨基酚的分析

对乙酰氨基酚的化学名称为 4′-羟基乙酰苯胺，按干燥品计算，含 $C_8H_9NO_2$ 应为 98.0%～102.0%。本品为白色结晶或结晶性粉末；无臭，味微苦；在热水或乙醇中易溶，在丙酮中溶解，在水中略溶。本品的熔点为 168～172℃。

HO–C₆H₄–NH–CO–CH₃

对乙酰氨基酚　　$C_8H_9NO_2$=151.16

对乙酰氨基酚为最常用的解热镇痛药，我国提倡以其为主药生产供应抗感冒复方制剂。《中国药典》2005 年版（二部）收载有本品及其片剂（含泡腾片、咀嚼片）、注射液、栓剂和胶囊剂、颗粒剂、滴剂及凝胶等多种剂型。

（一）鉴别

1. 与三氯化铁的显色反应

本品分子中有酚羟基，可直接与三氯化铁试液作用，生成显蓝紫色的配位化合物。反应如下：

$$3\ HO\text{-}C_6H_4\text{-}NHCOCH_3 + FeCl_3 \longrightarrow [\ ^{-}O\text{-}C_6H_4\text{-}NHCOCH_3\ ]_3Fe + 3HCl$$

2. 芳香第一胺鉴别反应

本品加稀盐酸水浴加热，水解生成对氨基酚，具芳伯氨结构。能与亚硝酸钠试液作用生成重氮盐，再与碱性 β-萘酚试液作用生成红色偶氮化合物。反应如下：

$$HO\text{-}C_6H_4\text{-}NHCOCH_3 + HCl + H_2O \longrightarrow HO\text{-}C_6H_4\text{-}NH_2\cdot HCl + CH_3COOH$$

$$HO\text{-}C_6H_4\text{-}NH_2\cdot HCl + HNO_2 \longrightarrow HO\text{-}C_6H_4\text{-}N_2^+Cl^- + 2H_2O$$

$$HO\text{-}C_6H_4\text{-}N_2^+Cl^- + \beta\text{-萘酚(OH)} + NaOH \longrightarrow (1\text{-}(N{=}N\text{-}C_6H_4\text{-}OH)\text{-}2\text{-萘酚(OH)})\downarrow + H_2O + NaCl$$

鉴别方法　取本品约 0.1g，加稀盐酸 5ml，置水浴中加热 40min，放冷；取 0.5ml，滴加亚硝酸钠试液 5 滴，摇匀，用水 3ml 稀释后，加碱性 β-萘酚试液 2ml，振摇，即显红色。

3. 红外光谱法

本品的红外光吸收图谱应与对照的图谱一致。

（二）检查

本品需检查酸度、乙醇溶液的澄清度与颜色、氯化物、硫酸盐、对氨基酚、有关物质、干燥失重、炽灼残渣和重金属等。

1. 酸度

生产过程中可能引进酸性杂质，本品水解也有醋酸生成，故应控制本品1%水溶液的pH值。操作方法是：取本品0.10g，加水10ml溶解，依法测定，pH值应为5.5～6.5。

2. 对氨基酚

本品制备过程中要经过对氨基酚的乙酰化，如果乙酰化不完全或成品贮存不当易发生水解，均会引入对氨基酚。该杂质不仅对人体有毒性，并会使产品的颜色加深，因此应严格控制其限量。利用在碱性条件下，对氨基酚可与亚硝基铁氰化钠反应生成蓝色的配位化合物，而对乙酰氨基酚无此反应的特性与对照品比较，进行限量检查。

检查方法　取本品1.0g，加甲醇溶液（1→2）20ml溶解后，加碱性亚硝基铁氰化钠试液1ml，摇匀，放置30min；如显色，与对乙酰氨基酚对照品1.0g加对氨基酚50μg用同一方法制成的对照液比较，不得更深。限量为0.005%。

3. 有关物质

由于对乙酰氨基酚的生产工艺路线较多，不同的生产工艺路线所带入的杂质也不同，这些杂质主要包括中间体、副产物及分解产物，药典对“有关物质”项下检查，主要检查对氯苯乙酰胺。

检查方法　取本品的细粉1.0g，置具塞离心管或试管中，加乙醚5ml，立即密塞，振摇30min，离心或放置至澄清，取上清液作为供试品溶液；另取每1ml中含对氯苯乙酰胺1.0mg的乙醇溶液适量，用乙醚稀释成每1ml中含50μg的溶液作为对照溶液。按薄层色谱法试验，吸取供试品溶液200μl与对照溶液40μl，分别点于同一硅胶GF_{254}薄层板上。以三氯甲烷-丙酮-甲苯（13：5：2）为展开剂，展开后，晾干，置紫外光灯（254nm）下检视。供试品溶液如显杂质斑点，与对照溶液的主斑点比较，不得更深。

4. 乙醇溶液的澄清度与颜色

本品在生产工艺中使用铁粉作还原剂，有可能带入成品，致使乙醇溶液产生浑浊，而中间体对氨基酚的有色氧化物在乙醇中显橙红色或棕色，故应检查此项。

检查方法　取本品1.0g，加乙醇10ml溶解后，溶液应澄清无色；如显浑浊，与1号浊度标准液比较，不得更浓；如显色，与棕红色2号或橙红色2号标准比色液比较，不得更深。

（三）含量测定

对乙酰氨基酚在0.4%氢氧化钠溶液中，在257nm的波长处有最大吸收，可用于其原料药及其制剂的含量测定。

《中国药典》2005年版（二部）操作方法　取本品约40mg，精密称定，置250ml量瓶中，加0.4%氢氧化钠溶液50ml溶解后，加水至刻度，摇匀，精密量取5ml，置100ml量瓶中，加0.4%氢氧化钠溶液10ml，加水至刻度，摇匀，照紫外-可见分光光度法，在257nm的波长处测定吸光度，按$C_8H_9NO_2$的吸收系数（$E_{1cm}^{1\%}$）为715计算含量。结果可按下式计算：

$$含量(\%)=\frac{A\times 1\% DV}{E_{1cm}^{1\%}Lm_S}\times 100\%=\frac{A\times\frac{1}{100}\times\frac{100}{5}\times 250}{E_{1cm}^{1\%}\times m_S}\times 100\%=\frac{A\times 250}{E_{1cm}^{1\%}\times 5\times m_S}\times 100\% \tag{7-7}$$

例1　称取对乙酰氨基酚42mg，按《中国药典》2005年版（二部）规定用紫外-可见分光光度法测定，在257nm波长处的吸光度为0.5942，求其百分含量。

解：对乙酰氨基酚（%）$=\dfrac{0.5942\times 250}{715\times 5\times 42\times 10^{-3}}\times 100\%=98.9$

对乙酰氨基酚片、对乙酰氨基酚咀嚼片、对乙酰氨基酚胶囊和对乙酰氨基酚颗粒也用紫外-可见分光光度法测定含量。如片剂含量测定的具体操作方法是：取本品10片，精密称定，研细，精密称取适量（约相当于对乙酰氨基酚约40mg），置250ml量瓶中，加0.4%氢氧化钠溶液50ml及水50ml，振摇15min，加水至刻度，摇匀，滤过，精密量取续滤液5ml，照对乙酰氨基酚的含量测定方法，自“置100ml量瓶中”起，依法测定即得。该品含对乙酰氨基酚应为标示量的95.0%～105.0%。结果可按下式计算：

$$\text{标示量}(\%)=\frac{A\times 250\times \bar{m}}{E_{1\mathrm{cm}}^{1\%}\times 5\times m_{\mathrm{S}}\times \text{标示量}}\times 100\% \tag{7-8}$$

例2　取标示量为0.3g的对乙酰氨基酚片10片，总重为3.3660g，研细，称出44.9mg，按药典规定用紫外-可见分光光度法测定，在257nm波长处的吸光度为0.583，求此片剂中对乙酰氨基酚为标示量的多少？

解：对乙酰氨基酚标示量(%)$=\dfrac{0.583\times 250\times \dfrac{3.3660}{10}}{715\times 5\times 44.9\times 10^{-3}\times 0.3}\times 100\%=101.9$

对乙酰氨基酚栓、对乙酰氨基酚注射液也用类似方法测定含量。对乙酰氨基酚栓先加热溶解，放冷滤过，消除辅料干扰后，用紫外-可见分光光度法测定。对乙酰氨基酚注射液可用0.01mol/L氢氧化钠溶液制成6μg/ml的溶液后直接用紫外-可见分光光度法测定。

对乙酰氨基酚泡腾片、对乙酰氨基酚凝胶及对乙酰氨基酚滴剂则采用高效液相色谱法测定含量。

二、盐酸普鲁卡因的分析

盐酸普鲁卡因的化学名称为4-氨基苯甲酸-2-(二乙氨基)乙酯盐酸盐，按干燥品计算，含$C_{13}H_{20}N_2O_2\cdot HCl$不得少于99.0%。本品为白色结晶或结晶性粉末；无臭，味微苦，随后有麻痹感；在水中易溶，在乙醇中略溶，在三氯甲烷中微溶，在乙醚中几乎不溶。熔点为154～157℃。

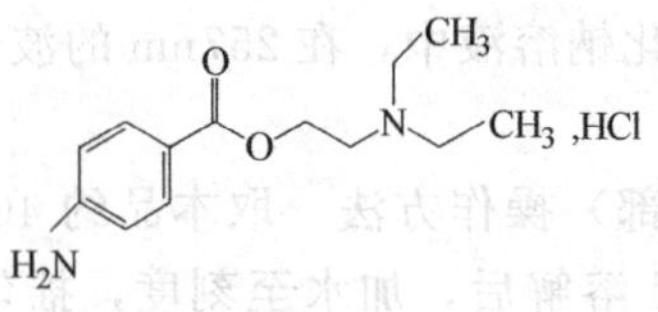

$C_{13}H_{20}N_2O_2\cdot HCl=272.77$

盐酸普鲁卡因

盐酸普鲁卡因为临床广泛应用的局麻药。《中国药典》2005年版（二部）收载本品，同时收载有本品的注射液。

（一）鉴别

1. 芳香第一胺鉴别反应

本品分子结构中有芳伯氨基，显芳香第一胺的鉴别反应。

2. 水解产物的反应

本品溶液与氢氧化钠溶液作用生成普鲁卡因的白色沉淀，在碱性及加热条件下，普鲁卡因的酯键水解，生成挥发性的碱性气体，可使湿润的红色石蕊试纸变为蓝色，同时生成可溶于水的对氨基苯甲酸钠，溶液放冷后，加盐酸酸化即析出对氨基苯甲酸的白色沉淀。其反应如下：

$$H_2N-C_6H_4-COOCH_2CH_2N(C_2H_5)_2 \cdot HCl \xrightarrow{NaOH} H_2N-C_6H_4-COOCH_2CH_2N(C_2H_5)_2\downarrow$$

$$\xrightarrow{NaOH} H_2N-C_6H_4-COONa + HOCH_2CH_2N(C_2H_5)_2\uparrow$$

$$H_2N-C_6H_4-COONa \xrightarrow{HCl} H_2N-C_6H_4-COOH\downarrow \xrightarrow{HCl} HOOC-C_6H_4-NH_2 \cdot HCl$$

鉴别方法　取本品约 0.1g，加水 2ml 溶解后，加 10%氢氧化钠溶液 1ml，即生成白色沉淀；加热，变为油状物；继续加热，发生的蒸汽能使湿润的红色石蕊试纸变为蓝色；热至油状物消失后，放冷，加盐酸酸化，即析出白色沉淀。

3. 氯化物

本品为盐酸盐，其水溶液显氯化物的鉴别反应。

4. 红外分光光谱法

本品的红外光吸收图谱应与对照的图谱一致。见图 7-5。

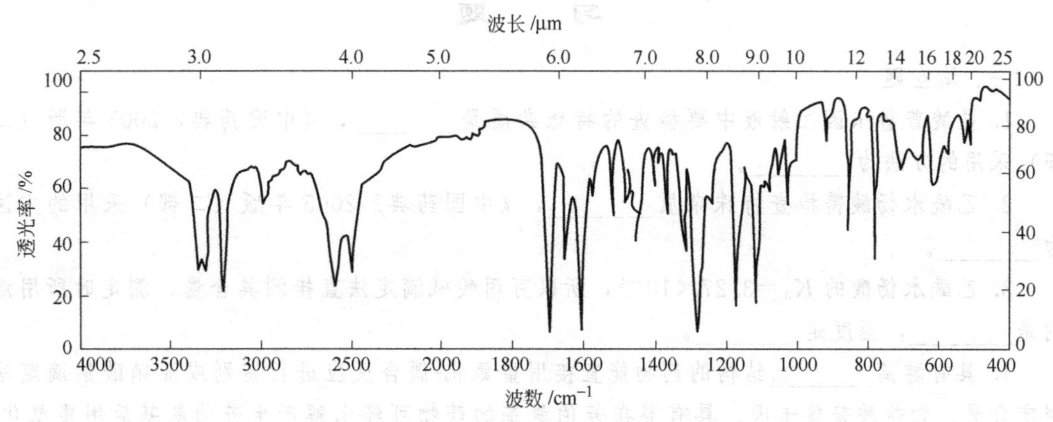

图 7-5　盐酸普鲁卡因的红外吸收图谱

（二）检查

本品除需检查酸度、溶液的澄清度、干燥失重、炽灼残渣、铁盐和重金属外，对注射液还需检查对氨基苯甲酸。

由于盐酸普鲁卡因注射液在制备过程中，受灭菌温度、时间、溶液 pH、贮藏温度、光线及重金属离子等因素影响，可发生水解反应，生成对氨基苯甲酸和二乙氨基乙醇。而对氨基苯甲酸还可进一步脱羧形成苯胺及苯胺的氧化物使溶液变黄，使疗效下降，并使毒性增强，故《中国药典》2005 年版（二部）规定要检查注射液的水解产物对氨基苯甲酸。

检查方法　精密量取注射液，加乙醇稀释制成每 1ml 中含盐酸普鲁卡因 2.5mg 的溶液，作为供试品溶液；另取对氨基苯甲酸对照品，加乙醇制成每 1ml 中含 30μg 的溶液，作为对照品溶液。照薄层色谱法试验，吸取上述两种溶液各 10μl，分别点于以羧甲基纤维素钠为黏合剂的硅胶 H 薄层板上，用苯-冰醋酸-丙酮-甲醇（14∶1∶1∶4）为展开剂，展开后，取出晾干，用对二甲氨基苯甲醛溶液（2%对二甲氨基苯甲醛乙醇溶液100ml，加冰醋酸5ml制成）喷雾显色。供试品溶液如显与对照品溶液相应的杂质斑点，其颜色与对照品溶液的主斑点比较，不得更深。根据对照液和供试液的浓度可计算杂质限量为1.2%。

（三）含量测定

盐酸普鲁卡因分子中含有芳伯氨基，可用亚硝酸钠滴定液滴定。《中国药典》2005年版（二部）用亚硝酸钠法测定本品及其注射液的含量，测定原理为：

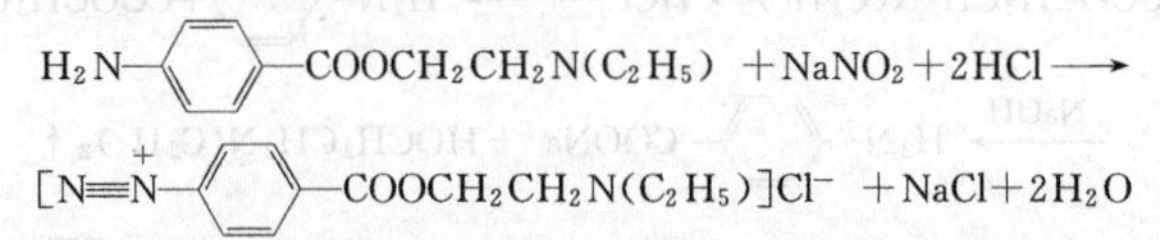

为保证反应快速进行，同时防止产物分解，应注意控制反应温度及溶液酸度，在测定过程中还需加入溴化钾作催化剂，同时不断搅拌，防止局部浓度过大。

关于终点的确定，可用含锌碘化钾淀粉外指示剂法、中性红内指示剂法和电位滴定法等，《中国药典》2005年版（二部）采用永停法确定终点。

测定方法　取本品约0.6g，精密称定，置烧杯中，加水40ml与盐酸（1→2）15ml溶解后，加溴化钾2g溶解，照永停滴定法，在15～25℃，用亚硝酸钠滴定液（0.1mol/L）滴定至终点。每1ml亚硝酸钠滴定液（0.1mol/L）相当于27.28mg的$C_{13}H_{20}N_2O_2 \cdot HCl$。

习　题

一、填空题

1. 盐酸普鲁卡因注射液中要检查的特殊杂质是________，《中国药典》2005年版（二部）采用的方法为________。

2. 乙酰水杨酸需检查特殊杂质________，《中国药典》2005年版（二部）采用的方法为________。

3. 乙酰水杨酸的$K_a=3.27\times10^{-4}$，所以可用酸碱滴定法直接测其含量，测定时所用溶剂是________，温度是________。

4. 具有游离________结构的药物能直接用重氮化-偶合反应进行鉴别或亚硝酸钠滴定法测定含量，如盐酸普鲁卡因。具有潜在芳伯氨基的药物可经水解产生芳伯氨基后用重氮化-偶合反应进行鉴别或亚硝酸钠滴定法测定含量，如具有芳酰氨基的________。重氮化-偶合反应中所用的重氮化试剂是________，偶合试剂是________。

5. 具有游离________的药物可直接用三氯化铁反应鉴别，如对乙酰氨基酚，具有潜在酚羟基的药物可加酸水解后用三氯化铁反应鉴别，如________。

二、选择题

（一）A型题（单选题）

1. 亚硝酸钠法测定样品含量时，需控制滴定速度，在下面哪个范围内最宜：

A. 不限滴定速度　B. 25滴/10s　C. 样品溶解后快速滴定（防止样品被氧化）

D. 先慢后快　E. 以上都不对

2. 采用双步滴定法测定乙酰水杨酸含量时，第一步滴定的目的是：

A. 消除反应产物的干扰　B. 防止样品水解　C. 防止样品被氧化

D. 消除酸性杂质的干扰　E. 以上都不对

3. 下面哪种药物可直接用三氯化铁法鉴别：

A. 对乙酰氨基酚　B. 阿司匹林　C. 盐酸普鲁卡因

D. 硫酸阿托品　E. 以上都不对

4. 采用亚硝酸钠法（重氮化法）测定样品含量时常加入 KBr，其目的是：

A. 防止重氮盐水解　B. 指示剂　C. 调节溶液的 pH

D. 催化剂　E. 以上都不对

5. 采用水解后剩余中和法测定乙酰水杨酸含量时，被测组分与标准溶液的反应摩尔比为：

A. 1∶1　B. 1∶2　C. 1∶3　D. 2∶1　E. 以上都不对

6. 下面哪种药物可直接用重氮化法测定含量：

A. 阿司匹林　B. 布洛芬　C. 对乙酰氨基酚　D. 盐酸普鲁卡因　E. 以上都不对

7. 亚硝酸钠滴定法，《中国药典》(2005 年版) 指示终点的方法为：

A. 内指示剂法　B. 外指示剂法　C. 永停滴定法　D. 电位法　E. 以上都不对

（二）X 型题（多选题）

1. 利用重氮化法测定样品含量时，最适宜的条件是：

A. 酸性下　B. 加入 KBr 作催化剂　C. 需加热，加快反应

D. 滴定速度先慢后快　E. 以上都对

2. 亚硝酸钠溶液滴定法，指示终点的方法有：

A. 内指示剂法　B. 外指示剂法　C. 电位法　D. 永停滴定法　E. 以上都对

三、计算题

1. 精密称取阿司匹林供试品 0.4005g，加中性乙醇 20ml 溶解后，加酚酞指示液 3 滴，用氢氧化钠滴定液（0.1005mol/L）滴定到终点，消耗 22.09ml，已知每 1ml 氢氧化钠滴定液（0.1mol/L）相当于 18.02mg 的 $C_9H_8O_4$，求阿司匹林的百分含量？

2. 标示量为 0.5g 阿司匹林片 10 片，称出总重为 5.7680g，研细后，精密称取 0.3576g，按药典规定，用两次加碱剩余碱量法测定。消耗 0.05020mol/L 硫酸滴定液 22.92ml，空白试验消耗该硫酸滴定液 39.84ml，已知每 1ml 氢氧化钠滴定液（0.1mol/L）相当于 18.02mg 的 $C_9H_8O_4$，求阿司匹林含量为标示量的多少？

3. 取布洛芬 0.2946g，加中性乙醇溶解后，以酚酞为指示剂，用 0.1032mol/L 氢氧化钠滴定液滴定到终点，用去氢氧化钠滴定液 13.78ml，已知每 1ml 氢氧化钠滴定液（0.1mol/L）相当于 20.63mg 的 $C_{13}H_{18}O_2$，求布洛芬的百分含量。

4. 标示量为 0.2g 的布洛芬糖衣片 20 片，除去糖衣后称定总重为 4.6480g。研细，精密称出 0.5687g，按药典规定用中性乙醇溶解、滤过、洗涤。洗液与滤液合并后加酚酞指示液，用 0.1007mol/L 氢氧化钠滴定液滴定到终点，用去氢氧化钠滴定液 22.73ml，已知每 1ml 氢氧化钠滴定液（0.1mol/L）相当于 20.63mg 的 $C_{13}H_{18}O_2$，求此片剂中布洛芬的含量为标示量的百分之几？

5. 取对乙酰氨基酚 41mg，按药典规定用适当溶剂配成 250ml 溶液，再取 5ml 稀释为 100ml，用紫外-可见分光光度法测定。稀释液在 257nm 波长处的吸光度为 0.580，按 $C_8H_9NO_2$ 的吸收系数（$E_{1cm}^{1\%}$）为 715，求其百分含量。

6. 盐酸普鲁卡因注射液配成含盐酸普鲁卡因为2.5mg/ml的供试液，用对氨基苯甲酸标准品配成30μg/ml的对照液，用薄层色谱法检查有关物质。供试液的杂质斑点与对照液的主斑点比较，不得更深。求该注射液中对氨基苯甲酸杂质的限量为多少？

7. 取盐酸普鲁卡因供试品0.6210g，用0.1001mol/L的亚硝酸钠滴定液滴定至终点，共用去亚硝酸钠滴定液22.67ml，已知每1ml亚硝酸钠滴定液（0.1mol/L）相当于27.28mg的$C_{13}H_{24}N_2O_2$，求盐酸普鲁卡因的百分含量为多少？

（林素珍）

第八章　磺胺类药物的分析

学习指南　掌握磺胺类药物的结构、分类与性质。掌握磺胺嘧啶及其片剂的亚硝酸钠测定法。掌握复方磺胺甲噁唑片的含量测定法。熟悉磺胺类药物的红外光谱鉴别法。

第一节　磺胺类药物的结构特点

磺胺类药物是对氨基苯磺酰胺的衍生物，都具有对氨基苯磺酰胺的母体结构。母体结构中的磺酰胺基上一个氢原子被其他基团（R^1）取代后的衍生物，称为 N^1 取代物，如磺胺嘧啶、磺胺异噁唑、磺胺甲噁唑等，这类取代物供药用者最多。母体结构中的对位氨基上的一个氢原子被其他基团（R^2）取代后的衍生物，称为 N^4 取代物，这类取代物供药用者很少。母体结构中 N^1 和 N^4 各有一个氢原子被取代的衍生物，称为 N^1、N^4 取代物，如柳氮磺吡啶等。

N^4 → H_2N-⟨苯环⟩-SO_2NH_2 ← N^1

对氨基苯磺酰胺（磺胺药的母体结构）

H_2N-⟨苯环⟩-SO_2NHR　　N^1 取代物

RHN-⟨苯环⟩-SO_2NH_2　　N^4 取代物

R^2HN-⟨苯环⟩-SO_2NHR^1　　N^1、N^4 取代物

磺胺类药物结构中的芳伯氨基是进行化学鉴别和含量测定的重要基团。其结构中的磺酰亚氨基显弱酸性，能与氢氧化钠试液作用，生成易溶于水的钠盐，再与硫酸铜试液反应生成不同颜色的化合物，可用于鉴别；其结构中的芳伯氨基在盐酸酸性溶液中可与亚硝酸钠发生重氮反应，可用于鉴别和含量测定。

磺胺类药是 20 世纪 30 年代发现的能有效防治全身性细菌性感染的第一类化疗药物。在临床上现已大部分被抗生素及喹诺酮类抗菌药取代，但由于磺胺药对治疗某些感染性疾病（如流脑、鼠疫）具有疗效良好、使用方便、性质稳定、价格低廉等优点，尤其是磺胺药与磺胺增效剂甲氧苄啶合用，疗效明显增强，抗菌范围增大，故在抗感染的药物中仍占有一定地位。《中国药典》2005 年版收载的主要磺胺类药物见表 8-1。

表 8-1　《中国药典》2005 年版收载的主要磺胺类药物

药品名称	结构式	制剂
磺胺嘧啶 Sulfadiazine	H_2N-⟨苯环⟩-SO_2NH-⟨嘧啶环⟩	磺胺嘧啶片、磺胺嘧啶混悬液、磺胺嘧啶软膏、眼膏、复方磺胺嘧啶片
磺胺嘧啶银 Sulfadiazine Silver	H_2N-⟨苯环⟩-SO_2N(Ag)-⟨嘧啶环⟩	磺胺嘧啶银软膏、磺胺嘧啶银乳膏

续表

药品名称	结构式	制剂
磺胺嘧啶钠 Sulfadiazine Sodium	H_2N—C₆H₄—SO_2N(Na)—嘧啶基	磺胺嘧啶钠注射液、注射用磺胺嘧啶钠
磺胺醋酰钠 Sulfacetamide Sodium	H_2N—C₆H₄—SO_2N(Na)—$COCH_3,H_2O$	磺胺醋酰钠滴眼液
磺胺多辛 Sulfadoxine	H_2N—C₆H₄—SO_2NH—嘧啶基(OCH_3, OCH_3)	磺胺多辛片
磺胺异噁唑 Sulfafurazole	H_2N—C₆H₄—SO_2NH—异噁唑基(H_3C, CH_3)	磺胺异噁唑片
磺胺甲噁唑 Sulfamethoxazole	H_2N—C₆H₄—SO_2NH—异噁唑基(CH_3)	磺胺甲噁唑片、联磺甲氧苄啶片、复方磺胺甲噁唑片、小儿复方磺胺甲噁唑片
柳氮磺吡啶 Sulfasalazine	吡啶基—$NHSO_2$—C₆H₄—N=N—C₆H₃(COOH)(OH)	柳氮磺吡啶片、柳氮磺吡啶肠溶片、柳氮磺吡啶栓
磺胺嘧啶锌 Sulfadiazine Zinc	[(H_2N—C₆H₄—SO_2N—嘧啶基)₂Zn], $2H_2O$	磺胺嘧啶锌软膏

本章以磺胺嘧啶、磺胺甲噁唑为代表药物讲授磺胺类药物的结构特点、化学鉴别法、红外光谱鉴别法和含量测定法。

第二节 磺胺类药物的主要化学鉴别法

《中国药典》和局（部）颁标准针对磺胺类药物的 N^1 取代物分子中存在的芳伯氨基和磺酰亚胺基，普遍采用芳香第一胺鉴别反应和生成铜盐的反应进行鉴别。由于化学鉴别法的专属性不强，还必须结合红外光谱法进行鉴别。

H_2N—C₆H₄—SO_2NHR

芳伯氨基（H_2N） 磺酰亚胺基（SO_2NHR）

一、重氮化-偶合反应

磺胺类药的 N^1 取代物分子中含有芳伯氨基，在盐酸存在下与亚硝酸钠试液发生重氮化反应，生成重氮盐。

$$H_2N-C_6H_4-SO_2NHR + NaNO_2 + 2HCl \longrightarrow [N{\equiv}N^+-C_6H_4-SO_2NHR]\cdot Cl^- + NaCl + 2H_2O$$

磺胺嘧啶或磺胺甲噁唑发生重氮化反应，分别生成氯化重氮苯磺酰胺嘧啶或氯化重氮苯磺酰胺甲噁唑。

$$[C_4H_3N_2-NHSO_2-C_6H_4-N^+{\equiv}N]\cdot Cl^-$$

$$[N{\equiv}N^+-C_6H_4-SO_2NH-C_3HNO-CH_3]\cdot Cl^-$$

生成的重氮盐再与碱性 β-萘酚试液发生偶合反应，生成橙色至猩红色的偶氮染料。

$$C_{10}H_7OH + [N{\equiv}N^+-C_6H_4-SO_2NHR]\cdot Cl^- + NaOH \longrightarrow HO-C_{10}H_6-N{=}N-C_6H_4-SO_2NHR + NaCl + H_2O$$

鉴别磺胺嘧啶、磺胺甲噁唑时，分别生成 β-萘酚偶氮苯磺酰胺嘧啶、β-萘酚偶氮苯磺酰胺甲噁唑等相应的偶氮染料。美、日、英药典也广泛采用此法鉴别磺胺类药物。

$$HO-C_{10}H_6-N{=}N-C_6H_4-SO_2NH-C_4H_3N_2$$

$$HO-C_{10}H_6-N{=}N-C_6H_4-SO_2NH-C_3HNO-CH_3$$

二、铜盐反应

磺胺类药物 N^1 取代物分子中磺酰亚氨基上的氢比较活泼，显弱酸性，能与氢氧化钠试液作用，生成易溶于水的钠盐，如磺胺嘧啶钠，表 8-2 列出了部分磺胺类药物的酸性解离常数。

表 8-2 部分磺胺类药物的酸性解离常数

药 物 名 称	pK_a	药 物 名 称	pK_a
磺胺嘧啶	6.5	磺胺异噁唑	5.0
磺胺甲噁唑	5.6		

$$H_2N-C_6H_4-SO_2NHR + NaOH \longrightarrow H_2N-C_6H_4-SO_2NR(Na) + H_2O$$

磺胺类药物的钠盐可与硫酸铜试液反应，生成相应的铜盐沉淀，如磺胺嘧啶铜。

$$2H_2N-C_6H_4-SO_2N(Na)R + CuSO_4 \xrightarrow{pH8\sim9} (H_2N-C_6H_4-SO_2NR)_2Cu\downarrow + Na_2SO_4$$

铜盐沉淀的颜色随取代基的不同而异，有的在放置过程中还发生颜色变化。据此可鉴别磺胺类药物，并可初步区别结构类似的磺胺药。部分磺胺药铜盐沉淀的颜色见表 8-3。

表 8-3 部分磺胺药铜盐沉淀的颜色

药物名称	溶液或沉淀的颜色	放置后颜色变化
磺胺嘧啶	黄绿色沉淀	紫色
磺胺多辛	黄绿色沉淀	淡蓝色
磺胺异噁唑	淡棕色	暗绿色絮状沉淀
磺胺甲噁唑	草绿色沉淀	
磺胺醋酰钠	蓝绿色沉淀	

鉴别时，取磺胺药供试品 0.1g，加水和氢氧化钠液（0.1mol/L）各 3ml（注意：氢氧化钠液不可过量），振摇使溶解，滤过，取部分滤液，加硫酸铜试液即发生有色沉淀。注意观察沉淀的颜色和放置过程中沉淀颜色的变化情况。USP（24）用此法鉴别，当加氢氧化钠和硫酸铜反应不明显时，可改加正丁胺或吡啶和硫酸铜，与磺胺药作用生成不同颜色的配合物（见表 8-4），再用三氯甲烷提取，观察三氯甲烷层的颜色和放置后有无沉淀析出，进行鉴别。JP 采用此法鉴别磺胺类药物，方法是：取磺胺药供试品 0.01～0.02g，加正丁胺或吡啶 1ml，硫酸铜试液 2 滴，加水 3ml 和三氯甲烷 5ml，振摇，观察三氯甲烷层颜色。部分磺胺药的铜配合物颜色见表 8-4。

表 8-4 部分磺胺药的铜络合物颜色

药物名称	三氯甲烷层颜色	
	加正丁胺	加吡啶
磺胺甲噁唑	蓝绿色	绿黄色
磺胺异噁唑	蓝绿色	淡黄褐色

第三节 磺胺类药物的红外光谱鉴别法

一、磺胺类药物的红外光谱的主要特征吸收

磺胺类药物的分子结构中具有磺酰亚胺基（$-SO_2NH-$）、苯环、与苯环连接的氨基（$-NH_2$）、对位取代苯等结构特征，其红外吸收光谱也呈现出相应的特征吸收，其主要特征吸收见表 8-5。根据中国出版的《药品红外光谱集》收载的磺胺类药物的红外光吸收图谱，归纳出磺胺类药物的红外吸收光谱具有以下几个共同特征。

（1）磺酰基的特征吸收　磺酰基显示两个特征吸收谱带，一个是磺酰基的不对称伸缩振动（ν_{SO_2}），波数在 1370～1300cm^{-1}之间，强吸收峰；另一个是磺酰基的对称伸缩振动（ν_{SO_2}），波数在 1180～1140cm^{-1}之间，常为第一强吸收峰，是磺胺类药物的重要特征吸收峰。

表 8-5　部分磺胺类药物红外光谱的主要特征吸收（波数）/cm^{-1}

药物名称	ν_{SO_2} 对称,不对称	δ_{SO_2}	ν_{S-N}	ν_{N-H} 磺酰胺	ν_{NH_2} 对称,不对称	δ_{NH_2}（芳伯氨基）面内,面外	$\nu_{C=C}$ 苯环	γ_{C-H} 对位取代苯
磺胺	1150,1320	545	902	3270	3370,3480	1630,690	1510,1596	840
磺胺嘧啶	1155,1325	545	940	3250	3350,3420	1650,680	1490,1580	790
磺胺甲噁唑	1150,1360	545	920	3280	3360,3460	680	1497,1592	825
磺胺异噁唑	1170,1350	555	930	3380,3490		1635,690	1510,1600	840

(2) 苯环骨架的特征吸收　苯环骨架中 C═C 伸缩振动（$\nu_{C=C}$）在 1610～1480cm^{-1}区间显示特征吸收谱带，其强度随分子结构的不同而不同，通常在 1610～1580cm^{-1}区间的吸收峰较强。

(3) 伯氨基和磺酰胺基的特征吸收　伯氨基的伸缩振动（ν_{NH_2}）在波数 3500～3300cm^{-1}区间显示两个较强的吸收峰。伯氨基的面内变形振动（δ_{NH_2}）在 1650cm^{-1}附近出现一个中等强度或较强的特征吸收峰。磺酰胺基的伸缩振动（ν_{NH}）在波数 3340～3140cm^{-1}区间出现吸收谱带，其强度随分子结构不同而变化。

随着 N^1、N^4 上取代基团的不同，出现相应的特征吸收，同时对上述特征吸收峰也有影响。例如，磺胺甲噁唑的红外光谱中出现噁唑环 C═N 伸缩振动的特征吸收（1615cm^{-1}和 1463cm^{-1}）。由于红外光谱的专属性强，能逐个鉴别磺胺类药物，所以国内外药典多用红外光谱法鉴别该类药物。

二、磺胺嘧啶的红外光谱鉴别法

磺胺嘧啶的红外光吸收图谱见图 8-1。用红外光谱鉴别磺胺嘧啶时，要求供试品的红外光吸收图谱与《药品红外光谱集》中的对照图谱一致，具体可按下列步骤进行对照。

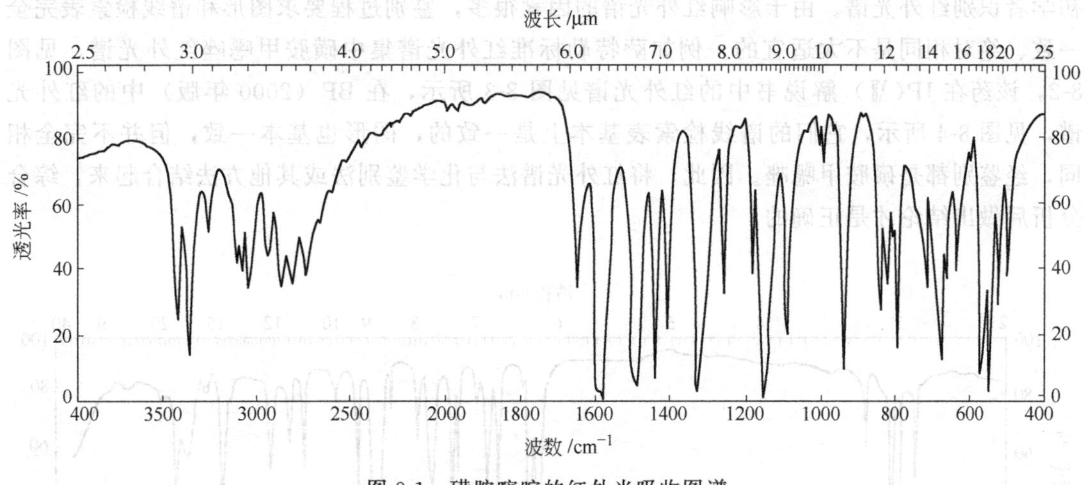

图 8-1　磺胺嘧啶的红外光吸收图谱

(1) 粗查有无磺胺类药物的特征吸收峰，初步判断是否具有磺胺类药物的基本结构。

(2) 细查，从波数 400cm^{-1}起，逐个查看供试品图谱与相应对照（品）图谱吸收峰的峰位（用波数表示）、峰形、相对强度［用透光率（%）］是否一致，一直查看到 4000cm^{-1}为止。在 400～2000cm^{-1}区间允许相差±10cm^{-1}；在 2000～4000cm^{-1}区间允许相差±20cm^{-1}。

由于各种型号的仪器性能不同，试样制备时研磨程度的差异或吸水程度的不同，试样的纯度、晶形变化以及空气、温度等其他外界因素的干扰等原因，均会影响光谱的形状。因此，进行光谱对照时，应考虑各种因素可能造成的影响。初学者直接核对光谱图时，往往感到图形较复杂，顾此失彼，不得要领。为帮助初学者识别红外光谱，下面介绍编制谱线检索表。

谱线检索表又称最强峰峰位分组索引，表中只列出其吸光度大于 0.2（即透光率小于 60%）的吸收峰，编制供试品图谱与对照图谱谱线检索表时，先分别列出供试品图谱与对照图谱中的最强吸收峰的峰位，即图谱中透光率最小（吸收度最大）的吸收峰的峰位；然后从波数 $400\sim2000cm^{-1}$ 每间隔 $100cm^{-1}$ 划分为一个小区，共 17 个小区，在每一小区中列出最强吸收峰的峰位（而且不论有几个吸收峰，只列出透光率最小的峰位，用一位数字表示，读数误差为 $\pm10cm^{-1}$）。从波数 $2000\sim4000cm^{-1}$ 每间隔 $200cm^{-1}$ 划分一个小区，共 10 个小区，在每一小区中列出最强吸收峰的峰位（用一位数表示大于本区栏数的峰位，用两位数表示小于本区栏数的峰位，读数误差为 $\pm20cm^{-1}$）。整个红外光吸收图谱总共划分为 27 个区域，磺胺嘧啶的红外光吸收图谱谱线检索表见表 8-6。

表 8-6　磺胺嘧啶的红外光吸收图谱谱线检索表/cm^{-1}

40	38	36	34	32	30	28	26	24	22	20	19	18	17	16	15	14	13	12	11	10	9	8	7	6	5	4	最强峰
—	—	—	50①	6②	4	6	—③	—	—	—	—	—	—	5	8	9	2	6	6	9	4	4	9	8	5	—	1160

注：①表示波数为 3350；②表示波数为 3260；③表示无吸收峰。

如果供试品图谱的谱线检索表与对照图谱的谱线检索表中最强吸收峰的峰位和 27 个波数区域中的数字基本一致，初步可认为二者是同一种药物。再直接对比供试品图谱与对照图谱的峰位、峰形和相对强度是否一致，如果仍然一致，则可认定供试品与对照品是同一种药物。谱线检索表原用于检索标准图谱，查看供试品图谱与哪一张标准图谱一致，今用于指导初学者识别红外光谱。由于影响红外光谱的因素很多，鉴别过程要求图形和谱线检索表完全一致、绝对相同是不太适宜的。例如萨特勒标准红外光谱集中磺胺甲噁唑红外光谱，见图 8-2，该药在 JP(Ⅻ) 解说书中的红外光谱见图 8-3 所示，在 BP（2000 年版）中的红外光谱，见图 8-4 所示，它们的谱线检索表基本上是一致的，图形也基本一致，但并不完全相同，经鉴别都是磺胺甲噁唑。因此，将红外光谱法与化学鉴别法或其他方法结合起来，综合分析后做出结论才是正确的。

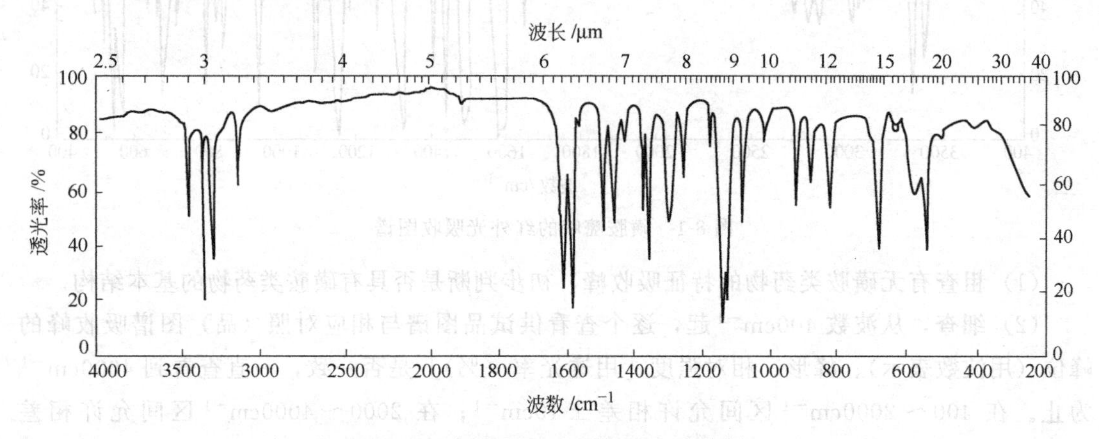

图 8-2　磺胺甲噁唑的萨特勒标准光谱

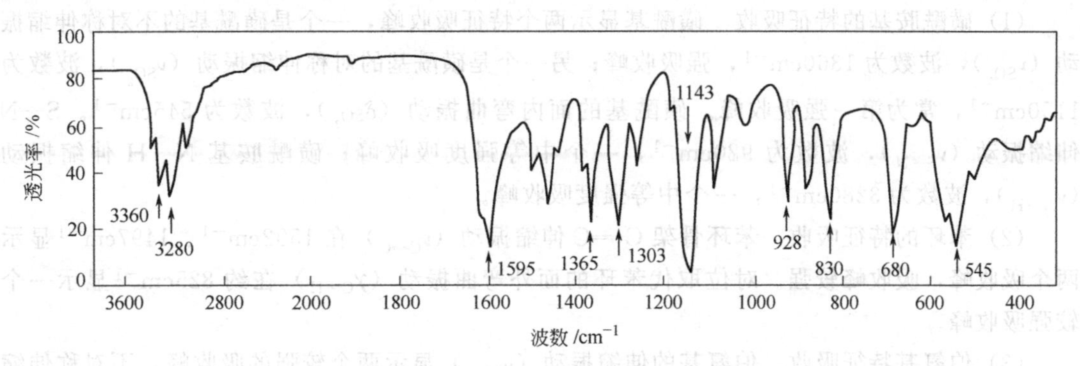

图 8-3 JP(Ⅻ) 解说书中磺胺甲噁唑的红外光谱

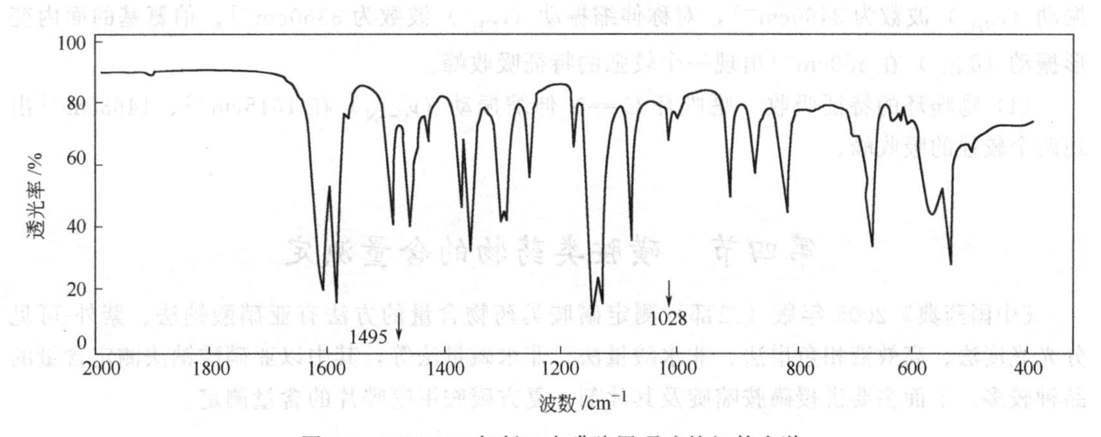

图 8-4 BP(2000 年版) 中磺胺甲噁唑的红外光谱

三、磺胺甲噁唑的红外光谱鉴别法

磺胺甲噁唑的红外光谱见图 8-5。其谱线检索表见表 8-7。

表 8-7 磺胺甲噁唑的红外光吸收图谱谱线检索表/cm^{-1}

40	38	36	34	32	30	28	26	24	22	20	19	18	17	16	15	14	13	12	11	10	9	8	7	6	5	4	最强峰
—	—	—	60	9	—	—	—	—	—	—	—	—	—	2	9	6	6	6	5	9	2	3	—	8	4	—	1150

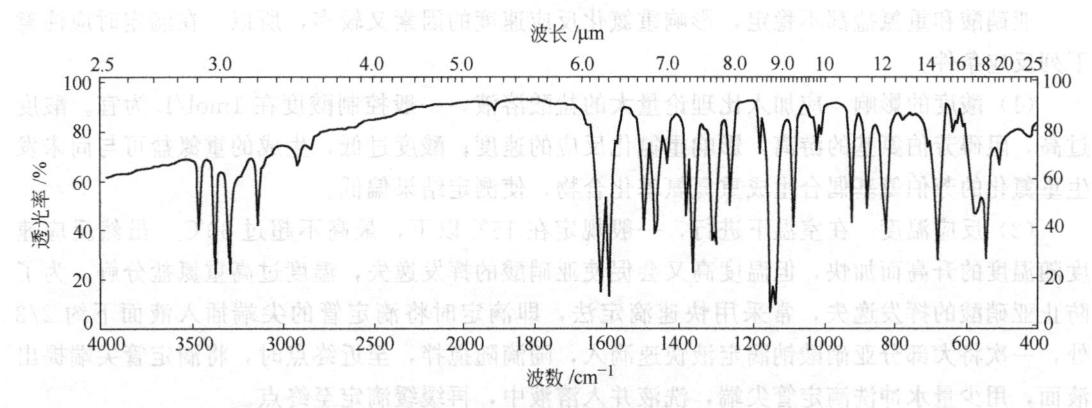

图 8-5 磺胺甲噁唑的红外光谱

磺胺甲噁唑的红外光谱特征。

（1）磺酰胺基的特征吸收　磺酰基显示两个特征吸收峰，一个是磺酰基的不对称伸缩振动（ν_{SO_2}），波数为1360cm^{-1}，强吸收峰；另一个是磺酰基的对称伸缩振动（ν_{SO_2}），波数为1150cm^{-1}，常为第一强吸收峰。磺酰基的面内弯曲振动（δ_{SO_2}），波数为545cm^{-1}。S—N伸缩振动（ν_{S-N}），波数为920cm^{-1}，一个中等强度吸收峰；磺酰胺基N—H伸缩振动（ν_{N-H}），波数为3280cm^{-1}，一个中等强度吸收峰。

（2）苯环的特征吸收　苯环骨架C═C伸缩振动（$\nu_{C=C}$）在1592cm^{-1}、1497cm^{-1}显示两个吸收峰，吸收峰较强。对位取代苯环的面外弯曲振动（γ_{C-H}）在约825cm^{-1}显示一个较强吸收峰。

（3）伯氨基特征吸收　伯氨基的伸缩振动（ν_{NH_2}）显示两个较强的吸收峰，不对称伸缩振动（ν_{NH_2}）波数为3460cm^{-1}，对称伸缩振动（ν_{NH_2}）波数为3360cm^{-1}。伯氨基的面内变形振动（δ_{NH_2}）在680cm^{-1}出现一个较强的特征吸收峰。

（4）噁唑环的特征吸收　噁唑环C═N伸缩振动（$\nu_{C=N}$）在1615cm^{-1}、1463cm^{-1}出现两个较强的吸收峰。

第四节　磺胺类药物的含量测定

《中国药典》2005年版（二部）测定磺胺类药物含量的方法有亚硝酸钠法、紫外-可见分光光度法、高效液相色谱法、非水酸量法、非水碱量法等，其中以亚硝酸钠法测定含量的品种较多。下面主要讲授磺胺嘧啶及其片剂、复方磺胺甲噁唑片的含量测定。

一、磺胺嘧啶的含量测定

《中国药典》2005年版收载的磺胺嘧啶及其片剂用亚硝酸钠法测定含量，以永停法指示终点。

（一）测定原理及实验条件

磺胺嘧啶分子结构中具有芳伯氨基，在盐酸酸性溶液中可与亚硝酸钠液定量地完成重氮化反应，生成重氮盐，故可用亚硝酸钠滴定液直接进行滴定。

$$H_2N-C_6H_4-SO_2NHR + NaNO_2 + 2HCl \longrightarrow \left[N\equiv N^+-C_6H_4-SO_2NHR\right]\cdot Cl^- + NaCl + 2H_2O$$

亚硝酸和重氮盐都不稳定，影响重氮化反应速度的因素又较多，所以，在滴定时应注意下列反应条件。

（1）酸度的影响　应加入比理论量大的盐酸溶液，一般控制酸度在1mol/L为宜。酸度过高，阻碍芳伯氨基的游离，影响重氮化反应的速度；酸度过低，生成的重氮盐可与尚未发生重氮化的芳伯氨基偶合生成重氮氨基化合物，使测定结果偏低。

（2）反应温度　在室温下进行，一般规定在15℃以下，最高不超过30℃。虽然反应速度随温度的升高而加快，但温度高又会促使亚硝酸的挥发逸失，温度过高重氮盐分解。为了防止亚硝酸的挥发逸失，常采用快速滴定法，即滴定时将滴定管的尖端插入液面下约2/3处，一次将大部分亚硝酸钠滴定液快速滴入，随滴随搅拌，至近终点时，将滴定管尖端提出液面，用少量水冲洗滴定管尖端，洗液并入溶液中，再缓缓滴定至终点。

（3）加入溴化钾作催化剂　重氮化反应属于分子反应，反应速度慢，加入适量溴化钾作催化剂，加快反应速度。溴化钾在酸性溶液中与亚硝酸作用生成溴化亚硝酰（NOBr），溶液中亚硝酰阳离子（NO^+）的浓度较高，从而加快反应速度。

（二）永停法指示终点

《中国药典》规定用永停法指示重氮化法的终点。可用永停滴定仪或按图8-6所示装置。

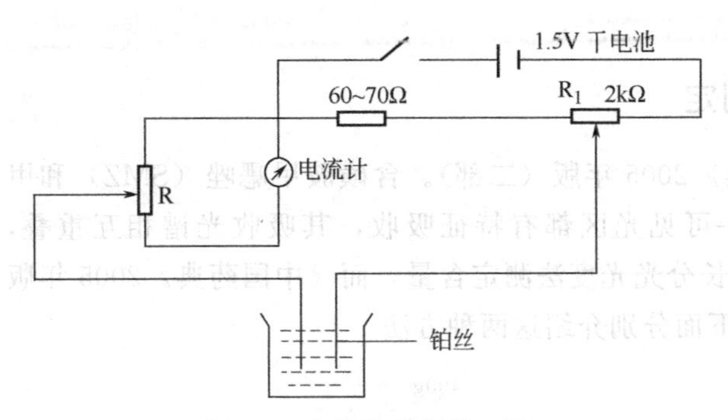

图8-6　永停滴定仪装置图

R与电流计临界阻尼值近似

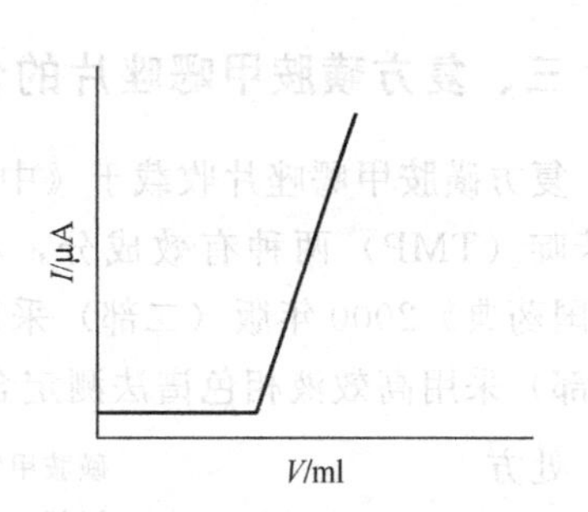

图8-7　终点前后电流强度的变化

图8-6中电流计的灵敏度应为10^{-9}A／格，电极系统为铂-铂电极（可用铂片或铂丝熔封于玻璃管上制成），铂电极用加有少量三氯化铁的硝酸或用铬酸清洁液浸洗。用作重氮化法终点指示时，调节R_1使加在电极上的电压约为50mV。电极浸入供试品的盐酸溶液中，滴入亚硝酸钠滴定液时，亚硝酸钠与磺胺类药物发生重氮化反应，化学计量点前，溶液中不存在可逆电对，电流计没有或仅有很小的电流通过。当达到化学计量点时，再加入稍微过量的亚硝酸钠，溶液中的HNO_2及其微量分解产物NO为可逆电对，在两个电极上发生如下的电解反应：

阳极　$NO+H_2O \longrightarrow HNO_2+H^++e^-$

阴极　$HNO_2+H^++e^- \longrightarrow NO_2+H_2O$

电路中有电流通过，电流计指针突然偏转，不再回复，此时即达终点，停止滴定。

药典方法　取本品约0.5g，精密称定，置100ml烧杯中，除另有规定外，可加水40ml与盐酸溶液（1→2）15ml，而后置电磁搅拌器上，搅拌使溶解，再加溴化钾2g，插入铂-铂电极后，将滴定管的尖端插入液面下约2/3处，用亚硝酸钠滴定液（0.1mol/L）迅速滴定，随滴随搅拌，至近终点时，将滴定管的尖端提出液面，用少量水淋洗尖端，洗液并入溶液中，继续缓缓滴定，至电流计指针突然偏转，并不再回复，如图8-7所示，图中电流由恒定变为突然变大的一点即为滴定终点。每1ml亚硝酸钠滴定液（0.1mol/L）相当于25.03mg的$C_{10}H_{10}N_4O_2S$。

例　取磺胺嘧啶0.5212g，照永停滴定法，用亚硝酸钠滴定液（0.1mol/L）滴定，至终点时，用去20.78ml，求磺胺嘧啶的百分含量。

解：每1ml亚硝酸钠滴定液（0.1mol/L）相当于25.03mg的$C_{10}H_{10}N_4O_2S$。

$$\text{磺胺嘧啶}(\%)=\frac{TVF}{m_S}\times100\%$$

$$=\frac{25.03\times10^{-3}\times20.78\times\frac{0.1}{0.1}}{0.5212}\times100\%=99.8\%$$

二、磺胺嘧啶片的含量测定

磺胺嘧啶片也用亚硝酸钠法测定含量，片剂辅料对亚硝酸钠法没有干扰，可直接取片粉测定，测定原理同磺胺嘧啶。

药典方法　取本品10片，精密称定，研细，精密称取适量（约相当于磺胺嘧啶0.5g），照永停滴定法，用亚硝酸钠滴定液（0.1mol/L）滴定。每1ml亚硝酸钠滴定液（0.1mol/L）相当于25.03mg的$C_{10}H_{10}N_4O_2S$。

三、复方磺胺甲噁唑片的含量测定

复方磺胺甲噁唑片收载于《中国药典》2005年版（二部）。含磺胺甲噁唑（SMZ）和甲氧苄啶（TMP）两种有效成分，在紫外-可见光区都有特征吸收，其吸收光谱相互重叠，《中国药典》2000年版（二部）采用双波长分光光度法测定含量，而《中国药典》2005年版（二部）采用高效液相色谱法测定含量。下面分别介绍这两种方法。

处方	磺胺甲噁唑	400g
	甲氧苄啶	80g
	制成	1000片

本品每片中含磺胺甲噁唑（$C_{10}H_{11}N_3O_3S$）应为0.360～0.440g，含甲氧苄啶（$C_{14}H_{18}N_4O_3$）应为72.0～88.0mg。

（一）《中国药典》2000年版（二部）采用双波长分光光度法测定含量

1. 原理

当用两束单色光交替照射到样品溶液时，就能测出这两个波长下吸光度的差值ΔA。因$A_{\lambda_1}=E_{\lambda_1}cL$，$A_{\lambda_2}=E_{\lambda_2}cL$，所以$\Delta A=A_{\lambda_2}-A_{\lambda_1}=(E_{\lambda_2}-E_{\lambda_1})cL$，$\Delta A\propto Kc$，见图8-8，即$\Delta A=Kc$。

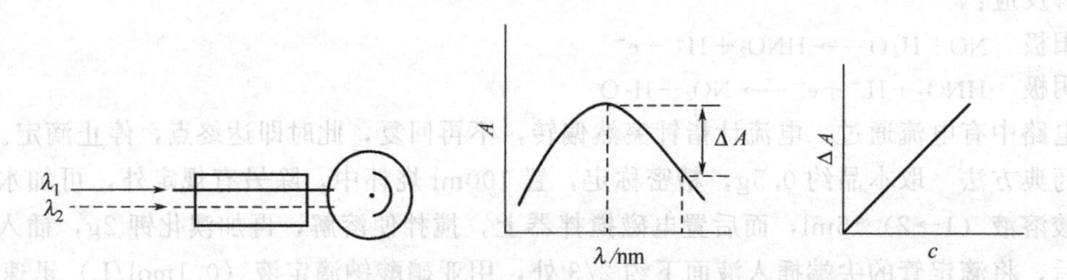

图8-8　双波长测定示意图

说明在单组分测定时ΔA与待测组分的浓度成正比，可以进行定量。通常采用双波长分光光度计进行测定。双波长测定法可测定浑浊样品，也可测定吸收光谱互相重叠的混合物。

用双波长法测定吸收光谱互相重叠的x、y两组分的混合物时，假如测定组分x，就把组分y看做干扰物质，设法消除y组分的干扰。方法是选取两个波长，测定波长λ_2和参比波长λ_1，使y组分在这两个波长处的吸光度相等（$A^y_{\lambda_1}=A^y_{\lambda_2}$），而组分x在这两个波长处的吸光度有尽可能大的差别。在这样两个波长处分别测得x、y混合物的吸光度，根据吸光度加和性原则，x、y混合物总吸光度A_{λ_1}和A_{λ_2}分别为：

$$A_{\lambda_1}=A^x_{\lambda_1}+A^y_{\lambda_1}$$
$$A_{\lambda_2}=A^x_{\lambda_2}+A^y_{\lambda_2}$$

则

$$\begin{aligned}\Delta A&=A_{\lambda_2}-A_{\lambda_1}\\&=(A^x_{\lambda_2}+A^y_{\lambda_2})-(A^x_{\lambda_1}+A^y_{\lambda_1})\\&=A^x_{\lambda_2}-A^x_{\lambda_1}+A^y_{\lambda_2}-A^y_{\lambda_1}\end{aligned}$$

因为　　$A_{\lambda_1}^{y}=A_{\lambda_2}^{y}$

所以　　$\Delta A=A_{\lambda_2}^{x}-A_{\lambda_1}^{x}=Kc$

由此可见，x、y 混合物在 λ_2 与 λ_1 处吸光度的差值 ΔA 只与组分 x 的浓度成正比，而与干扰组分 y 的浓度无关。所以在 λ_1、λ_2 做双波长测定法，就可以消除 y 组分的干扰而测出 x 组分的浓度。反过来，也可按上述原则，再选择两个合适波长消除 x 组分的干扰而测定 y 组分的浓度。

在双波长分光光度法中确定测定波长与参比波长的原则是：在待测组分的最大吸收波长处或其附近选择测定波长 λ_2，在干扰组分的吸收曲线上找到等吸光点（参比波长）λ_1，使 $A_{\lambda_1}^{干扰}=A_{\lambda_2}^{干扰}$，同时待测组分在这两个波长处的 ΔA 足够大，以能准确定量。双波长法测定混合物中两组分的各自含量，宜选用双波长分光光度计，但在单波长分光光度计上也可按此原理进行测定。

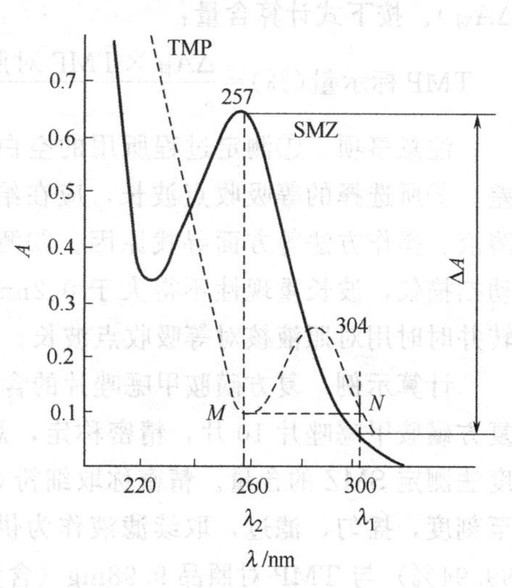

图 8-9　SMZ 和 TMP 在氢氧化钠液（0.1mol/L）中的紫外吸收曲线

2. 测定

复方磺胺甲噁唑片的含量测定（《中国药典》2000 年版方法）以 0.4%氢氧化钠液为溶剂，磺胺甲噁唑（SMZ）及甲氧苄啶（TMP）的紫外吸收曲线，见图 8-9 所示。从图中看出 SMZ 的吸收峰在 257nm 处，以此作为测定其含量的测定波长（λ_2），从该吸收峰处向下做一垂线，与 TMP 的吸收曲线交于 *M* 点。从 *M* 点向右做一与横轴平行的直线，找出 TMP 的等吸收点 *N*，以 *N* 点的波长 304nm 作为参比波长（λ_1），这样就可以消除 TMP 的干扰，测出 SMZ 的含量来。同理选用 239nm 为测定 TMP 的测定波长（λ_2），以 295nm 为参比波长（λ_1），即可消除 SMZ 的干扰，测出 TMP 的含量来。

对照品溶液的制备。

（1）磺胺甲噁唑对照品溶液　精密称取经 105℃干燥至恒重的磺胺甲噁唑对照品 50mg 于 100ml 量瓶中，加乙醇溶解并稀释至刻度，摇匀，即得。

（2）甲氧苄啶对照品溶液　精密称取经 105℃干燥至恒重的甲氧苄啶对照品 10mg，置 100ml 量瓶中，加乙醇溶解并稀释至刻度，摇匀，即得。

供试品溶液的制备。

取本品 10 片，精密称定，研细，精密称取适量（约相当于 SMZ 50mg、TMP 10mg）置 100ml 量瓶中，加乙醇适量，振摇 15min 溶解并稀释至刻度，摇匀，滤过，取续滤液备用。

磺胺甲噁唑含量的测定　精密量取供试品溶液，对照品溶液（1）、（2）各 2ml，分别置 100ml 容量瓶中，加 0.4%氢氧化钠液稀释至刻度，摇匀，照分光光度法，以 0.4%氢氧化钠液为空白，取 TMP 对照液的稀释液，以 257nm 为测定波长（λ_2），在 304nm 波长附近（每间隔 0.5nm）选择等吸收点波长为参比波长（λ_1），要求 $\Delta A=A_{\lambda_2}-A_{\lambda_1}=0$。再在 λ_2、λ_1 波长处分别测定供试品液的稀释液与 SMZ 对照液的稀释液各自的吸光度差值 $\Delta A_{样}$ 和 $\Delta A_{对}$。按下式计算含量：

$$\text{SMZ标示量}(\%)=\frac{\Delta A_{样}\times \text{SMZ对照品重}\times \text{SMZ对照品含量}(\%)\times \text{平均片重}}{\Delta A_{对}\times \text{样品重}\times \text{标示量}}\times 100\%$$

甲氧苄啶的含量测定　精密量取对照液（1）、（2）及供试品溶液各5ml，分别置100ml容量瓶中，各加盐酸-氯化钾溶液［盐酸液（0.1mol/L）75ml与氯化钾6.9g，加水至1000ml，摇匀］稀释至刻度，摇匀。照紫外-可见分光光度法，以盐酸-氯化钾溶液作空白，取SMZ对照品溶液的稀释液，以239.0nm为测定波长（λ_2），在295nm波长附近（每间隔0.2nm）选择等吸收点波长为参比波长（λ_1），要求$\Delta A = A_{\lambda_2} - A_{\lambda_1} = 0$。再在$\lambda_2$、$\lambda_1$波长处分别测定TMP供试品溶液的稀释液及对照溶液的稀释液各自的吸光度差值（$\Delta A_{样}$和$\Delta A_{对}$）。按下式计算含量：

$$\text{TMP标示量}(\%)=\frac{\Delta A_{样}\times \text{TMP对照品重}\times \text{TMP对照品含量}(\%)\times \text{平均片重}}{\Delta A_{对}\times \text{样品重}\times \text{标示量}}\times 100\%$$

注意事项　①测定过程所用的空白溶液必须与稀释用的溶剂相同，否则将产生测定误差。②所选择的等吸收点波长，应在给定波长附近±2nm之内，如果偏离太多，应从空白溶液、操作方法等方面寻找原因。③测定甲氧苄啶时，仪器狭缝不得大于1nm，如使用自动扫描仪，波长重现性不得大于0.2nm，如使用手动仪器时，波长调节器应向同一方向旋转并时时用对照液核对等吸收点波长。

计算示例　复方磺胺甲噁唑片的含量计算。取标示量每片含SMZ 0.4g、TMP 0.08g的复方磺胺甲噁唑片10片，精密称定，总重为5.4518g，研细，按药典规定用双波长分光光度法测定SMZ的含量。精密称取细粉0.0681g置100ml量瓶中，加乙醇振摇溶解，并稀释至刻度，摇匀，滤过，取续滤液作为供试品溶液。另精密称取SMZ对照品50.2mg（含量99.94%）与TMP对照品9.98mg（含量99.78%）分别置100ml量瓶中，各加乙醇溶解并稀释至刻度，摇匀，分别作为对照品溶液（1）与对照品溶液（2）。精密量取供试品溶液与对照品溶液各2ml，置100ml量瓶中，以0.4%氢氧化钠液稀释至刻度，摇匀，作为供试品溶液的稀释液、对照品溶液（1）的稀释液和对照品溶液（2）的稀释液。在λ_{257nm}和λ_{304nm}波长处分别测定供试品稀释液与对照品（1）稀释液的吸光度。257nm处$A_{样}=0.3254$，304nm处$A_{样}=0.019$；257nm处$A_{SMZ对照}=0.3305$，304nm处$A_{SMZ对照}=0.011$。计算SMZ的标示百分含量。

$$\text{SMZ标示量}(\%)=\frac{\Delta A_{样}\times \text{SMZ对照品重}\times \text{SMZ对照品含量}(\%)\times \text{平均片重}}{\Delta A_{对}\times \text{样品重}\times \text{标示量}}\times 100\%$$

$$=\frac{(0.3254-0.019)\times 0.0502\times 99.94\%\times 5.4518/10}{(0.3305-0.011)\times 0.0681\times 0.4}\times 100\%=96.3\%$$

精密吸取上例中的对照品溶液（1）和对照品溶液（2）及供试品溶液各5ml，分别置100ml量瓶中，按药典规定稀释至刻度，摇匀。照紫外-可见分光光度法测定供试品稀释液与对照品（2）稀释液的吸光度。239nm处$A_{样}=0.329$，$A_{TMP对照}=0.1405$；295nm处$A_{样}=0.1978$，$A_{TMP对照}=0.0075$。求TMP的标示百分含量。

$$\text{TMP标示量}(\%)=\frac{\Delta A_{样}\times \text{TMP对照品重}\times \text{TMP对照品含量}(\%)\times \text{平均片重}}{\Delta A_{对}\times \text{样品重}\times \text{标示量}}\times 100\%$$

$$=\frac{(0.329-0.1978)\times 0.00998\times 99.78\%\times 5.4518/10}{(0.1405-0.0075)\times 0.0681\times 0.08}\times 100\%=98.3\%$$

（二）《中国药典》2005年版（二部）采用高效液相色谱法测定含量

系统适用性试验　用十八烷基硅烷键合硅胶为填充剂；以水-乙腈-二乙胺（799：200：

1）为流动相，并用氢氧化钠试液或冰醋酸调节 pH 值至 5.9；检测波长为 240nm。理论板数按甲氧苄啶峰计算不低于 4000，磺胺甲噁唑峰与甲氧苄啶峰的分离度应符合要求。

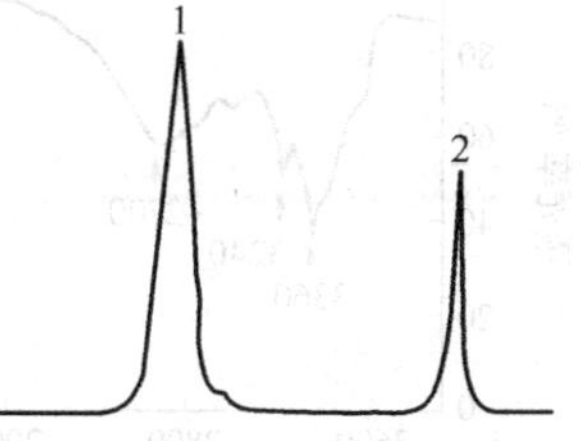

图 8-10　复方磺胺甲噁唑片的 HPLC 色谱图
1—SMZ；2—TMP

标准溶液的制备　取磺胺甲噁唑对照品和甲氧苄啶对照品各适量，精密称定，分别加 0.1mol/L 盐酸溶液溶解并定量稀释制成每 1ml 含磺胺甲噁唑 0.44mg 与甲氧苄啶 89μg 的溶液。

测定法　取本品 10 片，精密称定，研细，精密称取适量（约相当于磺胺甲噁唑 44mg），置 100ml 量瓶中，加 0.1mol/L 盐酸溶液适量，超声处理溶解，加 0.1mol/L 盐酸溶液稀释到刻度，摇匀，滤过，精密量取续滤液 10μl，注入高效液相色谱仪，记录色谱图；另精密量取磺胺甲噁唑对照品溶液与甲氧苄啶对照品溶液各 10μl，分别注入高效液相色谱仪，记录色谱图，见图 8-10 所示。按外标法以峰面积计算含量。

习　　题

一、简答题

1. 磺胺类药物的母体结构是什么？磺胺类药物怎样分类？

2. 根据磺胺类药物的结构特点说明重氮化-偶合反应与生成铜盐沉淀反应进行化学鉴别的鉴别原理和反应条件。

3. 以磺胺甲噁唑为例，写出重氮化-偶合反应进行鉴别的反应式。

4. 以磺胺嘧啶为例，写出生成铜盐沉淀的反应式。

5.《中国药典》鉴别磺胺类药物，除用化学鉴别法鉴别外，还要用红外光谱法，为什么？

6. 试述磺胺类药物红外光谱的主要特征吸收。

7. 怎样判断供试品的红外光谱与对照图谱是否一致？为什么同一种磺胺药的红外光吸收图谱，不同国家药典收载的对照图谱并不完全一致？

8. 怎样编制红外光谱的谱线检索表？

9. 用编制红外光谱谱线检索表的方法和图谱直接对比法，判断下列图 1 至图 4 各代表哪一种磺胺药？

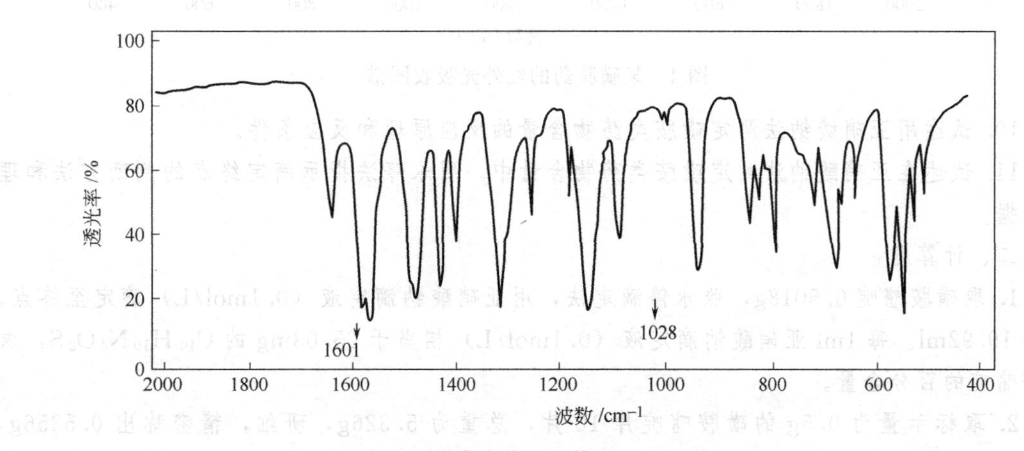

图 1　某磺胺药的红外光吸收图谱

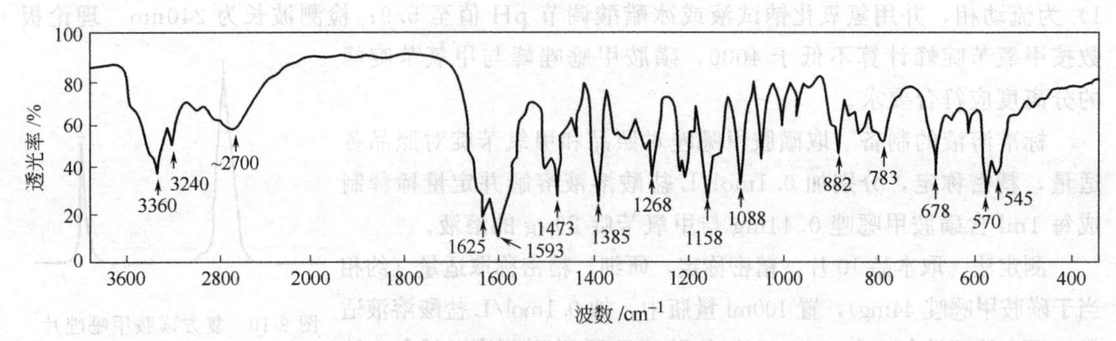

图 2 某磺胺药的红外光吸收图谱

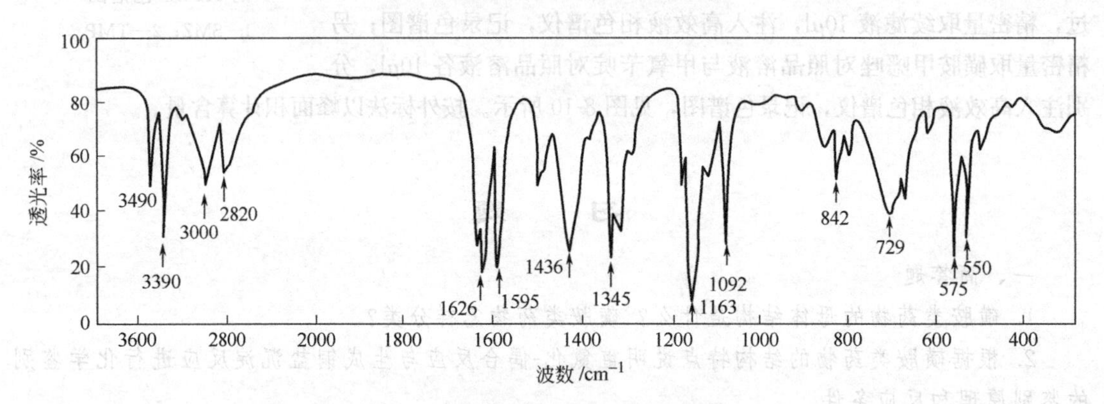

图 3 某磺胺药的红外光吸收图谱

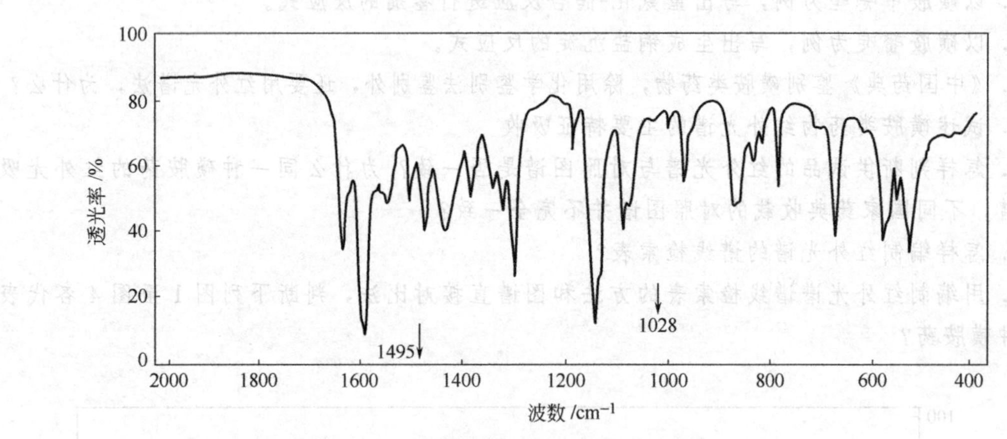

图 4 某磺胺药的红外光吸收图谱

10. 试述用亚硝酸钠法测定磺胺类药物含量的反应原理和反应条件。

11. 试述在亚硝酸钠法测定磺胺类药物含量中，用永停法指示滴定终点的判断方法和理论依据。

二、计算题

1. 取磺胺嘧啶 0.5018g，照永停滴定法，用亚硝酸钠滴定液（0.1mol/L）滴定至终点，用去 19.92ml。每 1ml 亚硝酸钠滴定液（0.1mol/L）相当于 25.03mg 的 $C_{10}H_{10}N_4O_2S$，求磺胺嘧啶的百分含量。

2. 取标示量为 0.5g 的磺胺嘧啶片 10 片，总重为 5.326g，研细，精密称出 0.5356g，照永停滴定法，用亚硝酸钠滴定液（0.1mol/L）滴定，至终点，用去 19.58ml。每 1ml 亚硝酸钠滴定液（0.1mol/L）相当于25.03mg的$C_{10}H_{10}N_4O_2S$，计算该片剂按标示量表示的百分含量。

3. 取标示量每片含磺胺甲噁唑（SMZ）0.4g与甲氧苄啶（TMP）0.08g的复方磺胺甲噁唑片10片，精密称定，总重为5.542g，研细，精密称取片粉0.0725g，用双波长分光光度法测定含量。已知SMZ对照品50.2mg，含量为99.48%；TMP对照品10mg，含量为99.78%。在257nm处，$A_{样}=0.3452$，304nm处$A_{样}=0.012$；在257nm处$A_{SMZ对照}=0.3306$，304nm处$A_{SMZ对照}=0.010$。计算SMZ的标示百分含量。

4. 精密量取上题中供试品溶液与SMZ对照品溶液、TMP对照品溶液各5ml，分别置100ml量瓶中，按药典规定稀释后，照双波长分光光度法测定TMP的含量。在239nm处，$A_{样}=0.3429$，295nm处$A_{样}=0.1904$；在239nm处$A_{TMP对照}=0.1506$，295nm处$A_{TMP对照}=0.0092$。计算TMP的标示百分含量。

三、选择题

1. 亚硝酸钠法测定样品含量时，需控制滴定速度，在下面哪个范围内最宜：

A. 不限滴定速度　　B. 样品溶解后快速滴定（防止样品被氧化）

C. 25滴/10s　　D. 先慢后快　　E. 以上都不对

2. 永停滴定法列于药典的哪一部分？

A. 凡例　　B. 目录　　C. 正文　　D. 附录　　E. 以上都不对

3. 采用亚硝酸钠法（重氮化法）测定磺胺嘧啶时常加入KBr，其目的是：

A. 防止重氮盐水解　　B. 指示剂　　C. 调节溶液的pH值

D. 作催化剂　　E. 以上都不对

4. 亚硝酸钠滴定法，《中国药典》（2005年版）指示终点的方法为：

A. 内指示剂法　　B. 外指示剂法　　C. 永停滴定法

D. 电位法　　E. 以上都不对

四、填空题

1. 磺胺类药物的红外吸收光谱中，在1370～1300cm^{-1}、1180～1140cm^{-1}左右的强吸收峰是由________基团所引起。

2. 药物分子结构中含有________基，均可发生重氮化-偶合反应。

3. 永停滴定法中使用的电极系统是________电极。

4.《中国药典》2005年版收载的磺胺嘧啶及其片剂用________法测定含量，________法指示终点。

5.《中国药典》2005年版收载的复方磺胺甲噁唑片用________法测定含量，使用________作填充剂。

6. 在双波长分光光度法中确定测定波长与参比波长的原则是：在待测组分的________选择测定波长λ_2，在干扰组分的吸收曲线上找到________（参比波长）λ_1，同时待测组分在这两个波长处的ΔA________，以能准确定量。

（欧阳卉）

第九章　维生素类药物的分析

学习指南　本章主要讲述维生素 A、维生素 E、维生素 B_1 和维生素 C 的鉴别、检查及含量测定。通过对本章的学习，要求掌握维生素 A 的含量测定法的原理、方法和结果计算；掌握维生素 C 的鉴别和含量测定原理；熟悉维生素 E 气相色谱法测定含量的原理、条件和结果计算；熟悉维生素 B_1 鉴别和含量测定原理。

第一节　概　　述

维生素是维持人体正常代谢功能所必需的一类微量低分子有机化合物。大多数人体内不能合成，需从食物中摄取。许多维生素是辅基或辅酶的成分。

各种维生素的理化性质和生理作用各不相同，分类按其溶解性能分为脂溶性和水溶性两大类。脂溶性维生素有维生素 A 及其胶丸、维生素 AD 胶丸、维生素 AD 滴剂、维生素 D、维生素 E 等；水溶性维生素有维生素 B 族（包括维生素 B_1、维生素 B_2、维生素 B_6、维生素 B_{12}、叶酸、生物素等）和维生素 C。

《中国药典》2005 年版收载了维生素的原料及其制剂共 30 多个品种。

本章仅对 4 种较为重要的维生素药物（维生素 A、维生素 E、维生素 B_1、维生素 C）的结构、鉴别、检查和含量测定等问题进行讨论。

第二节　维生素 A 的分析

自然界中存在的维生素 A 有维生素 A_1、维生素 A_2、维生素 A_3 三种，以鱼肝油中含量最为丰富。目前，维生素 A 主要以人工合成的方法制备。在三种维生素 A 中，维生素 A_1 活性最强。通常说的维生素 A 即指维生素 A_1，它的化学结构为具有一个共轭多烯侧链的环己烯，全反式结构。其共轭双键和侧链末端醇的结构部分不稳定，容易被氧化。制成醋酸酯能增加其稳定性。

《中国药典》收载的维生素 A 是指人工合成的维生素 A_1 醋酸酯结晶加精制植物油制成的油溶液。此外还收载了维生素 A 胶丸、维生素 AD 胶丸和维生素 AD 滴剂等。《美国药典》收载的维生素 A 是指维生素 A 及其醋酸酯、棕榈酸酯混合物的食用油溶液。《英国药典》收载的人工合成浓缩维生素 A 油是维生素 A 醋酸酯、丙酸酯和棕榈酸酯混合物的植物油溶液。

H_3C　CH_3　CH_3　CH_3　CH_2OR　CH_3

R：—H　　　维生素 A 醇

　　—$COCH_3$　维生素 A 醋酸酯

一、鉴别

《中国药典》采用三氯化锑反应作为鉴别方法。

操作方法　取本品1滴，加三氯甲烷10ml振摇使溶解；取出2滴，加三氯甲烷2ml与25%三氯化锑的三氯甲烷溶液0.5ml，即显蓝色，渐变成紫红色。

原理　维生素A的三氯甲烷溶液与三氯化锑三氯甲烷溶液作用生成蓝色产物，该产物不稳定，几秒钟后，蓝色逐渐消退并变为紫红色。操作中要注意所用仪器和试剂必须干燥无水，三氯甲烷中必须无醇。因为水可使三氯化锑水解，而乙醇可以和碳正离子作用使正电荷消失。反应式如下：

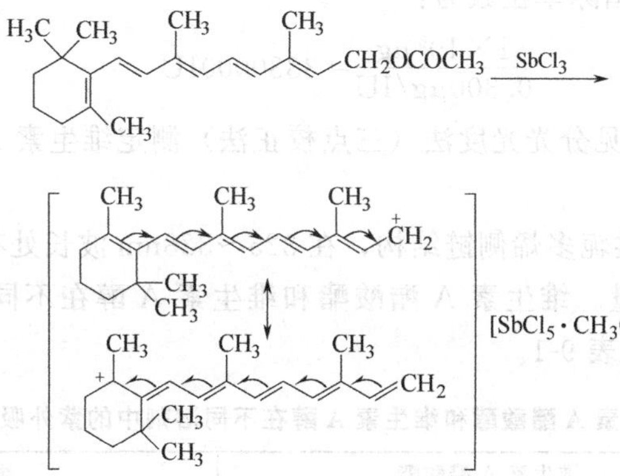

H_3C　CH_3　CH_3　CH_3　CH_2OCOCH_3 $\xrightarrow{SbCl_3}$　CH_3

CH_3　CH_3　CH_3　$\overset{+}{C}H_2$　CH_3　CH_3

CH_3　CH_3　CH_3　CH_2　CH_3　CH_3　$[SbCl_5 \cdot CH_3COO]^-$

二、检查

《中国药典》规定检查本品的酸值和过氧化值。

(1) 酸值　检查本品中游离醋酸的量。

原理　酸值系指中和脂肪、脂肪油或其他类似物质1g中含有的游离脂肪酸所需氢氧化钾的重量（mg），但在测定时可用氢氧化钠滴定液（0.1mol/L）进行滴定。氢氧化钠与游离的脂肪酸定量的进行酸碱中和反应，酚酞为指示剂。酸值的计算方法是以消耗氢氧化钠滴定液（0.1mol/L）的容积为A，供试品的重量（g）为W，公式为：

$$供试品的酸值=\frac{5.61A}{W}$$

操作方法　取乙醇与乙醚各15ml，置锥形瓶中，加酚酞指示液5滴，滴加氢氧化钠滴定液（0.1mol/L）至微显粉红色，再加本品2.0g，振摇使完全溶解，用氢氧化钠滴定液（0.1mol/L）滴定，酸值不得过2.0。

(2) 过氧化值　检查本品中存在的过氧化物杂质。

原理　本品分子中的共轭双键易被氧化，生成过氧化物杂质。该杂质在酸性溶液中将碘化钾氧化为碘。碘遇淀粉显紫蓝色，再用硫代硫酸钠与碘定量作用。通过消耗硫代硫酸钠滴定液的体积数来限制过氧化物杂质的量。反应式如下：

$$R{-}O{-}O{-}R+2I^-+4H^+ \longrightarrow I_2+2H_2O+\text{维生素A}$$

（维生素A过氧化物）

$$I_2+2S_2O_3^{2-} \longrightarrow 2I^-+S_4O_6^{2-}$$

操作方法　取本品1.0g，加冰醋酸-三氯甲烷（6∶4）30ml，振摇使溶解，加碘化钾的饱和溶液1ml，振摇1min，加水100ml与淀粉指示液1ml，用硫代硫酸钠滴定液（0.01mol/L）滴定至紫蓝色消失，并将滴定的结果用空白试验校正。消耗硫代硫酸钠滴定液（0.01mol/L）不得过1.5ml。

三、含量测定

维生素A的含量用生物效价（IU/g）表示，即用每1g溶液中所含维生素A的国际单位（IU）数来表示。每个国际单位（IU）相当于全反式维生素A醋酸酯0.344μg或全反式维生素A醇0.300μg。因此1g维生素A醋酸酯相当的国际单位数为：

$$\frac{1\times10^6\mu g}{0.344\mu g/IU}=2907000IU$$

1g维生素A醇相当的国际单位数为：

$$\frac{1\times10^6\mu g}{0.300\mu g/IU}=3330000IU$$

《中国药典》用紫外-可见分光光度法（三点校正法）测定维生素A的含量。

（一）原理

维生素A分子中具有共轭多烯侧链结构，在325～328nm波长处有最大吸收，所以用紫外-可见分光光度法测定含量。维生素A醋酸酯和维生素A醇在不同溶剂中的最大吸收波长、吸收系数和换算因数见表9-1。

表9-1 维生素A醋酸酯和维生素A醇在不同溶剂中的紫外吸收数据

溶剂	维生素A醋酸酯			维生素A醇		
	λ_{max}/nm	$E_{1cm}^{1\%}$	换算因数	λ_{max}/nm	$E_{1cm}^{1\%}$	换算因数
环已烷	327.5	1530	1900	326.5	1755	1900
异丙醇	325	1600	1830	325	1820	1830

由于维生素A制剂中含有稀释用油和维生素A原料中混有其他杂质，所测得的吸光度不是维生素A独有的吸收。在以下规定的条件下，非维生素A物质的无关吸收所引起的误差可以用校正公式校正，以便得到正确结果。

校正公式系采用三点法，即在三点波长处（第1点：维生素A的最大吸收波长；第2点和第3点：在最大吸收波长的两侧各选一点）测定A值，然后根据校正公式计算出吸光度$A_{校正}$后，再计算含量。

（二）测定方法及结果计算

测定方法有两种，第一法适用于维生素A醋酸酯供试品中干扰测定的杂质较少时；第二法适用于维生素A醇或维生素A醋酸酯中杂质过多，不能用第一法直接测定含量时。

第一法

1. 溶液配制与测定

取维生素A醋酸酯，精密称定，加环已烷制成每1ml中含9～15IU的溶液。然后在300nm、316nm、328nm、340nm、360nm五个波长处测定A值。

2. 计算各波长下的吸光度与328nm波长下的吸光度（A_{328nm}）的比值。

3. 将前面计算得到的五个吸光度比值分别与下表中规定的吸光度比值相减，即得到五个差值。

波长/nm	300	316	328	340	360
吸光度比值	0.555	0.907	1.000	0.811	0.299

4. 比较确定 A 值

(1) 若最大吸收峰在 326～329nm 之间，且计算得到的五个差值均不超过表中规定的±0.02时，则直接用测定得到的 A_{328nm} 代入下面公式计算含量。

每 1g 供试品中含有的维生素 A 单位 $=E_{1cm}^{1\%}(328nm)\times 1900$

式中 $E_{1cm}^{1\%}(328nm)$——供试品在 328nm 处的吸收系数；

1900——维生素 A 醋酸酯在环己烷溶液中的换算因数。

根据朗伯-比尔定律表达式：

$$A=E_{1cm}^{1\%}cL$$

则

$$E_{1cm}^{1\%}(328nm)=\frac{A}{cL}$$

换算因数为每 1 个 E 数值所相当的效价。即：

$$换算因数=\frac{效价(IU/g)}{E_{1cm}^{1\%}(\lambda_{max})}$$

维生素 A 醋酸酯纯品在环己烷中 $E_{1cm}^{1\%}(328nm)=1530$，1g 维生素 A 醋酸酯相当于 2907000IU。

$$换算因数=\frac{2907000}{1530}=1900$$

维生素 A 醇纯品在异丙醇中 $E_{1cm}^{1\%}(325nm)=1920$，1g 维生素 A 醇相当于 3330000IU。

$$换算因数=\frac{3330000}{1820}=1830$$

维生素 A 醋酸酯胶丸为标示量的百分含量：

$$标示量(\%)=\frac{A\times D\times 1900\times \overline{m}}{m_S\times 100\times L\times 标示量}\times 100\%$$

式中 A——直接测得的 A_{328nm} 或校正后的 A_{328nm}（校正）；

D——供试品的稀释倍数；

1900——换算因数；

m_S——称取供试品的量，g；

$\overline{m}$——胶丸的平均内容物重量，g；

L——比色皿厚度，cm。

标示量为样品标签上注明的每胶丸含有的维生素 A 醋酸酯的国际单位数。

(2) 若最大吸收峰在 326～329nm 之间，计算得到的五个波长下的差值有一个或几个超过±0.02 时，则需要按下式计算 A_{328nm}（校正）。

$$A_{328nm}(校正)=3.52\times(2A_{328nm}-A_{316nm}-A_{340nm})$$

按下面的方法判断选用吸光度值。

① 若 $\frac{A_{328nm}(校正)-A_{328nm}}{A_{328nm}}\times 100\%$ 计算所得的数值在±3%以内，则不用 A_{328nm}（校正），直接以测定的吸光度值 A_{328nm} 计算含量。

② 若按 $\frac{A_{328nm}(校正)-A_{328nm}}{A_{328nm}}\times 100\%$ 计算所得的数值在－15%～－3%之间，则用 A_{328nm}（校正）计算含量。

③ 若按 $\frac{A_{328nm}(校正)-A_{328nm}}{A_{328nm}}\times 100\%$ 计算所得的数值小于－15%或大于＋3%，或者最

大吸收峰不在326～329nm之间，则所含杂质太多，需用下面的第二法测定含量。

第二法

本法是将维生素A经皂化提取，除去干扰后测定吸光度，再计算含量。

1. 测定方法

精密称取供试品适量（约相当于维生素A总量500IU以上，重量不多于2g），置皂化瓶中，加乙醇30ml与50%（g/g）氢氧化钾溶液3ml，置水浴中煮沸回流30min，冷却后，自冷凝管顶端加水10ml冲洗冷凝管内部，将皂化液移至分液漏斗中（分液漏斗活塞涂以甘油淀粉润滑剂），皂化瓶用水60～100ml分数次洗涤，洗液并入分液漏斗中，用不含过氧化物的乙醚振摇提取4次，每次振摇约5min，第一次60ml，以后各次40ml，合并乙醚液，用水洗涤数次，每次约100ml，洗涤应缓缓旋动，避免乳化，直至水层遇酚酞指示液不再显红色，乙醚液用铺有脱脂棉与无水硫酸钠的滤器滤过，滤器用乙醚洗涤，洗液与乙醚液合并，放入250ml量瓶中，用乙醚稀释至刻度，摇匀；精密量取适量，置蒸发皿中，在水浴上低温蒸发至5ml后，置减压干燥器中，抽干，迅速加异丙醇溶解并定量稀释制成每1ml中含9～15IU，照紫外-可见分光光度法，在300nm、310nm、325nm、334nm四个波长处测定吸光度，并测定吸收峰的波长。吸收峰的波长应在323～327nm之间，且300nm波长处的吸光度与325nm波长处的吸光度的比值应不超过0.73。

2. 计算

$$A_{325\text{nm}}(\text{校正})=6.815A_{325\text{nm}}-2.555A_{310\text{nm}}-4.260A_{334\text{nm}}$$

$$E_{1\text{cm}}^{1\%}(325\text{nm})=\frac{A}{cL}$$

每1g供试品中含有的维生素A的单位$=E_{1\text{cm}}^{1\%}(325\text{nm})\times 1830$

$$\text{标示量}(\%)=\frac{A\times D\times 1830\times \bar{m}}{m_S\times 100\times L\times \text{标示量}}\times 100\%$$

式中　A——直接测得的$A_{325\text{nm}}$或校正后的$A_{325\text{nm}}$（校正）；

1830——换算因数。

3. 吸光度值的选用法

① 若$A_{325\text{nm}}$（校正）测定的吸光度在（100±3）%以内，则不用$A_{325\text{nm}}$（校正），直接以测定的吸光度值$A_{325\text{nm}}$计算含量。

② 若$A_{325\text{nm}}$（校正）超过测定的吸光度的（100±3）%范围，则用$A_{325\text{nm}}$（校正）计算含量。

③ 若最大吸收波长（λ_{max}）不在323～327nm之间或$A_{300\text{nm}}/A_{325\text{nm}}$的比值大于0.73，则表示供试品中杂质过高，应进一步纯化后再进行测定。

例　维生素AD胶丸中维生素A的含量测定：精密称取本品（规格10000IU/丸）装量差异项下（平均装量0.1001g/丸）的内容物0.2967g，置100ml量瓶中，用环己烷稀释至刻度，摇匀；精密量取1ml，置另一25ml量瓶中，用环己烷稀释至刻度，摇匀。以环己烷为空白，在波长300nm、316nm、328nm、340nm、360nm处测得吸光度分别为：0.431、0.561、0.626、0.523、0.243。最大吸收波长为328nm。求本品中维生素A的含量为标示量的百分之几？

解：$\frac{A_{300\text{nm}}}{A_{328\text{nm}}}=0.688-0.555=+0.133$

$$\frac{A_{316nm}}{A_{328nm}}=0.896-0.907=-0.011$$

$$\frac{A_{328nm}}{A_{328nm}}=1.000-1.000=0$$

$$\frac{A_{340nm}}{A_{328nm}}=0.867-0.811=+0.056$$

$$\frac{A_{360nm}}{A_{328nm}}=0.388-0.299=+0.089$$

所得差值中＋0.133、＋0.056及＋0.089均超过规定的±0.02，所以，需要计算328nm波长下的吸光度的校正值。

$$A_{328nm}(\text{校正})=3.52\times(2A_{328nm}-A_{316nm}-A_{340nm})$$
$$=3.52\times(2\times0.626-0.561-0.523)=0.591$$

$$\frac{A_{328nm}(\text{校正})-A_{328nm}}{A_{328nm}}\times100\%=\frac{0.591-0.626}{0.626}=-5.59\%$$

（本值在－15%～3%之间，用 $A_{328(\text{校正})}=0.591$ 计算含量）

$$\text{标示量}(\%)=\frac{A_{328(\text{校正})}\times D\times1900\times\bar{m}}{m_S\times100\times L\times\text{标示量}}\times100\%$$

$$=\frac{0.591\times100\times\frac{25}{1}\times1900\times0.1001}{0.2967\times100\times1\times10000}\times100\%=94.7\%$$

第三节 维生素E的分析

《中国药典》收载的维生素E是指合成型或天然型维生素E：合成型为（±）-2,5,7,8-四甲基-2-(4,8,12-三甲基十三烷基)-6-苯并二氢吡喃醇醋酸酯或*dl*-*α*-生育酚醋酸酯；天然型为（＋）-2,5,7,8-四甲基-2-(4,8,12-三甲基十三烷基)-6-苯并二氢吡喃醇醋酸酯或*d*-*α*-生育酚醋酸酯。《中国药典》还收载有维生素E片、维生素E注射液、维生素E胶丸、维生素E粉。《美国药典》收载的维生素E是指右旋或外消旋*α*-生育酚及其醋酸酯和琥珀酸酯。《日本药局方》和《英国药典》收载的是外消旋*α*-生育酚醋酸酯和*α*-生育酚。

合成型

天然型

$C_{31}H_{52}O_3$ 472.75

一、性状

本品为微黄色至黄色或黄绿色澄清的黏稠液体；几乎无臭；遇光色渐变深。天然型放置会固化，25℃左右熔化。本品在无水乙醇、丙酮、乙醚或植物油中易溶，在水中不溶。

二、鉴别

《中国药典》2000 年版（二部）采用与硝酸显色和与三氯化铁-联吡啶显色鉴别本品；《中国药典》2005 年版（二部）采用与硝酸显色和红外光谱法鉴别。

1. 与硝酸显色

原理　维生素 E 溶解于无水乙醇后，在硝酸的酸性条件下被水解生成生育酚，生育酚再被硝酸氧化为生育红显橙红色。反应式如下：

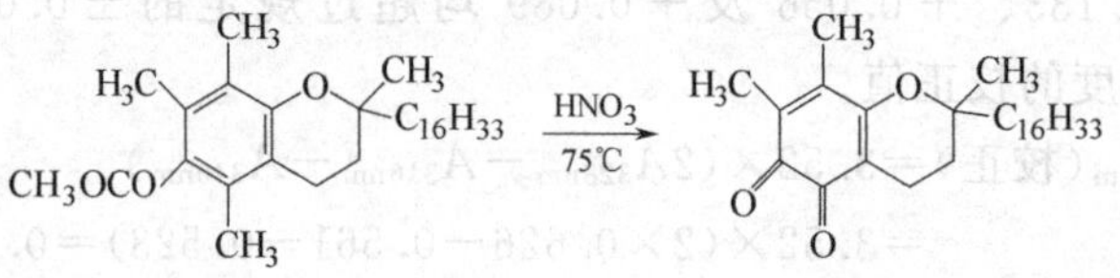

HNO_3　75℃

维生素 E　　　　生育红（橙红色）

操作方法　取本品约 30mg，加无水乙醇 10ml 溶解后，加硝酸 2ml，摇匀，在 75℃加热约 15min，溶液显橙红色。

2. 红外光谱法　本品的红外光吸收图谱应与对照品的图谱一致。

三、检查

《中国药典》2000 年版（二部）规定维生素 E 原料检查酸度和生育酚。《中国药典》2005 年版（二部）增加了检查正已烷一项。

1. 酸度

检查维生素 E 在制备过程中引入的游离醋酸。

取乙醇和乙醚各 15ml，置锥形瓶中，加酚酞指示液 0.5ml，滴加氢氧化钠滴定液（0.1mol/L）至微显粉红色，加本品 1.0g，溶解后，用氢氧化钠滴定液（0.1mol/L）滴定，消耗的氢氧化钠滴定液（0.1mol/L）不得过 0.5ml。

2. 生育酚

检查维生素 E 在制备过程中未酯化的生育酚。利用游离生育酚具有还原性，可被硫酸铈定量氧化。用硫酸铈滴定液滴定，二苯胺为指示剂，终点蓝色。用消耗硫酸铈滴定液的体积控制杂质限量。

取本品 0.10g，加无水乙醇 5ml 溶解后，加二苯胺试液 1 滴，用硫酸铈滴定液（0.01mol/L）滴定，消耗硫酸铈滴定液（0.01mol/L）不得超过 1.0ml。

3. 正已烷

检查天然型维生素 E 在生产过程中引入的正已烷残留量。

取本品适量，精密称定，加二甲基甲酰胺溶解并定量稀释制成每 1ml 中约含 50mg 的溶液，作为供试品溶液；另取正已烷适量，加二甲基甲酰胺定量稀释制成每 1ml 中约含 50μg 的溶液，作为对照品溶液。照残留溶剂测定法第一法测定，以 HP-5 毛细管柱（5%聚甲基硅氧烷）为分析柱，用氢火焰离子化检测器，柱温 50℃保持 8min，然后以每分钟 45℃升至 260℃，保持 15min，含正已烷应符合规定。

四、含量测定

《中国药典》用气相色谱法测定维生素 E 及其制剂的含量（见图 9-1）。维生素 E 的沸点虽然高达350℃，但仍可不经衍生化直接用气相色谱法测定含量，测定时均采用内标法。

1. 色谱条件与系统适用性试验

载气为氮气；以硅酮（OV-17）为固定相，涂布于经酸洗并硅烷化处理的硅藻土或高分子小球上，涂布浓度为2%；或以HP-1毛细管柱（100%二甲基聚硅氧烷）为分析柱；柱温为265℃；检测器为氢火焰离子化检测器（FID）；理论板数（n）按维生素E峰计算应不低于500（填充柱）或5000（毛细管柱）；维生素E峰与内标物质峰的分离度（R）应大于1.5。

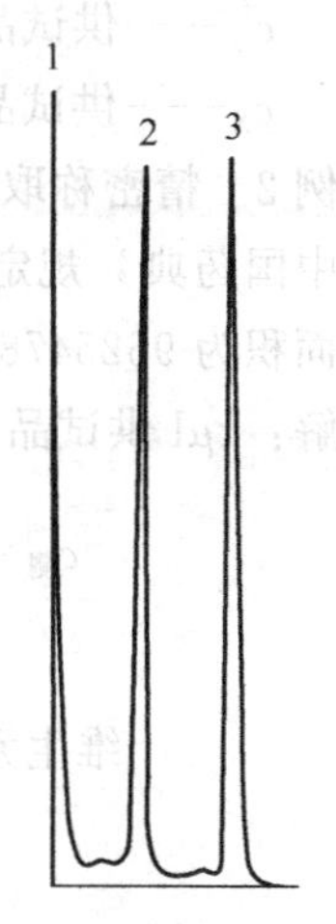

图9-1　维生素E片的气相色谱分析（2005年版药典）
1—溶剂正己烷；2—内标正三十二烷；3—维生素E

2. 溶液配制与校正因子测定

内标溶液的配制　取正三十二烷适量，加正己烷溶解并稀释成每1ml中含1.0mg的溶液，摇匀，即得。

标准溶液的配制　取维生素E对照品约20mg，精密称定，置棕色具塞锥形瓶中，精密加入内标溶液10ml，密塞，振摇使溶解，取1～3μl注入气相色谱仪，计算校正因子。

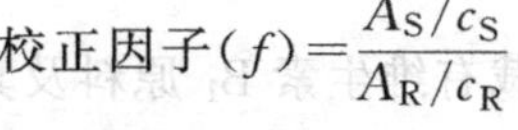

$$校正因子(f)=\frac{A_S/c_S}{A_R/c_R}$$

式中　A_S——内标物质的峰面积或峰高；

A_R——对照品的峰面积或峰高；

c_S——内标物质的浓度；

c_R——对照品的浓度。

例1　按《中国药典》2005年版（二部）规定用气相色谱法测定维生素E原料的含量。先试验仪器适用性：取含有内标物正三十二烷1.005mg/ml和维生素E对照品1.991mg/ml的混合溶液1μl注入气相色谱仪。测得数据如下，求理论板数、分离度和校正因子各为多少？

物　质	t_R/min	$W_{h/2}$/min	W/min	H/min
对照品	9.70	0.53	1.10	63.8
内标物	5.90	0.40	0.97	60.2

解：理论板数 $n=5.54\left(\frac{t_R}{W_{h/2}}\right)^2=5.54\times\left(\frac{9.70}{0.53}\right)^2=1856$

$$分离度\ R=\frac{2(t_{R2}-t_{R1})}{W_1+W_2}=\frac{2\times(9.70-5.90)}{1.10+0.97}=3.7$$

$$校正因子\ f=\frac{\frac{A_S}{c_S}}{\frac{A_R}{c_R}}=\frac{0.40\times\frac{60.2}{1.005}}{0.53\times\frac{63.8}{1.991}}=1.41$$

3. 供试品的测定及含量计算

取本品约20mg，精密称定，置棕色具塞锥形瓶中，精密加入内标溶液10ml，密塞，振摇使溶解，取1～3μl注入气相色谱仪，测定，计算，即得。

$$原料(\%)=\frac{f\frac{A_X}{A'_S}\cdot c'_S}{c_X}\times100\%$$

式中　A_X——供试品峰面积或峰高；

A'_S——供试品中内标物的峰面积或峰高；

c'_S——供试品的浓度；

c_X——供试品的浓度。

例 2　精密称取维生素 E 供试品 20.18 mg，用 2.020mg/ml 的内标溶液 10ml 溶解，按照《中国药典》规定用气相色谱法测定含量。设进样量为 1μl，校正因子 $f=1.025$，供试品的峰面积为 9625478，内标物的峰面积为 9914327。求该供试品中维生素 E 的百分含量。

解：1μl 供试品中维生素 E 的质量

$$c_{测}=f\frac{A_X}{A_S}\cdot c_S=1.025\times\frac{9625478\times 2.020}{9914327}=2.016\ (\text{mg/ml})$$

$$维生素\ E(\%)=\frac{f\times\frac{A_X}{A'_S}\times c'_S}{c_X}\times 100\%=\frac{2.016}{\frac{20.18}{10}}\times 100\%=99.9\%$$

第四节　维生素 B_1 的分析

维生素 B_1 又称盐酸硫胺。《中国药典》收载有维生素 B_1 原料及其片剂和注射剂。

$C_{12}H_{17}ClN_4OS\cdot HCl=337.27$

维生素 B_1

一、鉴别

(一) 硫色素反应

硫色素反应为维生素 B_1 的专属性反应，各国药典均以此法用于本品的鉴别。

原理　本品加氢氧化钠试液溶解后，噻唑环在碱性介质中开环，再与嘧啶环上的氨基缩合，被铁氰化钾氧化为硫色素。硫色素易溶于正丁醇中而显强烈的荧光。

NaOH　脱水缩合　加成环合　铁氰化钾

硫色素

方法　取本品约 5mg，加氢氧化钠试液 2.5ml 溶解后，加铁氰化钾试液 0.5ml 与正丁醇 5ml，强力振摇 2min，放置使分层，上面的醇层显强烈的蓝色荧光；加酸使呈酸性，荧光即消失；再加碱使成碱性，荧光又出现。

(二) 氯化物反应

本品的盐酸盐水溶液显氯化物的鉴别反应。

二、检查

《中国药典》2005 年版（二部）规定维生素 B_1 应检查酸度、溶液的澄清度与颜色、硫酸盐、硝酸盐、干燥失重、炽灼残渣、铁盐、重金属和总氯量。

1. 酸度

本品为硫胺的盐酸盐，是强酸弱碱盐，水溶液呈酸性。取本品 0.50g，加水 20ml 溶解后，依法测定，pH 值应为 2.8～3.3。

2. 溶液的澄清度与颜色

检查溶液的澄清度与颜色是为了检查制备过程中引入的不溶性中间体和有色杂质。取本品 1.0g，加水 10ml 溶解后，溶液应澄清无色；如显色，与对照液（取比色用重铬酸钾 0.1ml，加水适量使成 10ml）比较，不得更深。

3. 干燥失重

本品的干燥品在空气中迅速吸收 4%的水分，故需检查生产和贮存时引入的水分及其他挥发性杂质。取本品，在 105℃干燥至恒重，减失重量不得过 5.0%。

4. 铁盐

铁盐为生产时引入的杂质，微量的铁金属离子能加速本品的氧化，故用比色法检查，限量为 0.002%。

5. 总氯量

本品每 1mol 含氯 70.90g，理论总氯量为 21.02%。《中国药典》2005 年版规定用银量法测定，即用硝酸银滴定液滴定氯，以此控制本品的纯度。取本品约 0.2g，精密称定，加水 20ml 溶解后，加稀醋酸 2ml 与溴酚蓝指示液 8～10 滴，用硝酸银滴定液（0.1mol/L）滴定至显蓝紫色，每 1ml 硝酸银滴定液（0.1mol/L）相当于 3.54mg 的氯（Cl）。按干燥品计算，本品含总氯量应为 20.6%～21.2%。

三、含量测定

《中国药典》2005 年版（二部）规定用非水溶液滴定法测定维生素 B_1 原料药的含量，而用紫外-可见分光光度法测定维生素 B_1 片剂和维生素 B_1 注射剂的含量。

（一）非水溶液滴定法

原理　本品分子中含有两个碱性的已成盐的伯胺和季铵基团，在醋酸汞存在下，均可与高氯酸作用。根据消耗高氯酸的量即可计算出维生素 B_1 的含量。加入醋酸汞的目的是为了消除盐酸对非水滴定法的干扰。由于本品与高氯酸反应的摩尔比是 1∶2，维生素 B_1 的相对分子质量为 337.27，所以滴定度为 16.86mg/ml。

$$维生素\ B_1(\%)=\frac{TVF}{m_S}\times 100\%$$

式中　T——滴定度；

V——滴定液的体积，ml；

F——滴定液的浓度换算因子；

m_S——称取的供试品重，mg。

测定方法　取本品 0.15g，精密称定，置 100ml 具塞锥形瓶中，加冰醋酸 20ml，微热溶解后，密塞，冷至室温，加醋酸汞试液 5ml、喹哪啶红-亚甲蓝混合指示液 2 滴，用高氯酸滴定液（0.1mol/L）滴定至溶液显天蓝色，振摇 30s 不褪色，并将滴定的结果用空白试验校正。每 1ml 高氯酸滴定液（0.1mol/L）相当于 16.86mg 的 $C_{12}H_{17}ClN_4OS \cdot HCl$。

（二）紫外-可见分光光度法

1. 原理

维生素 B_1 分子中具有共轭双键结构，故具有紫外吸收，将其溶于盐酸溶液（9→1000），在最大吸收波长 246nm 处测定吸光度即可定量。

2. 测定方法

维生素 B_1 片剂的含量测定　取本品 20 片，精密称定，研细，精密称取适量（约相当于维生素 B_1 25mg），置 100ml 量瓶中，加盐酸溶液（9→1000）约 70ml，振摇 15min，使维生素 B_1 溶解，加盐酸溶液（9→1000）稀释至刻度，摇匀，用干燥滤纸滤过，弃取初滤液，精密量取续滤液 5ml，置另一 100ml 量瓶中，再加盐酸溶液（9→1000）稀释至刻度，摇匀，照紫外-可见分光光度法在 246nm 波长处测定吸光度，按 $C_{12}H_{17}ClN_4OS \cdot HCl$ 的吸收系数 $E_{1cm}^{1\%}$ 为 421 计算，即得。

$$标示量(\%)=\frac{A\times 1\%\times D\times V\times 平均片重}{E_{1cm}^{1\%}\times m_S\times 标示量}\times 100\%$$

式中　A——吸光度；

D——供试品稀释倍数；

m_S——称取的片粉重。

维生素 B_1 注射液的含量测定　精密量取本品适量（约相当于维生素 B_1 50mg），置 200ml 量瓶中，加水稀释至刻度，摇匀，精密量取 5ml，置 100ml 量瓶中，加盐酸溶液（9→1000）稀释至刻度，照紫外-可见分光光度法在 246nm 波长处测定吸光度，按 $C_{12}H_{17}ClN_4OS \cdot HCl$ 的吸收系数 $E_{1cm}^{1\%}$ 为 421 计算，即得。

第五节　维生素 C 的分析

维生素 C 又叫 L-抗坏血酸，在化学结构上与糖类十分相似，具有糖类的性质和反应。分子中有两个手性碳原子，故有四个光学异构体，其中以 L-(+)-抗坏血酸生物活性最强。中、美、英药典及《日本药局方》收载的都是 L-(+)-抗坏血酸。分子中的连二烯醇结构具有强还原性，易被氧化为连二酮结构而成为去氢抗坏血酸，去氢抗坏血酸在氢碘酸等还原剂作用下，又可逆转为抗坏血酸。

《中国药典》2005 年版（二部）收载有维生素 C 原料、维生素 C 片、维生素 C 泡腾片、维生素 C 泡腾颗粒、维生素 C 注射液、维生素 C 颗粒。

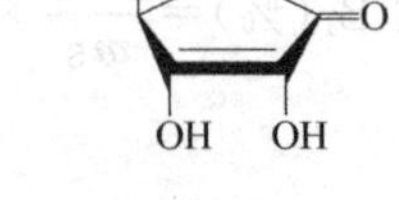

$C_6H_8O_6$　176.13

维生素 C

一、性状

性状　本品为白色结晶或结晶性粉末；无臭，味酸；久置色渐变微黄；水溶液显酸性反应。本品在水中易溶，在乙醇中略溶，在三氯甲烷或乙醚中不溶。

二、鉴别

1. 与 $AgNO_3$ 反应

本品能被硝酸银试液还原为银而产生黑色沉淀。反应式如下：

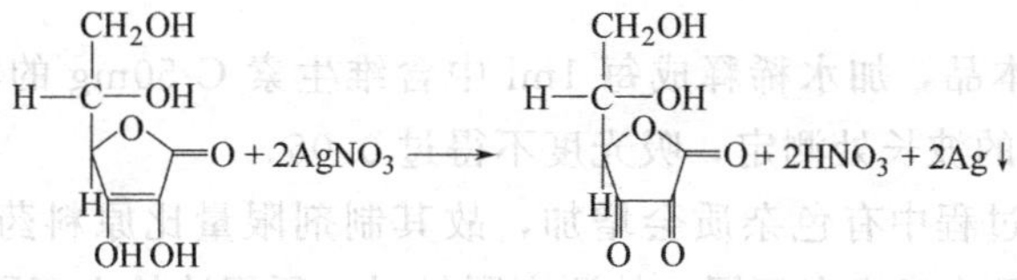

$$\text{维生素C} + 2AgNO_3 \longrightarrow \text{脱氢维生素C} + 2HNO_3 + 2Ag\downarrow$$

操作方法　取本品 0.2g，加水 10ml 溶解后，分成二等份。在第一份溶液中，加硝酸银试液 0.5ml，即生成银的黑色沉淀。第二份溶液用于化学反应鉴别法 2 中。

2. 与 2,6- 二氯靛酚反应

(1) 原理　2,6- 二氯靛酚为一染料，其氧化型在酸性介质中为玫瑰红色，在碱性介质中为蓝色。与维生素 C 作用后生成还原型的无色的酚亚胺。反应式如下：

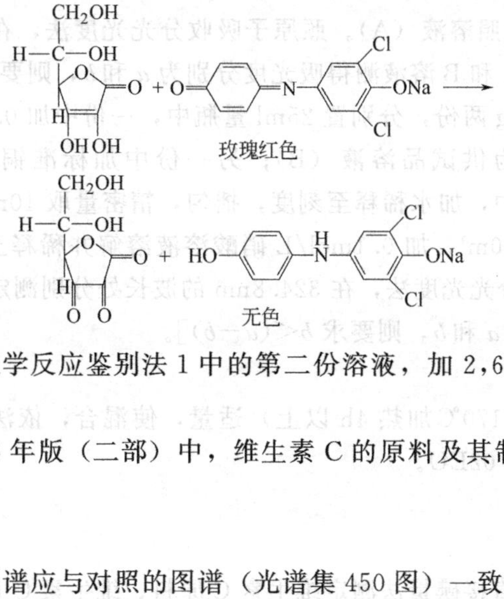

维生素C + 2,6-二氯靛酚钠（玫瑰红色） ⟶ 脱氢维生素C + 还原型 2,6-二氯靛酚钠（无色）

(2) 操作方法　取化学反应鉴别法 1 中的第二份溶液，加 2,6- 二氯靛酚试液 1～2 滴，试液的颜色即消失。

在《中国药典》2005 年版（二部）中，维生素 C 的原料及其制剂均用上述化学反应鉴别法鉴别。

3. 红外光谱法

本品的红外光吸收图谱应与对照的图谱（光谱集 450 图）一致。

三、检查

《中国药典》规定检查维生素 C 原料及其片剂、注射液的澄清度与颜色，另外对维生素 C 原料检查炽灼残渣、铁、铜、重金属。2005 年版《中国药典》增加了原料检查细菌内毒素（供注射用）。

（一）溶液的澄清度与颜色

维生素 C 的水溶液在高于或低于 pH5～6 时，受空气、光线和温度影响，可使分子内的内酯环水解，进一步发生脱羧反应生成糠醛，糠醛聚合而呈色。所以维生素 C 原料及其制剂在贮存期间易变色。为保证产品质量，《中国药典》采用控制吸光度的方法控制有色杂质的量。具体操作方法如下。

（1）原料　取本品3.0g，加水15ml，振摇使溶解，溶液应澄清无色；如显色，将溶液经4号垂熔玻璃漏斗滤过，取滤液，照紫外-可见分光光度法，在420nm的波长处测定吸光度，不得过0.03。

（2）片剂　取本品的细粉适量（相当于维生素C 1.0g）加水20ml，振摇使维生素C溶解，滤过，取滤液，照紫外-可见分光光度法，在440nm的波长处测定吸光度，不得过0.07。

（3）注射液　取本品，加水稀释成每1ml中含维生素C 50mg的溶液，照紫外-可见分光光度法，在420nm的波长处测定，吸光度不得过0.06。

维生素C在制剂过程中有色杂质会增加，故其制剂限量比原料药宽一些。片剂和注射液中所含有色杂质的吸收峰略有不同，故测定限量时，所用波长也不同。

（二）铁和铜离子的检查

在碱性介质中微量Cu^{2+}使氧化作用明显加速，在强酸性下金属铁也起催化作用。

（1）铁　取本品5.0g两份，分别置25ml量瓶中，一份中加0.1mol/L硝酸溶液溶解并稀释至刻度，摇匀，作为供试品溶液（B）；另一份中加标准铁溶液（精密称取硫酸铁铵863mg，置1000ml量瓶中，加1mol/L硫酸溶液25ml，加水稀释至刻度，摇匀，精密量取10ml，置100ml量瓶中，加水稀释至刻度，摇匀）1.0ml，加0.1mol/L硝酸溶液溶解并稀释至刻度，摇匀，作为对照溶液（A）。照原子吸收分光光度法，在248.3nm的波长处分别测定，应符合规定[若A和B溶液测得吸光度分别为a和b，则要求$b<(a-b)$]。

（2）铜　取本品2.0g两份，分别置25ml量瓶中，一份中加0.1mol/L硝酸溶液溶解并稀释至刻度，摇匀，作为供试品溶液（B）；另一份中加标准铜溶液（精密称取硫酸铜393mg，置1000ml量瓶中，加水稀释至刻度，摇匀，精密量取10ml，置100ml量瓶中，加水稀释至刻度，摇匀）1.0ml，加0.1mol/L硝酸溶液溶解并稀释至刻度，摇匀，作为对照溶液（A）。照原子吸收分光光度法，在324.8nm的波长处分别测定，应符合规定[若A和B溶液测得吸光度分别为a和b，则要求$b<(a-b)$]。

（三）细菌内毒素

取本品，加碳酸钠（170℃加热4h以上）适量，使混合，依法检查，每1mg维生素C中含内毒素的量应小于0.02EU。

四、含量测定

《中国药典》规定用直接碘量法测定维生素C原料、维生素C片、维生素C泡腾片、维生素C注射液、维生素C颗粒。

（一）原理

维生素C分子中的二烯醇结构，在醋酸的酸性条件下，可被碘定量氧化。根据消耗碘滴定液的体积，即可计算出维生素C的含量。反应式如下：

CH_2OH, H—C—OH, O, OH OH $=O + I_2 \longrightarrow$ CH_2OH, H—C—OH, O, O O $=O + 2HI$

（二）测定方法

取本品约0.2g，精密称定，加新沸过的冷水100ml与稀醋酸10ml使溶解，加淀粉指示液 1ml，立即用碘滴定液（0.05mol/L）滴定，至溶液显蓝色并在 30s 内不褪色。每 1ml 碘滴定液（0.05mol/L）相当于 8.806mg 的 $C_6H_8O_6$。

（三）讨论

① 操作中加新沸过的冷水是为了减少水中溶解氧对测定的影响。

② 加入稀醋酸使滴定在酸性溶液中进行，维生素 C 在酸性介质中受空气中氧的氧化作用减慢。

③ 供试品溶解后需立即进行滴定，减少氧的干扰。

④ 为消除制剂中辅料对测定的干扰，滴定前要做些处理，具体如下。

片剂　溶解后经干燥滤纸迅速滤过，取续滤液测定，以消除滑石粉等辅料的干扰。

泡腾片　用 0.1mol/L 的硫酸溶液为溶剂同时调节溶液酸性。

注射液　加 2ml 丙酮，消除抗氧剂焦亚硫酸钠的干扰。

$$Na_2S_2O_5 + H_2O \longrightarrow 2NaHSO_3$$

$$NaHSO_3 + (H_3C)_2C{=}O \longrightarrow H_3C{-}C(CH_3)(OH){-}SO_3Na$$

习　题

一、填空题

1. 维生素 A 的三氯化锑反应需在______试剂中进行，开始呈现______色，很快又变成______。

2. 在《中国药典》2005 年版（二部）中，维生素 E 用________法进行含量测定，并且规定维生素 E 中要检查特殊杂质________。

3. 维生素 B_1《中国药典》2005 年版（二部）用________法测定维生素 B_1 原料的含量，其制剂则采用________。

二、选择题（单选题）

1. 盐酸硫胺分子中含有一个季铵基，季铵位于：

A. 嘧啶环的取代基上　　B. 嘧啶环　　C. 嘧啶与噻唑相连处

D. 噻唑环的取代基上　　E. 噻唑环

2.《中国药典》2005 年版（二部）收载的维生素 C 注射液含量测定方法是：

A. 紫外分光光度法　　B. 碱水解后碘量法　　C. 直接碘量法

D. 剩余碘量法　　E. HPLC 法

3. 硫色素反应可用于鉴别的药物是：

A. 黄体酮　　B. 维生素 E　　C. 维生素 B_1　　D. 可的松　　E. 以上都不对

4. 用碱水解后加 2,2′-联吡啶乙醇溶液与三氯化铁乙醇溶液鉴别维生素 E 的反应中，产生红色的原因是：

A. 维生素 E 水解产物生育酚与 Fe^{3+} 反应呈红色

B. Fe^{3+} 被水解产物生育酚还原为 Fe^{2+} 后与联吡啶显红色

C. 生育酚与微量 Fe^{3+} 反应显红色

D. 生育酚在 Fe^{3+} 存在下，与联吡啶反应显红色

E. 生育酚被Fe^{3+}氧化生成生育红而呈红色

5.《中国药典》2005年版（二部）中用气相色谱法测定维生素E含量时，计算样品含量的方法是：

A. 用十六酸十六醇酯作内标物的内标法

B. 用维生素E标准品作标准曲线的外标法

C. 不用标准品的归一化法

D. 用正三十二烷作内标物的内标法

E. 以上都不对

6. 用碘量法测定维生素C时，采用新煮沸过的冷水溶解样品的目的是：

A. 除去溶解氧　B. 除去CO_2　C. 稳定溶液的pH值

D. 消除还原剂的影响　E. 以上都不对

7. 维生素C的鉴别试验主要是基于它的：

A. 氧化性　B. 还原性　C. 酸性　D. 碱性　E. 以上都不对

8. 碘量法测定维生素C注射液含量时，常需加入丙酮，目的是：

A. 掩蔽剂，消除硬脂酸镁的干扰

B. 稳定剂，防止维生素C被空气中的氧氧化

C. 助溶剂，使维生素C的氧化产物易溶解

D. 掩蔽剂，消除亚硫酸氢钠的干扰

E. 以上都不对

三、简答题和计算题

1.《中国药典》中的维生素A是指什么物质？它有哪些检查项目？说出其杂质的来源。

2. 用什么方法测定维生素A的含量？为什么？

3.《中国药典》中的维生素E是什么物质？用哪些方法鉴别？其原理是什么？

4. 试述用硫色素反应鉴别维生素B_1的反应原理和反应现象。

5. 写出用直接碘量法测定维生素C含量的反应原理及注意事项。

6. 精密量取标示量为每1g含维生素A 100万单位的供试品0.1121g，置100ml量瓶中，用环己烷溶解并稀释至100ml，精密量取1ml，置另一100ml量瓶中，用环己烷稀释至100ml。取此溶液按药典要求测定。发现最大吸收波长为328nm，该波长的吸光度为0.586。在300nm、316nm、340nm、360nm波长处的吸光度与波长328nm处吸光度的比值经计算符合药典规定，不需要计算校正吸光度。求该供试品的含量为标示量的百分之几？

7. 按《中国药典》2005年版（二部）要求测定维生素E的含量：精密称取维生素E供试品20.08mg，加浓度为1.004mg/ml的内标物（正三十二烷）溶液10ml，密塞，振摇溶解后进样1μl，进行气相色谱分析。供试品和内标物峰面积分别为9614621及5011024。已测得校正因子是1.018，求供试品中维生素E的百分含量。

8. 取维生素B_1 20片（规格：10mg/片），精密称得重量1.5130g，研细，精密称取0.1921g，置100ml量瓶中，加盐酸溶液（9→1000）约70ml，振摇15min，加盐酸溶液（9→1000）稀释至刻度，摇匀，用干燥滤纸滤过，精密量取续滤液5.0ml，置另一100ml量瓶中，加盐酸溶液（9→1000）稀释至刻度，摇匀，在246nm处测得吸光度0.521，按$C_{12}H_{17}ClN_4OS \cdot HCl$的吸收系数（$E_{1cm}^{1\%}$）为421计算。求本片的含量为标示量的百分之多少？

9. 精密称取维生素C原料0.1998g，加新沸过的冷水100ml与稀醋酸10ml使溶解，加淀粉指示液1ml，立即用碘滴定液（0.1007mol/L）滴定，至溶液显蓝色，在30s内不褪色，消耗碘滴定液（0.1007mol/L）22.45ml。求本品的百分含量。每1ml碘滴定液（0.1mol/L）相当于8.806mg的$C_6H_8O_6$。

10. 精密量取标示量为2ml：0.1g维生素C注射液4.0ml，按药典规定用碘滴定液（0.09988mol/L）滴定，至终点时消耗碘滴定液（0.09988mol/L）22.70ml。每1ml碘滴定液（0.1mol/L）相当于8.806mg的$C_6H_8O_6$。求该注射液的含量为标示量的百分之几？

（杨明华）

第十章　抗生素类药物的分析

学习指南　掌握抗生素类药物的常规检验项目，掌握β-内酰胺类抗生素的结构、性质，掌握青霉素钠、头孢拉定和头孢氨苄的分析，熟悉抗生素类含量或效价测定方法的分类情况。熟悉硫酸链霉素、盐酸四环素的分析。

第一节　概　　述

抗生素是防病治病的一类重要药物，《中国药典》2005年版共收载抗生素类原料药和制剂约140个品种。临床应用的抗生素主要由生物合成，经过发酵和提纯两步制得。由于发酵过程比较复杂，不易控制，因而发酵液中的杂质非常复杂，包括无机盐、脂肪、各种蛋白质及其降解产物以及色素、热原、毒性物质等。产品虽经提纯，成品中仍不可避免含有各种杂质。又由于多数抗生素的性质不稳定，其分解产物常使其疗效降低或失效，有时甚至引起毒副作用。根据抗生素的性质以及生产方法的特殊性和复杂性，为了保证用药的安全与有效，一般抗生素类药物的常规检验项目应包括下列几项。

(1) 鉴别试验　用物理方法、化学方法或生物学方法判别其真伪、种类。

(2) 异常毒性试验　检测产品中是否存在毒性杂质。

(3) 无菌试验　检查产品是否完全无菌。

(4) 热原试验　检查产品中是否存在致热杂质。

(5) 水分测定　检查产品中是否存在过多的水分，保证产品的稳定性。

(6) 溶液澄清度检查　检查产品中是否混入了不溶性杂质。

(7) 溶液酸碱度测定　规定溶液的酸碱度，使产品稳定并适合于临床应用。

(8) 降压试验　检查降压物质的限度是否符合规定。

(9) 含量测定或效价测定　确定有效成分的含量或效价。

各种抗生素及其制剂的生产过程和性质不同，规定的检验项目也不完全一样。一般来说，注射用产品规定的项目较多，要求也较严，口服与外用产品则控制项目较少，要求也稍宽。

抗生素的含量或效价测定方法主要可分为微生物检定法和物理化学测定法两大类。微生物检定法是以抗生素的抑制细菌生长能力或杀灭细菌能力作为衡量标准。其原理和临床应用的要求较接近，更能反映抗生素的医疗价值，而且本方法灵敏度较高，样品用量少，应用广泛，但操作步骤繁多，测定时间较长、误差较大。物理化学测定法是根据抗生素的化学结构特点，利用其特有的物理化学性质及反应进行的，对于提纯的产品以及化学结构已确定的抗生素可用物理化学法测定。本法操作简单、省时、准确，有一定的专属性，但只有当本法的测定结果与微生物检定法相吻合时才可用于含量测定。目前各国药典收载的抗生素中，除青霉素、头孢菌素、氯霉素、灰黄霉素、平阳霉素等采用物理化学法测定外，多数还是采用微生物检定法。随着抗生素化学研究的进展，在确定抗生素的结构及其物理化学性质时，同时经两种方法比较后，将逐步用物理化学测定法取代生物学方法。

本章主要讲授β-内酰胺类、氨基糖苷类以及四环素类抗生素的结构、理化性质、鉴别反应、检查和含量测定的原理及方法。

第二节　β-内酰胺类抗生素的结构和性质

一、结构特征和药典收载情况

本类抗生素包括青霉素类和头孢菌素类，它们的分子中都含有β-内酰胺环，故统称为β-内酰胺类抗生素。它们的分子中都有一个游离羧基和酰胺侧链。二者都含有连续的—C—CO—NH—C—CO—N—C—COO—基。其基本结构如下：

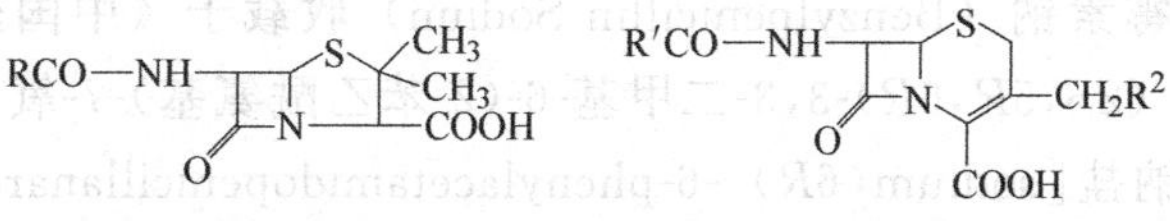

青霉素类　　头孢菌素类

青霉素类的结构是由侧链 RCO-和母核 6-氨基青霉烷酸（6-APA）两部分结合而成，母核是由β-内酰胺环和氢化噻唑环并合而成的双杂环。头孢菌素类的结构是由侧链 R^1CO-和母核 7-氨基头孢烷酸（7-ACA）两部分结合而成，母核是由β-内酰胺环和氢化噻嗪环并合而成的双杂环。不同类型的青霉素和头孢菌素仅仅是它们分子中的取代基 R、R^1、R^2 不同。

二、化学特性

1. 酸性

青霉素类和头孢菌素类分子中的游离羧基具有相当强的酸性（大多数青霉素的 pK_a = 2.3～2.5），能与无机碱或某些有机碱作用成盐。如青霉素钠、氨苄西林钠、普鲁卡因青霉素以及头孢唑啉钠等。其碱金属盐易溶于水，其有机碱盐难溶于水，易溶于有机溶剂。

2. 旋光性

青霉素分子中有 3 个手性碳原子（C_2、C_5、C_6），头孢菌素分子中有 2 个手性碳原子（C_6、C_7），故都有旋光性。

3. 紫外吸收特性

青霉素分子中的环状部分无紫外吸收，但其侧链部分由于有苯环共轭系统则有紫外吸收。如青霉素在 257nm、264nm 处的吸收由苯乙酰基所引起。而头孢菌素由于母环部分具有O ═C—N—C ═C 的结构，在 260nm 处有强吸收，这是 7-ACA 的特征吸收峰。青霉素钠的紫外吸收曲线见图 10-1。

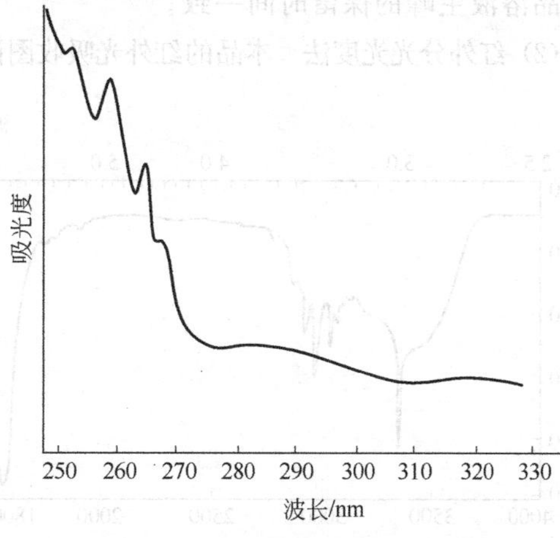

图 10-1　青霉素钠的紫外吸收曲线
（甲醇-氢氧化钾溶液）

4. β-内酰胺环的不稳定性

干燥状态下，纯净的青霉素盐稳定，对热也稳定。有水存在时，青霉素不稳定，易水解和分子重排。青霉素盐的水溶液在 30℃放置 24h，效价下降达 56%。

β-内酰胺环是青霉素结构中最不稳定的部分，遇酸碱、重金属、青霉素酶、羟胺等，即开环失效，并形成一系列降解物。青霉素与羟胺作用，内酰胺环打开生成α-青霉噻唑酰基羟肟酸。头孢菌素也有类似反应。与青霉素相比，头孢菌素不易发生开环反应，对稀酸和青霉素酶比较稳定。

第三节　β-内酰胺类抗生素的分析

本节重点介绍产量较大、应用广泛的青霉素钠、氨苄西林钠、头孢氨苄和头孢拉定的分析。

一、青霉素钠的分析

本品和注射用青霉素钠（Benzylpenicillin Sodiun）收载于《中国药典》2005 年版。青霉素钠的化学名称为（2*S*,5*R*,6*R*)-3,3-二甲基-6-(2-苯乙酰氨基)-7-氧代-4-硫杂-1-氮杂双环[3.2.0]庚烷-2-甲酸钠盐[sodium(6*R*) -6-phenylacetamidopenicillanare]，异名为苄青霉素钠、青霉素 G 钠（Penicillin G Sodium)。本品为白色结晶性粉末，无臭或微有特异性臭味，有引湿性，遇酸、碱或氧化剂等即迅速失效，水溶液在室温放置易失效。本品在水中极易溶解，在乙醇中溶解，在脂肪油或液状石蜡中不溶。迄今为止，本品仍是临床上广泛应用的抗生素。其结构如下：

$C_{16}H_{17}N_2NaO_4S$　356.38

青霉素钠

（一）鉴别

《中国药典》2005 年版以高效液相色谱法、红外分光光度法、火焰反应鉴别本品。

（1）高效液相色谱法　在含量测定项下记录的色谱中，供试品溶液主峰的保留时间应与对照品溶液主峰的保留时间一致。

（2）红外分光光度法　本品的红外光吸收图谱应与对照的图谱（光谱集 222 或 10-2 图）一致。

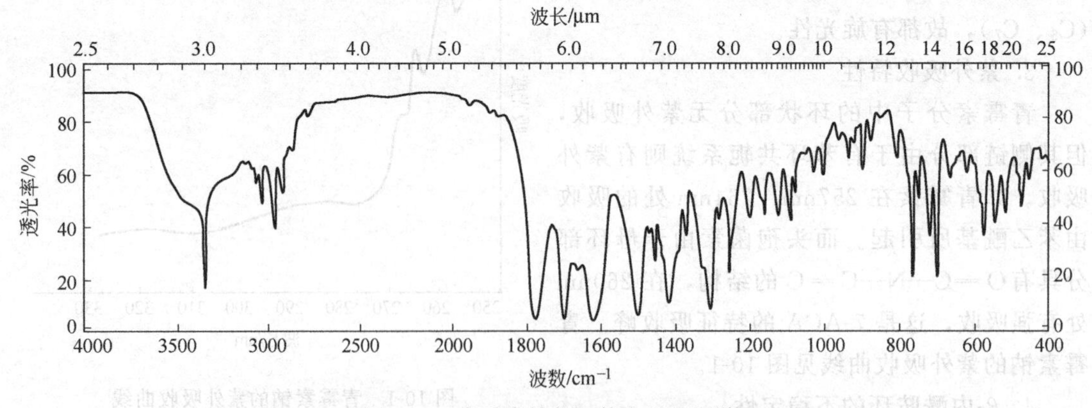

图 10-2　青霉素钠的红外光吸收图谱

$3350cm^{-1}$，仲酰氨基中氮氢伸缩振动 ν_{N-H}；$3100\sim3000cm^{-1}$，苯环骨架的碳氢伸缩振动 ν_{C-H}；

$1778cm^{-1}$，β-内酰胺环上羰基的伸缩振动 $\nu_{C=O}$；$1700cm^{-1}$，仲酰氨基的羰基的伸缩振动 $\nu_{C=O}$；

$1620cm^{-1}$，$1420cm^{-1}$，羧基的伸缩振动 ν_{COO^-}；

$1500cm^{-1}$，仲酰氨基中碳氮伸缩振动 ν_{C-N} 和氨基面内弯曲振动 δ_{N-H} 的偶合；

$765cm^{-1}$，$705cm^{-1}$，苯环单取代时 C—H 的面外弯曲振动 γ_{C-H}

（3）火焰反应　本品显钠盐的火焰反应。

（二）检查

本品及其注射用无菌粉末，应检查结晶性、溶液的澄清度与颜色、酸碱度（游离青霉素和游离碱）、吸光度、水分、异常毒性、热原和无菌。

（1）结晶性　《中国药典》2005年版（二部）新增此项检查。取本品少许，依法检查，应符合规定。

（2）酸碱度　取本品，加水制成1ml含30mg的溶液，依电位法测定pH为5.0～7.5。

（3）溶液和澄清度与颜色　取本品5份，各0.3g，分别加水5ml溶解，溶液应澄清无色；若显浑浊，不得浊于1号标准比浊液；如显色，与黄色或黄绿1号比色液比较（注射用青霉素钠同2号比较），颜色不得更深。

（4）吸光度　取本品，加水制成每1ml中含1.80mg的溶液，在280nm波长处测定吸光度，不得大于0.10；在264nm波长处有最大吸收，吸光度应为0.80～0.88。264nm波长处的吸收值控制青霉素的含量，280nm波长处的吸收值控制产品中的杂质青霉胺缩醛酸的限量。

```
      O
      ‖
R—C—NH—CH—C=N—CH—COOH
           /       H     |
      HOOC           SH—C—CH3
                            \
                             CH3
```

杂质青霉胺缩醛酸

（5）青霉素聚合物　《中国药典》2005年版新增此项检查，以分子排阻色谱法测定。

色谱条件与系统适用性试验　用葡聚糖凝胶G-10（40～120μm）为填充剂，玻璃柱内径1.3～1.6cm，柱高度30～40cm，以pH7.0的0.1mol/L磷酸盐缓冲液［0.1mol/L磷酸氢二钠-0.1mol/L磷酸二氢钠溶液（61∶39）］为流动相A，以水为流动相B，流速为每分钟1.5ml；测定波长为254nm。分别以流动相A、B为流动相，取0.1mg/ml蓝色葡聚糖2000溶液200μl，注入色谱仪，理论板数按蓝色葡聚糖2000峰计算均不低于700。拖尾因子均应小于2.0。在两种流动相系统中蓝色葡聚糖2000峰的保留时间的比值应在0.93～1.07之间，对照溶液主峰和供试品溶液中聚合物峰与相应色谱系统中蓝色葡聚糖2000峰的保留时间的比值应在0.93～1.07之间。另以流动相B为流动相，精密量取对照溶液200μl，连续进样5次，峰面积的相对标准偏差应不大于5.0%。

对照溶液的制备　取青霉素对照品约20mg，精密称定，加水溶解并定量稀释制成每1ml中约含0.1mg的溶液。

测定法　取本品约0.4g，精密称定，置10ml量瓶中，加水使溶解并稀释至刻度，摇匀，立即精密量取200μl，注入色谱仪，以流动相A为流动相进行测定，记录色谱图；另精密量取对照溶液200μl，注入色谱仪，以流动相B为流动相，同法测定。按外标法以峰面积计算，青霉素聚合物以青霉素计不得超过0.08%。

（6）水分　为避免水分的存在导致本品水解，依费休水分测定法测定，含水分不得过0.5%。

（7）细菌内毒素　每100青霉素单位中含内毒素的量应小于0.01EU。

（8）无菌　取本品，分别用青霉素酶法灭活后或用适宜溶剂溶解，转移至不少于500ml的0.9%无菌氯化钠溶液中，用薄膜过滤法处理后，依法检查，应不得有细菌生长。

（三）含量测定

《中国药典》2000 年版（二部）用硝酸汞电位滴定法测定青霉素钠的含量，《中国药典》2005 年版（二部）以高效液相色谱法测定其含量。

1. 硝酸汞电位滴定法

《中国药典》2000 年版（二部）用硝酸汞电位滴定法代替以往所用的中和法测定本品含量。该法具有精密度好，不需用对照品，比较简便等可取之处。《中国药典》2000 年版（二部）规定青霉素钠及其粉针剂、青霉素钾及其粉针剂、青霉胺及其片剂和普鲁卡因青霉素等七种药品用硝酸汞电位滴定法测定。

青霉素钠在碱性溶液中先水解生成青霉噻唑酸钠，继续水解生成青霉胺。在 pH4.6 的条件下用硝酸汞进行电位滴定，青霉胺与硝酸汞发生配合反应。先按 2 分子青霉胺与 1 分子汞离子的比例配合，发生第一次滴定突跃，但突跃范围很小，变化比较平缓，不宜用于作终点，继续用硝酸汞滴定时，青霉胺分子与汞离子按 1∶1 的比例配合，生成稳定的络合物——青霉胺络汞，发生第二次滴定突跃，其突跃范围较大，变化比较急剧，宜于确定终点。《中国药典》2000 年版（二部）规定以第二次突跃为终点。为了提高精密度，规定在加氢氧化钠溶液后应放置 15min，以使其水解完全。加硝酸溶液和醋酸盐缓冲溶液调节 pH4.6 后，在 35～40℃条件下，用硝酸汞滴定液缓慢滴定，控制滴定过程约为 15min，以保证配合反应进行完全，测出总青霉素的百分含量。

$$\text{青霉素钠}\xrightarrow[\text{进一步水解}]{\text{碱性水解 pH4.6 时脱羧}}\text{青霉胺}\xrightarrow[Hg(NO_3)_2\ \text{滴定}]{\text{pH4.6}}\text{青霉胺络汞}$$

青霉素钠 + NaOH —水解→ 青霉噻唑酸钠

青霉噻唑酸 —脱羧 pH4.6→ 脱羧青霉噻唑酸 + CO_2

脱羧青霉噻唑酸 —水解 pH4.6→ 青霉醛 + 青霉胺

$Hg(NO_3)_2$ + 青霉胺 —配合 pH4.6→ 青霉胺络汞 + $2HNO_3$

另取供试品不经水解，同样在 pH4.6 条件下，用硝酸汞直接滴定，测出供试品中降解物（青霉噻唑酸钠或青霉胺等）的百分含量。总青霉素的百分含量与降解物的百分含量之差值即为青霉素钠的百分含量。《中国药典》2000 年版（二部）规定本品按无水物计算，含青霉素按 $C_{16}H_{17}SN_2NaO_4$ 计算，不得少于 96.0%。

测定时，用铂电极为指示电极，汞-硫酸亚汞电极为参比电极。第一次滴定是经水解测出总青霉素的百分含量；第二次滴定是不经水解直接滴定，测出降解物的百分含量；二者之差即为青霉素的百分含量。

《中国药典》2000年版（二部）收载的青霉素钠含量测定法如下。

取本品约50mg，精密称定，加水5ml溶解后，加1mol/L氢氧化钠溶液5ml摇匀，放置15min，加1mol/L硝酸溶液5ml，醋酸盐缓冲液（pH4.6）20ml及水20ml，摇匀，照电位滴定法，用铂电极作为指示电极，汞-硫酸亚汞电极为参比电极，在35～40℃，用硝酸汞滴定液（0.02mol/L）缓慢滴定（控制滴定过程约为15min），不计算第一个等当点，计算第二个等当点时消耗滴定液的量。每1ml的硝酸汞滴定液（0.02mol/L）相当于7.128mg的总青霉素（按$C_{16}H_{17}N_2NaO_4S$计算）。

另取本品约0.5g，精密称定，加水与上述醋酸盐缓冲液各25ml，振摇使完全溶解，在室温下，立即用硝酸汞滴定液（0.02mol/L）滴定。滴定终点判断方法同上。每1ml的硝酸汞滴定液（0.02mol/L）相当于7.128mg降解物（按$C_{16}H_{17}N_2NaO_4S$计算）。

总青霉素的百分含量与降解物的百分含量之差值即为青霉素的含量。

计算示例　称取水分含量为0.5%的青霉素钠供试品50.0mg，按药典规定测定总青霉素含量时，用去硝酸汞滴定液（0.02mol/L）6.97ml。另称取上述供试品500.0mg，按药典规定测定降解物含量时，用去硝酸汞滴定液（0.02mol/L）1.33ml，求供试品中青霉素的百分含量。

$$\text{总青霉素}(\%)=\frac{TVF}{m_S}\times100\%=\frac{6.97\times\dfrac{0.2}{0.02}\times7.128\times10^{-3}}{50.0\times(1-0.5\%)\times10^{-3}}\times100\%=99.86\%$$

$$\text{降解物}(\%)=\frac{TV_{\text{降}}F}{m_S}\times100\%=\frac{1.33\times\dfrac{0.2}{0.02}\times7.128\times10^{-3}}{500.0\times(1-0.5\%)\times10^{-3}}\times100\%=1.91\%$$

$$\begin{aligned}\text{青霉素}(\%)&=\text{总青霉素}(\%)-\text{降解物}(\%)\\&=99.86\%-1.91\%\\&=98.0\%\end{aligned}$$

以上题为例，用电位滴定法测定终点时，通常以一阶导数的极大值对应的体积确定滴定终点，或以二阶导数过零时的体积确定终点，可以用绘图法或内插法求出终点体积，有关终点附近的数据见表10-1。以表10-1中①、②栏数据绘制E-V曲线，以③、④栏数据绘制$\Delta E/\Delta V$-$\overline{V}$曲线，以⑤、⑥栏数据绘制$\Delta^2E/\Delta V^2$-$\overline{V}'$曲线，有关滴定曲线见实验十三中的相关内容。

表10-1　硝酸汞电位滴定法测定青霉素钠含量时，滴定终点附近的数据

① 滴定液体积V /ml	② 电位E /mV	③ 一阶导数 ($\Delta E/\Delta V$)	④ $\overline{V}$/ml	⑤ 二阶导数 ($\Delta^2E/\Delta V^2$)	⑥ $\overline{V'}$/ml
6.87	112.5	235			
6.92	127.5	300	6.90	1300	
6.97	155	550	6.94	5000	6.92
7.02	173	360	7.00	−3800	6.97
7.07	184.5	230	7.04	−2600	7.02

青霉素钠的效价用国际单位表示，按$C_{16}H_{17}N_2NaO_4S$计，每1IU为0.5988μg，则每1mg相当于1670IU。每1ml的硝酸汞滴定液（0.02mol/L）相当于7.128×1670IU，即1904IU。

2. 高效液相色谱法

（1）色谱条件与系统适用性试验　用十八烷基硅烷键合硅胶为填充剂，以0.1mol/L磷酸二氢钾溶液（用磷酸调pH值至2.5）-乙腈（70∶30）为流动相；检测波长为225nm；流速为每分钟1ml。取青霉素对照品和2-苯乙酰胺各适量，加水制成各约0.2mg/ml的混合溶液，取20μl注入液相色谱仪，记录色谱图，色谱峰流出顺序为2-苯乙酰胺、青霉素，两峰之间的分离度不应小于2.0。理论板数按青霉素峰计算不低于1600。

（2）测定法　取本品适量，精密称取，加水溶解并定量稀释制成每1ml含0.5mg的溶液，摇匀，量取10μl注入色谱仪，记录色谱图；另取青霉素对照品适量，同法测定，按外标法以峰面积计算，其结果乘以1.0658，即为供试品中的青霉素含量。每1mg相当于1670青霉素单位。

青霉素钠的高效液相色谱图见图10-3。

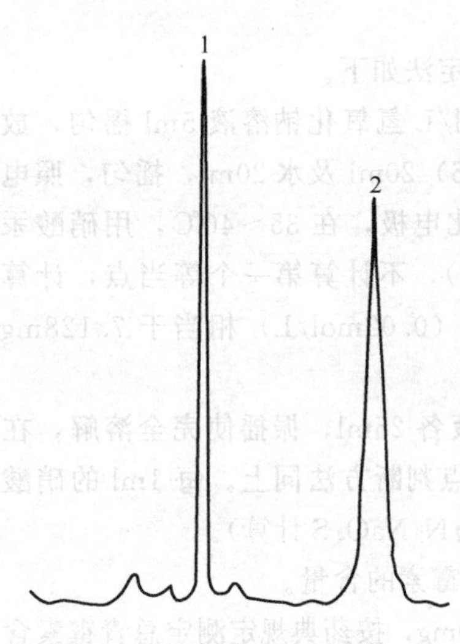

图10-3　青霉素钠的HPLC图
1—2-苯乙酰胺；2—青霉素钠

二、氨苄西林钠的分析

氨苄西林钠（Ampicillin Sodium）和注射用氨苄西林钠收载于《中国药典》2005年版。本品的化学名称为（2*S*,5*R*,6*R*)-3,3-二甲基-6-[(*R*)-2-氨基-2-苯乙酰氨基]-7-氧代-4-硫杂-1-氮杂双环[3.2.0]庚烷-2-甲酸钠盐[sodium(6*R*)-6-(α-D-phenylglycylamino)penicillanate]。钠盐的性状为白色或类白色的粉末或结晶；无臭或微臭，味微苦；有引湿性。本品在水中易溶，在乙醇中略溶，在乙醚中不溶。其结构式如下：

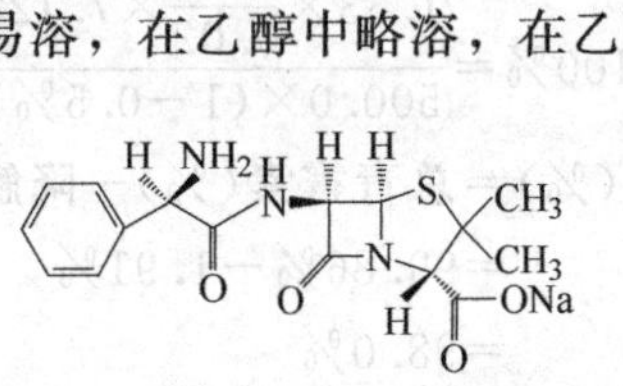

$C_{16}H_{18}N_3NaO_4S$　371.39
氨苄西林钠

（一）鉴别

（1）高效液相色谱法　在含量测定项下记录的色谱图中，供试品溶液主峰的保留时间应与对照品溶液主峰的保留时间一致。

（2）红外分光光度法　取本品0.25g，加水5ml溶解，加2mol/L醋酸溶液0.5ml，摇匀后，于冰浴静置10min，用垂熔漏斗滤取析出物，用丙酮-水（9∶1）混合溶液2～3ml洗涤，置60℃干燥30min，照红外分光光度法测定。本品的红外光吸收图谱应与氨苄西林三水物的对照图谱一致。

（3）火焰反应　本品显钠盐的火焰反应。

（二）检查

本品及其注射用无菌粉末，应检查碱度、溶液的澄清度与颜色、有关物质、二氯甲烷、水分、热原和无菌。

（1）碱度　取本品，加水制成每1ml中含0.1g的溶液，pH值应为8.0～10.0。

（2）溶液的澄清度与颜色　取本品5份，各0.6g，分别加水5ml溶解后，溶液应澄清无色；如显浑浊，与1号浊度标准液比较，均不得更浓；如显色，与黄绿色5号标准比色液比较，均不得更深。

(3) 有关物质《中国药典》2005年版新增此项检查。取本品约30mg，精密称定，用流动相［12%醋酸溶液-0.2mol/L磷酸二氢钾溶液-乙腈-水（0.5：50：50：900）］配成浓度约3mg/ml的溶液，作为供试品溶液，精密量取1ml置100ml量瓶中，用流动相稀释至刻度，摇匀，作为对照溶液，依含量测定法测定。另取本品约0.2g加水1.0ml溶解，于60℃水浴加热1h，量取0.5ml，置50ml量瓶中，加流动相稀释至刻度，取20μl注入色谱仪，记录色谱图，氨苄西林主峰保留时间为8～10min，氨苄西林主峰保留时间约2.8倍处的较大杂质峰为氨苄西林二聚物峰。供试品溶液色谱图中如有杂质峰，氨苄西林二聚物峰面积不得大于对照溶液主峰面积的4.5倍（4.5%），其他单个杂质峰面积不得大于对照溶液主峰面积的2倍（2.0%），其他各杂质峰面积的和不得大于对照溶液主峰面积的5倍（5.0%），供试品溶液中任何小于对照溶液主峰面积0.05倍的峰忽略不计。

(4) 二氯甲烷　以二氯乙烷水溶液（2mg/ml）作内标溶液；取本品约1.0g，精密称定，置10ml量瓶中，精密加入内标溶液1ml，加水溶解并稀释至刻度，摇匀，作为供试品溶液；精密量取二氯甲烷1ml，加至适量水中溶解，加水稀释至500ml，摇匀，精密量取1ml，置10ml量瓶中，精密加入内标溶液1ml，加水稀释至刻度，摇匀，作对照品溶液；照气相色谱法，以聚乙二醇1000为固定相；涂布浓度为10%；柱温60℃，检测器为氢火焰离子化检测器（FID），检测器温度为150℃，进样口温度为100℃，载气为氮气。取对照品溶液和供试品溶液各2μl分别进样测定。按外标法以峰面积计算，含二氯甲烷量不得过0.2%。

(5) 水分　取本品，照水分测定法测定，含水分不得过2.0%。

(6) 热原　取本品，加灭菌注射用水制成每1ml中含25mg的溶液，依法检查，剂量按家兔体重每1kg注射1ml，应符合规定。

(7) 无菌　取本品，用适宜溶剂溶解后，转移至不少于500ml 0.9%无菌氯化钠溶液中，用薄膜过滤法处理后依法检查，应符合规定。

(三) 含量测定（高效液相色谱法）

《中国药典》2005年版（二部）以高效液相色谱法测定。

(1) 色谱条件与系统适用性试验　用十八烷基硅烷键合硅胶为填充剂；用流动相A［12%醋酸溶液-0.2mol/L磷酸二氢钾溶液-乙腈-水（0.5：50：50：900）］-流动相B［12%醋酸溶液-0.2mol/L磷酸二氢钾溶液-乙腈-水（0.5：50：400：550）］（85：15）为流动相；流速为每分钟1.0ml，检测波长254nm。取氨苄西林对照品和头孢拉定对照品各适量，加流动相A制成氨苄西林约0.3mg/ml和头孢拉定约0.02mg/ml的混合溶液，取20μl注入液相色谱仪，记录色谱图，氨苄西林峰和头孢拉定峰的分离度应大于3.0。

(2) 测定法　取本品约50mg，精密称定，置50ml量瓶中，用流动相A［12%醋酸溶液-0.2mol/L磷酸二氢钾溶液-乙腈-水（0.5：50：50：900）］使溶解并稀释至刻度，摇匀，取20μl注入液相色谱仪，记录色谱图；另取氨苄西林钠对照品50mg，同法测定。按外标法以峰面积计算供试品中$C_{16}H_{18}N_3NaO_4S$的含量。

$$含量(\%)=\frac{A_{样}\times m_{对照}\times 0.9205}{A_{对照}\times m_{样}}\times 100\%=\frac{\frac{A_x}{A_R}\cdot m_R\times 0.9205}{m_S}\times 100\%$$

式中　0.9205——1g氨苄西林三水合物相当于氨苄西林钠的克数。

三、头孢氨苄的分析

头孢氨苄（Cefalexin）及其片剂、干混悬剂、颗粒剂和胶囊剂收载于《中国药典》2005

年版（二部）。本品的化学名称为（6*R*,7*R*)-3-甲基-7-[(*R*)-2-氨基-2-苯乙酰氨基]-8-氧代-5-硫杂-1-氮杂双环[4.2.0]辛-2-烯-2-甲酸一水合物。本品为白色或乳黄色结晶粉末；微臭。在水中微溶，在乙醇、三氯甲烷或乙醚中不溶，比旋度为＋149°至＋158°，262nm 处的百分吸收系数（$E_{1cm}^{1\%}$）为 220～245。其结构式如下：

$C_{16}H_{17}N_3O_4S \cdot H_2O$　365.41

本品在干燥状态下稳定，于 37℃放置 12 个月仅变色，45℃放置 6 个月效价几乎不变。溶液的稳定性因 pH 值而异，在中性与碱性溶液中效价下降。热的强碱、强酸和紫外线能使本品降解。本品在水中的溶解度随溶液的 pH 值不同而发生变化。本品在紫外光区于 262nm 处有最大吸收（按无水物计算，吸收系数为 236，236nm 处有最小吸收，262nm 处的吸收峰为 7-氨基头孢菌烷酸的特征吸收峰）。头孢氨苄的紫外吸收曲线见图 10-4。

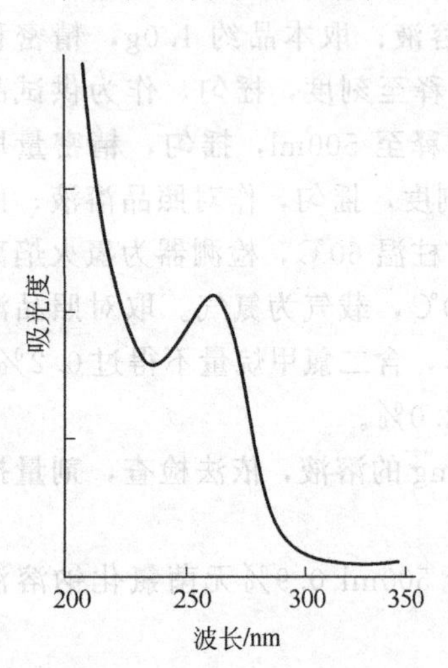

图 10-4　头孢氨苄的紫外吸收曲线

（一）鉴别

（1）高效液相色谱法　取本品适量，照含量测定项下方法试验，供试品溶液主峰的保留时间应与头孢氨苄对照品主峰的保留时间一致。

（2）红外分光光度法　本品的红外吸收图谱应与对照图谱（光谱集 1090 图或 10-5 图）一致，其主要特征吸收见图 10-5 所示。

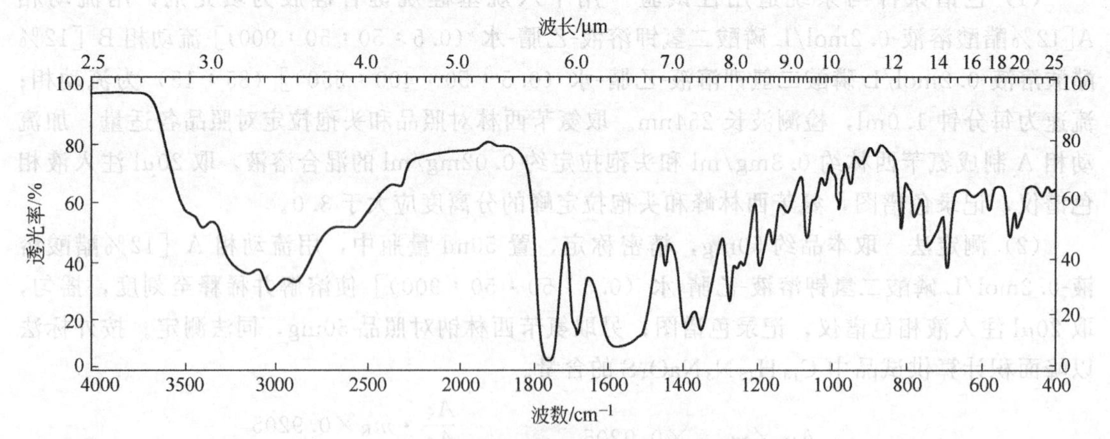

图 10-5　头孢氨苄的红外光吸收图谱

3500～3000cm^{-1}，酰氨基上氮氢伸缩振动 ν_{N-N}及；结晶水的羟基伸缩振动 ν_{-OH}；

2600cm^{-1}，$\nu_{\overset{+}{N}H_3}$ 伸缩振动；1760cm^{-1}，β-内酰胺环上羰基的伸缩振动；

1600，1400cm^{-1}，羟酸根的伸缩振动 ν_{COO^-}；1550cm^{-1}，仲酰氨基的羰基的伸缩振动 ν_{C-N}；

320～690cm^{-1}，芳环上碳羟面外弯曲振动 γ_{C-H}和芳环取代特征峰

《中国药典》2000 年版（二部）还以薄层色谱法鉴别，取本品与头孢氨苄对照品，加

0.5mol/L 盐酸溶液分别制成每 1ml 中含 5mg 的溶液，吸取新鲜配制的上述两种溶液各 2μl，分别点于同一薄层板[取经 105℃活化 1h 的硅胶 G 薄层板，置新鲜配制的 5%（ml/ml）正十四烷的正己烷溶液中，展开至薄层板的顶部，晾干]上，以 0.1mol/L 枸橼酸溶液-0.2mol/L 磷酸氢二钠溶液-丙酮（120：80：3）为展开剂，展开后，于 105℃加热 5min，趁热喷以用上述展开剂制成的 0.1%茚三酮溶液，在 105℃加热 10～15min，置日光下检视，供试品所显主斑点的颜色和位置应与对照品的主斑点相同。另外还用显色法鉴别本品，加 1%醋酸溶液及 1%硫酸铜溶液后，再加 2mol/L 氢氧化钠溶液，即显橄榄绿色，机理不详。

（二）检查

本品应检查酸度、有关物质、水分和炽灼残渣。

（1）酸度　取本品 50mg，加水 10ml 溶解后，pH 值应为 3.5～5.5。

（2）有关物质的检查　本品生产中采用 α-苯甘氨酸和 7-氨基去乙酰氧基头孢烷酸缩合而成，这两种物质有可能残留在成品中，《中国药典》2005 年版（二部）用高效液相色谱法检查控制其限量。方法为：精密称取本品适量，加流动相配成 1ml 中含 0.4mg 的溶液，作为供试品溶液；精密量取 1ml，置 100ml 量瓶中，以流动相稀释至刻度，摇匀，作为对照溶液；取 α-苯甘氨酸和 7-氨基去乙酰氨基头孢烷酸对照品适量，先加 0.01mol/L 醋酸钠溶液（pH5.0）适量溶解，再加流动相定量稀释成每 1ml 中分别含 4μg 的混合溶液，作为杂质对照品溶液。照高效液相色谱法测定，用十八烷基硅烷键合硅胶为填充剂；水-0.01mol/L 醋酸钠溶液（用冰醋酸调 pH 值到 5.0）-甲醇（21：55：24）为流动相；检测波长 220nm。取杂质对照品溶液 20μl 注入液相色谱仪，记录色谱图；α-苯甘氨酸和 7-氨基去乙酰氨基头孢烷酸分离度应符合要求，取对照品溶液 20μl 注入液相色谱仪，调节检测灵敏度，使主成分色谱峰的峰高约为满量程的 20%～25%，精密量取供试品溶液、对照溶液、杂质对照品溶液 20μl 注入液相色谱仪，记录色谱图至供试品溶液主峰保留时间的 2 倍。供试品溶液色谱图中如有杂质峰，含 α-苯甘氨酸和 7-氨基去乙酰氨基头孢烷酸按外标法以峰面积计算，均不得超过 1.0%。其他单个杂质峰面积不得大于对照溶液主峰面积的 1.5 倍（1.5%），其他各杂质峰面积的和不得大于对照溶液主峰面积的 2.5 倍（2.5%），供试品溶液中任何小于对照溶液主峰面积 0.05 倍的峰忽略不计。

（3）水分　取本品，照水分测定法测定，含水分应为 4.0%～8.0%。

（4）炽灼残渣　不得过 0.2%。

（三）含量测定——高效液相色谱法

（1）色谱条件与系统适用性试验　用十八烷基硅烷键合硅胶为填充剂；以水-甲醇-3.86%醋酸钠溶液-4%醋酸溶液（742：240：15：3）为流动相；检测波长为 254nm；理论板数按头孢氨苄峰计算应不低于 1500。

（2）测定法　取本品约 50mg，精密称定，置 50ml 量瓶中，加流动相溶解并稀释至刻度，摇匀，精密量取 10ml，置 50ml 量瓶中，用流动相稀释至刻度，摇匀，取 10μl 注入液相色谱仪，记录色谱图；另取头孢氨苄对照品适量，同法测定。按外标法以峰面积计算出供试品中 $C_{16}H_{17}N_3O_4S$ 的含量。

四、头孢拉定的分析

《中国药典》2005 年版（二部）收载有头孢拉定（Cefradine）原料、注射用头孢拉定及本品的干混悬剂、片剂、颗粒剂和胶囊。其化学名称为（6*R*,7*R*)-7-[(*R*)-2-氨基-2-(1,4-环己烯基)-乙酰氨基]-3-甲基-8-氧代-5-硫杂-1-氮杂双环[4.2.0]辛-2-烯-2-羧酸。性状为白色或类白色结晶性粉末；微臭。在水中略溶，在乙醇、三氯甲烷、乙醚中几乎不溶。比旋度为+80°至+90°（10mg/ml）。其结构式如下：

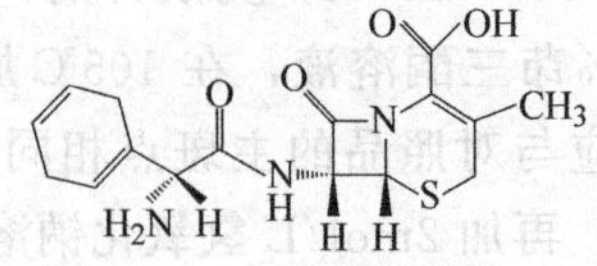

$C_{16}H_{19}N_3O_4S$ 349.40

（一）鉴别

（1）薄层色谱法 取本品和头孢拉定对照品分别加水制成约 6mg/ml 的溶液，各取 5μl 在同一块硅胶 G 薄层板［经 105℃活化后，置 5%（ml/ml）正十四烷的正己烷溶液中，展开至顶部，晾干］上点样，以 0.1mol/l 枸橼酸溶液-0.2mol/l 磷酸氢二钠溶液-丙酮（60∶40∶1.5）展开，于 105℃加热 5min，取出后立即喷以用展开剂制成的 0.1%茚三酮在 105℃加热 15min 显色；两者的主斑点位置与颜色应相同。

（2）高效液相色谱法 取本品适量，照含量测定项下方法试验，供试品主峰的保留时间应与头孢拉定对照品主峰的保留时间一致。

（3）红外分光光度法 取本品溶于甲醇，室温下挥发干，取残渣测定红外光谱，本品的红外光谱应与对照的图谱（光谱集 722 图）一致。

以上（1）、（2）两项可选做一项。

（二）检查

本品应检查结晶性、酸度、溶液的澄清度与颜色、水分、炽灼残渣、重金属、头孢氨苄、头孢拉定聚合物、有关物质、细菌内毒素及无菌。

（1）酸度 取本品，加水制成每 1ml 中含 10mg 的溶液，pH 值应为 3.5～6.0。

（2）溶液的澄清度与颜色 取本品 5 份，各 0.55g，分别加碳酸钠 0.15g 和水 5ml 溶解后，溶液应澄清无色；如显浑浊，与 1 号浊度标准液比较，均不得更浓；如显色，与黄色或黄绿色 5 号标准比色液比较，均不得更深（供注射用）。

（3）头孢氨苄 以高效液相色谱法测定。照含量测定项下的方法制备供试品溶液，另取头孢氨苄约 20mg，精密称定，置 50ml 量瓶中，加流动相约 30ml，超声溶解，再以流动相稀释至刻度，摇匀，作为对照品溶液。按含量测定项下的色谱条件，取对照品溶液 10μl 注入液相色谱仪，调节检测灵敏度，使主成分色谱峰的峰高约为满量程的 20%～25%。精密量取供试品溶液和对照品溶液各 10μl，分别注入液相色谱仪，记录色谱图，按外标法以峰面积计算，含头孢氨苄不得过 5.0%（以无水物计）。

（4）头孢拉定聚合物 《中国药典》2005 年版（二部）新增此项检查，以分子排阻色谱法测定。

色谱条件与系统适用性试验 用葡聚糖凝胶 G-10（40～120μm）为填充剂，玻璃柱内径 1.3～1.6cm，柱高度 30～40cm，以 pH8.0 的 0.2mol/L 磷酸盐缓冲液［磷酸氢二钠 0.1mol/L-磷酸二氢钠溶液（95∶5）］为流动相 A，以水为流动相 B，流速为每分钟 1.0ml；测定波长为 254nm。分别以流动相 A、B 为流动相，取 0.1mg/ml 蓝色葡聚糖 2000 溶液 200μl，注入液相色谱仪，理论板数按蓝色葡聚糖 2000 峰计算均不低于 700。托尾因子均应小于 2.0。在两种流动相系统中蓝色葡聚糖 2000 保留时间的比值应在 0.93～1.07 之间，对照溶液主峰和供试液中聚合物峰与相应色谱系统中蓝色葡聚糖 2000 峰保留时间的比值应在 0.93～1.07 之间。另以流动相 B 为流动相，精密量取对照溶液 200μl，连续进样 5 次，峰面积的相对标准偏差应不大于 5.0%（必要时，可用 0.2mol/L 氢氧化钠与 0.5mol/L 氯化钠溶液各约 350ml 冲洗凝胶柱，并用水冲洗至中性）。

对照溶液的制备　取头孢拉定对照品适量，精密称定，加水溶解并定量稀释制成每 1ml 中约含 10μg 的溶液。

测定法　取本品约 0.2g，精密称定，置 10ml 量瓶中，加流动相 A 使溶解并稀释至刻度，摇匀，立即精密量取 200μl，注入色谱仪，以流动相 A 为流动相进行测定，记录色谱图；另精密量取对照溶液 200μl，注入色谱仪，以流动相 B 为流动相，同法测定。按外标法以峰面积计算，含头孢拉定聚合物以头孢拉定计不得超过 0.05%。

（5）有关物质　《中国药典》2005 年版（二部）改用高效液相色谱法检查。精密称取本品适量，加含量测定项下流动相溶解制成每 1ml 中含 1mg 的溶液，作为供试品溶液；精密量取适量，加含量测定项下流动相稀释成每 1ml 中含 5μg 的溶液，作为对照溶液。另精密称取头孢氨苄、双氢苯甘氨酸和 7-氨基去乙酰氧基头孢烷酸对照品适量，加含量测定项下流动相制成每 1ml 中各含 10μg 的混合溶液，作为杂质对照溶液。照含量测定项下的色谱条件，吸取杂质对照品溶液各 20μl，注入色谱仪，以 220nm 为检测波长，洗脱顺序依次为：7-氨基去乙酰氧基头孢烷酸、双氢苯甘氨酸、头孢氨苄和头孢拉定，各峰之间的分离度均应符合要求。精密量取对照溶液 20μl，注入色谱仪，以 254nm 为检测波长，调节检测灵敏度，使主成分色谱峰的峰高约为满量程的 20%～25%。再分别精密取供试品溶液、对照溶液、杂质对照品溶液各 20μl 注入液相色谱仪，先以 254nm 为检测波长，再以 220nm 为检测波长重新进样，分别记录色谱图至供试品溶液主峰保留时间的 2.5 倍。供试品溶液色谱图中如有杂质峰，除头孢氨苄外，含双氢苯甘氨酸（220nm 检测）和 7-氨基去乙酰氨基头孢烷酸（254nm 检测）按外标法以峰面积计算，均不得超过 1.0%。其他单个杂质（254nm 检测）峰面积不得大于对照溶液主峰面积的 4 倍（2.0%），其他各杂质（254nm 检测）峰面积的和不得大于对照溶液主峰面积的 5 倍（2.5%）。

（6）水分　取本品，照水分测定法测定，含水分不得过 6.0%。

（7）炽灼残渣　取本品 1.0g，依法检查，遗留残渣不得过 0.2%。

（8）重金属　取炽灼残渣项下遗留的残渣，依法检查，含重金属不得过百万分之二十。

（9）细菌内毒素　取本品，加碳酸钠溶液（称取经 170℃加热 4h 以上的碳酸钠 2.56g，加注射用水溶解并稀释至 100ml）使溶解，依法检查，每 1mg 头孢拉定中含内毒素的量应小于 0.20EU（供注射用）。

（10）无菌　取本品，分别加入无菌碳酸钠 0.15g，加入 100ml 0.9%无菌氯化钠溶液中使溶解，用薄膜过滤法处理后，依法检查，应符合规定（供注射用）。

（三）含量测定（高效液相色谱法）

（1）色谱条件与系统适用性试验　用十八烷基硅烷键合硅胶为填充剂，水-甲醇-醋酸钠溶液（3.86%）-醋酸溶液（4%）（1564：400：30：6）为流动相，流速为每分钟 0.7～0.9ml，检测波长为 254nm。取头孢拉定对照品溶液 10 份和头孢氨苄对照品贮备液（0.4mg/ml）1 份混匀，取 10μl 注入色谱仪，头孢拉定峰和头孢氨苄峰的分离度应符合要求，理论塔板数按头孢拉定峰计算应不小于 2500（见图 10-6）。

（2）对照品溶液的制备　取头孢拉定对照品约 35mg，精密称定，置 50ml 量瓶中，加

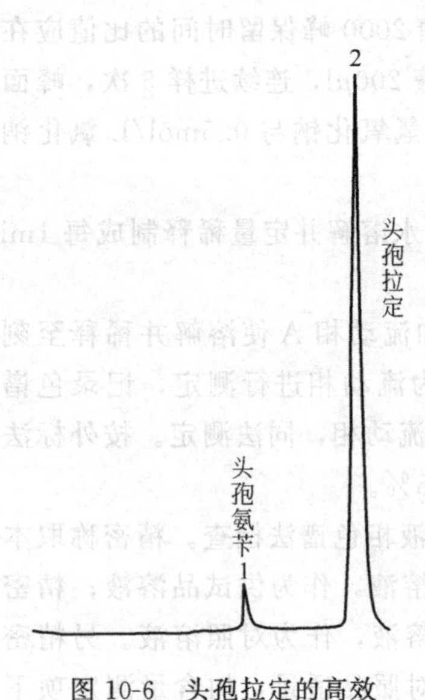

图 10-6 头孢拉定的高效液相色谱图

1—头孢氨苄峰 t_R=6.1min；2—头孢拉定峰 t_R=9.2min

水 6ml，超声溶解后以流动相稀释至刻度，摇匀即得。

(3) 供试品溶液的制备与测定 取本品约 70mg，精密称定置 100ml 量瓶中，加流动相溶解并稀释至刻度，摇匀，精密量取 10μl 注入色谱仪，记录色谱图，同时用上述头孢拉定对照品溶液按此法同样测定作对照，计算出供试品中头孢拉定的含量。

例 11 按药典规定用高效液相色谱外标法测定头孢拉定含量。取含头孢拉定为 94.1%和含头孢氨苄为 2.3%的对照品 35.30mg，溶解定容为 50ml，取 10μl 注入液相色谱仪，测定 5 次，头孢拉定的峰面积为 13872520、13842558、13842343、13832596 和 13842558；头孢氨苄的峰面积为 355565、354934、354602、3544673 和 354968，求二者响应因子 RF 的平均值各为多少？取头孢拉定供试品 35.88mg，溶解定容为 50ml。另取 10μl 注入液相色谱仪，测定 5 次，头孢拉定的峰面积为 14063679、14158286、14083522、14100276 和 14078265；头孢氨苄的峰面积为 477655、472368、475486、476832 和 477002。计算供试品中头孢拉定和头孢氨苄的百分含量各为多少？

解：对照品中头孢拉定的平均峰面积为 13846515，头孢氨苄的平均峰面积为 354908，则：头孢拉定的平均响应因子：

$$RF=\frac{13846515}{35.30\times94.1\%}=416846$$

头孢氨苄的平均响应因子：

$$RF=\frac{354908}{35.30\times2.3\%}=437133$$

供试品中头孢拉定的平均峰面积为 14096806，头孢氨苄的平均面积为 475869。

$$头孢拉定的含量=\frac{14096806}{416846\times35.88}\times100\%=94.25\%$$

$$头孢氨苄的含量=\frac{475869}{437133\times35.88}\times100\%=3.03\%$$

第四节 氨基糖苷类及四环素类抗生素的分析

一、氨基糖苷类抗生素的分析

氨基糖苷类抗生素都是以氨基环醇与氨基糖缩合而成的苷，故称为氨基糖苷类抗生素。《中国药典》2005 年版（二部）收载的本类抗生素有链霉素、庆大霉素、卡那霉素、巴龙霉素、新霉素、核糖霉素等的硫酸盐及其制剂近 20 种。本节讲授临床应用较久，至今仍应用较广、产量也较大的硫酸链霉素的分析。

（一）硫酸链霉素的化学结构与性质

硫酸链霉素（Streptomycin Sulfate）和注射用硫酸链霉素，收载于《中国药典》2005

年版（二部）。本品的化学名称为 *O*-2-甲氨基-*α*-脱氧-2-L-葡吡喃糖基-(1→2)-*O*-5-脱氧-3-*C*-甲酰基-*α*-L-来苏呋喃糖基-(1→4)-N^1，N^3-脒基-D-链霉胺硫酸盐。本品为白色或类白色粉末，无臭或几乎无臭，微苦，有引湿性，易溶于水，不溶于乙醇或三氯甲烷。其化学结构是由链霉胍、链霉糖和 *N*-甲基-L-葡萄糖胺三部分以糖苷键彼此相连构成。链霉胍通过苷键与链霉糖相接，链霉糖以另一个苷键与 *N*-甲基葡萄糖胺连接成链霉双糖胺，结构如下：

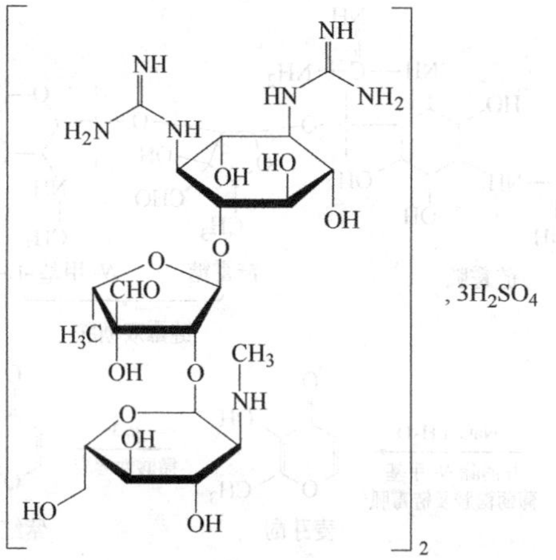

$[\ \ ]_2 \cdot 3H_2SO_4$

$(C_{21}H_{39}N_7O_{12})_2 \cdot 3H_2SO_4$　1457.40

由于链霉素分子中有 3 个碱性中心，其中两个是链霉胍上的强碱性胍基（pK_a 11.5），一个是葡萄糖胺上的甲氨基（pK_a 7.7），所以能和许多无机酸成盐。又由于结构中具有苷键，所以在酸性水溶液中水解为苷元与二糖链霉双糖胺，后者可进一步水解为单糖链霉糖和 *N*-甲基-L-葡萄糖胺。在弱碱性溶液中也能使链霉素水解为链霉胍及链霉双糖胺，但链霉糖部分发生分子重排生成麦芽酚。由于链霉糖部分有醛基，各种氧化剂，如 $KMnO_4$、$KClO_4$、H_2O_2 等，以及半胱氨酸、羟胺等可与醛基起反应的试剂均可破坏链霉素。此外，阳离子如 Cu^{2+}、Mg^{2+} 以及阴离子如 NO_3^-、Cl^-、PO_4^{3-} 等，在高浓度时均可减弱其抗菌活性。

硫酸链霉素比较稳定，干燥品在 pH3～7、温度低于 25℃时最稳定，其水溶液低于 25℃、pH3～7 时也比较稳定，但在光照下变色失去活性。

(二) 硫酸链霉素的鉴别

(1) 坂口氏（Sakayuchi）反应　本品的碱性溶液加入 8-羟基喹啉的乙醇溶液，放冷至约 15℃，再加次溴酸钠试液，即显橙红色。此为链霉素水解产物链霉胍的特有反应，称坂口氏反应。其反应机理为：

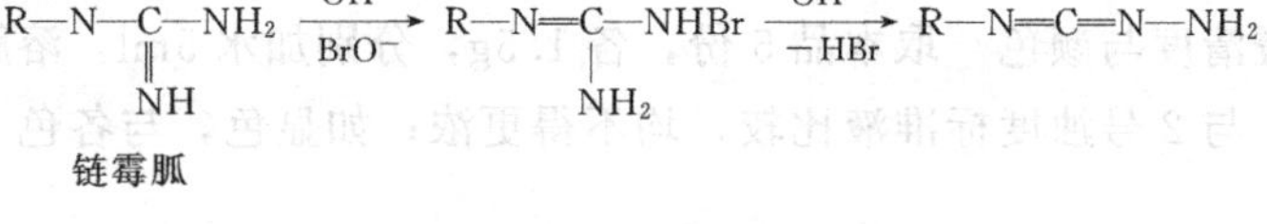

$$R-NH-C(=NH)-NH_2 \xrightarrow[BrO^-]{OH^-} R-N=C(NH_2)-NHBr \xrightarrow[-HBr]{OH^-} R-N=C=N-NH_2$$

链霉胍

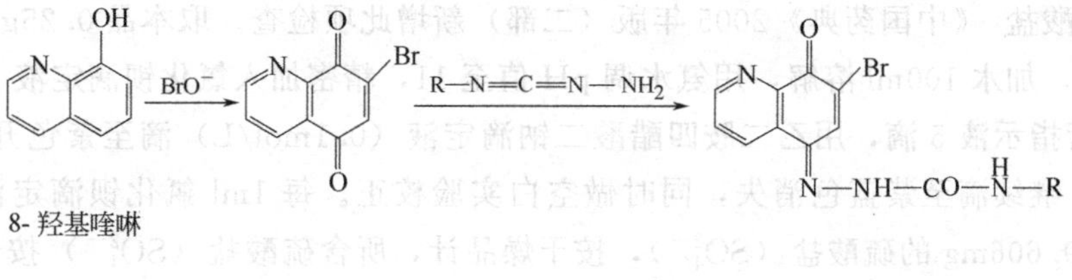

$$\text{8-羟基喹啉} \xrightarrow{BrO^-} \cdots \xrightarrow{R-N=C=N-NH_2} \cdots N-NH-CO-NH-R$$

(2) 麦芽酚反应（maltol） 本品的水溶液，加氢氧化钠，水浴上加热后，加硫酸铁铵溶液即显紫红色，此反应称麦芽酚反应，为链霉素特有的反应。链霉素在碱性溶液中时，分子中的链霉糖经分子重排使五元环扩大，形成六元环化合物，然后消除*N*-甲基-L-葡萄糖胺和链霉胍，生成麦芽酚。在酸性溶液中，麦芽酚与 Fe^{3+} 生成配合物而显紫红色。其反应机理为：

链霉胍 链霉糖 *N*-甲基-L-葡萄糖胺

链霉双糖胺

$\xrightarrow[\text{并消除}N\text{-甲基葡萄糖胺及链霉胍}]{NaOH/H_2O}$ 麦芽酚 $\xrightarrow[\text{微酸性溶液}]{Fe^{3+}}$ 紫红色配合物

此反应比较灵敏。

(3) 红外分光光度法 本品的红外光吸收图谱应与对照的图谱（光谱集 491 图）一致。

(4) 硫酸盐鉴别法 本品的水溶液显硫酸盐的鉴别反应。

(三) 硫酸链霉素的检查

本品检查酸碱度、溶液的澄清度与颜色、硫酸盐、链霉素 B、干燥失重、异常毒性、细菌内毒素、无菌等项目。

1. 检查目的

检查酸度是为了控制生产中引入的游离硫酸等，本品溶液的颜色往往可以显示其精制程度和降解变质情况。检查溶液澄清度和颜色可以控制生产中引入的杂质、菌丝体、培养基、降解产物和色素等的限量。成品中混有某些杂质或受热均可加速链霉素的变质降解，链霉素的分解物——链霉双糖胺为色素原，此物本身无色，但在 pH4～8 时放置即产生红色。链霉素水溶液的颜色受温度和放置时间的影响很大，因此在测定色号时，应当严格控制室温在 25℃左右，并且溶解后立即观察。

2. 检查方法

(1) 酸度 取本品，加水制成每 1ml 中含 20 万单位的溶液，pH 值应为 4.5～7.0。

(2) 溶液的澄清度与颜色 取本品 5 份，各 1.5g，分别加水 5ml，溶解后，溶液应澄清无色。如显浑浊，与 2 号浊度标准液比较，均不得更浓；如显色，与各色 5 号标准比色液比较，均不得更深。

(3) 硫酸盐 《中国药典》2005 年版（二部）新增此项检查。取本品 0.25g，精密称定，置碘量瓶中，加水 100ml 溶解，用氨水调 pH 值至 11，精密加入氯化钡滴定液（0.1mol/L）10ml 与酞紫指示液 5 滴，用乙二胺四醋酸二钠滴定液（0.1mol/L）滴至紫色开始消褪，加乙醇 50ml，继续滴至紫蓝色消失，同时做空白实验校正。每 1ml 氯化钡滴定液（0.1mol/L）相当于 9.606mg 的硫酸盐（SO_4^{2-}），按干燥品计，所含硫酸盐（SO_4^{2-}）按干燥品计算，含量应为18.0%～21.5%。

(4) 链霉素B　《中国药典》2005年版新增此项内容，以薄层色谱法检查。取本品0.25g，精密称定，置回流瓶中，加入5ml新鲜配制的硫酸-甲醇（3∶97）溶解，加热回流1h，放冷，以甲醇冲洗仪器，合并洗液，再定量以甲醇稀释至10mg/ml，作为供试品溶液；精密量取甘露糖约36mg，同法处理后，再以甲醇稀释成每1ml中含72μg的溶液，作为对照溶液。吸取上述两种溶液各10μl，分别点于同一硅胶G薄层板上，以甲苯-醋酸-甲醇（50∶25∶25）为展开剂。展开后，晾干，喷以新鲜显色剂（取0.2% 1,3-萘二酚乙醇溶液与20%硫酸等体积混合即得），在110℃加热数分钟显色，供试品溶液所显链霉素B斑点的颜色，与对照溶液的主斑点比较，不得更深（3.0%）。

(5) 干燥失重　因本品遇热分解，所以各国药典均采用恒温减压干燥法。使用电热真空干燥箱，箱内压力以降至0.67kPa为宜。常用的干燥剂为五氧化二磷，使用时在结晶皿中铺一薄层即可，用后如发现表层结块或出现液滴，即应更换。在选用称量瓶中，应注意用单层玻璃盖，不可用双层中空的瓶盖，以免在干燥箱中减压时破碎。

《中国药典》2005年版（二部）规定，取本品以五氧化二磷为干燥剂，在60℃或减压干燥4h，减失重量不得过6.0%。

(6) 异常毒性、细菌内毒素、无菌等项均应符合要求　其中细菌内毒素、无菌是《中国药典》2005年版（二部）新增的检查内容。

3. 致敏性杂质的研究

链霉素可引起过敏性休克，严重地危害患者的用药安全。通过我国药物分析工作者的努力，发现引发反应的过敏源不是链霉素分子本身，而是高分子杂质和链霉素聚合物。使用阳离子交换树脂、大孔吸附树脂和葡聚糖凝胶分离出高分子杂质，并经豚鼠试验PCA反应证实了高分子杂质的致敏性。

近年来用高效液相色谱法研究了链霉素中17种杂质，主要为链霉胍、链胍双氢链糖、链霉酸、甘露糖链霉素、双氢链霉素、去氧双氢链霉素等，并对链霉酸、链霉胍、链胍双氢链糖进行了定量分析。

(四) 硫酸链霉素的含量测定

各国药典普遍采用抗生素微生物检定法，《中国药典》2005年版（二部）也采用此法（附录Ⅺ A）测定含量。

二、四环类抗生素的分析

本类抗生素及其衍生物的理化性质和生物学性能都很相似，其分子结构都是由4个环组成，故总称为四环类抗生素。本类抗生素可以称作是四并苯或萘并萘的衍生物。《中国药典》2005年版（二部）收载有盐酸四环素及其片剂、胶囊和注射用盐酸四环素，盐酸土霉素及其片剂，盐酸多西环素及其片剂、胶囊，盐酸金霉素和金霉素软膏、眼膏等。本节介绍产量较大的盐酸四环素的分析。

(一) 化学结构与性质

盐酸四环素（Tetracycline Hydrochloride）及其片剂、胶囊、注射用盐酸四环素收载于《中国药典》2005年版（二部）。化学名称为6-甲基-4-(二甲氨基)-3,6,10,12,12*a*-五羟基-1,11-二氧代-1,4,4*a*,5,5*a*,6,11,12*a*-八氢-2-并四苯甲酰胺盐酸盐。本品为黄色结晶性粉末；无臭，味苦；有引湿性；遇光色渐变深，在碱性溶液中易被破坏失效。本品在水中溶解，在乙醇中略溶，在三氯甲烷或乙醚中不溶。比旋度为－240°至－258°。其结构如下：

$C_{22}H_{24}N_2O_8 \cdot HCl$ 480.90

盐酸四环素分子中含有酚羟基（10位）和烯醇型羟基（3位、12位），因而显弱酸性，同时含有二甲氨基—$N(CH_3)_2$ 和酰氨基—$CONH_2$ 而显弱碱性，故四环素是两性化合物，遇酸或碱均能生成相应的盐。盐酸四环素易溶于水并溶于碱性或酸性溶液中，其干燥品较稳定，但在贮存中遇光促使颜色变深，这和空气中的氧的氧化作用有关。本品1%的水溶液pH值为1.8～2.8，此水溶液放置后由于析出四环素碱使溶液浑浊。本品在弱酸性溶液中比较稳定，在pH2以下和pH7以上的溶液中易破坏失效。在pH2～6的溶液中放置后，由于C_4上的二甲氨基发生可逆的差向异常构化作用，形成无抗菌作用的4-差向四环素（ETC）。

四环素在酸性条件下特别是在加热的情况下，C_6上的醇羟基和$C_{5\alpha}$上的氢发生消去反应生成脱水四环素（ATC），反应式如下：

$-H_2O$

4-脱水四环素，变形成差向异构体，称4-差向脱水四环素（EATC）。脱水四环素和4-差向脱水四环素的细胞毒性比四环素大250倍，4-差向四环素的细胞毒性比四环素大70倍，而抗菌活性只有四环素的3%～6%，故应控制四环素成品中这些特殊杂质的限量。

在碱性溶液中，四环素的碳环破裂，生成无活性的异构化合物——异四环素。

NaOH

4-差向四环素为淡黄色，因其不稳定又易变成黑色。脱水四环素为橙红色，4-差向脱水四环素为砖红色，四环素外观色泽变深往往是脱水杂质含量较高。四环素类抗生素在紫外光下都能产生荧光，《中国药典》2005年版（二部）用高效液相色谱法鉴别本品和检查有关物质时都利用了这一性质。

（二）鉴别

（1）显色反应　本品与硫酸作用，生成脱水四环素，溶液显深紫色。再加三氯化铁试液后生成脱水四环素铁配合物，溶液呈红棕色，该配合物的结构为：

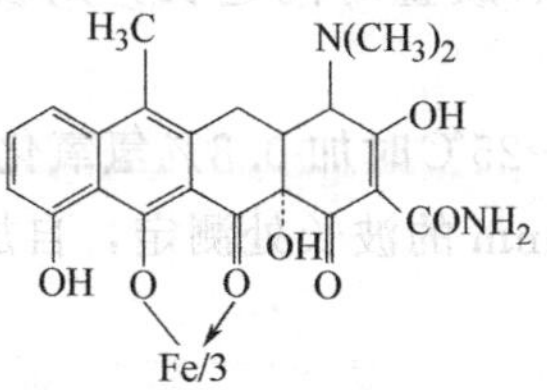

其他四环素类遇硫酸同样发生显色反应。如盐酸土霉素呈深朱红色，盐酸金霉素呈橄榄绿色，盐酸脱氧土霉素呈黄色。其他四环素类与硫酸作用也可同铁离子生成不同颜色的配合物，借此可以区分四环素类药物的品种。

（2）高效液相色谱法　在含量测定项下记录的色谱图中，供试品溶液的主峰保留时间应与对照品溶液的主峰保留时间一致。

（3）红外分光光度法　本品的红外吸收图谱应与对照图谱（光谱集 332 图）一致。

（4）氯化物鉴别法　本品的水溶液显氯化物的鉴别反应。

（三）检查

盐酸四环素的检查项目为酸度、溶液的澄清度、有关物质、干燥失重、杂质的吸光度、热原和无菌。

1. 有关物质

四环素中的杂质及有关物质主要是指在生产和贮存过程中形成的异构化杂质和降解杂质（ETC、ATC、EATC、CTC）。

《中国药典》2000 年版（二部）与《中国药典》2005 年版（二部）都是以高效液相色谱法检查。取本品适量，加 0.01mol/L 盐酸溶液溶解并制成每 1ml 中含 2.0mg 的溶液，作为供试品溶液和对照溶液。照含量测定项下方法试验，取对照溶液 20μl 注入液相色谱仪，调节检测灵敏度，使主成分峰高约为记录仪满量程的 20%。再取供试品溶液和对照溶液各 20μl，分别注入液相色谱仪，记录色谱图至主峰保留时间的 4 倍。供试品溶液色谱图中如显杂质峰，按校正后的峰面积计算（盐酸四环素、4-差向四环素、盐酸金霉素、脱水四环素、差向脱水四环素的校正因子分别为 1.0、1.15、1.16、0.45 和 0.50），4-差向四环素、盐酸金霉素、脱水四环素、差向脱水四环素的峰面积分别不得超过对照液主峰面积的 2 倍（4.0%）、0.5 倍（1.0%）、0.25 倍（0.5%）、0.25 倍（0.5%）。盐酸四环素片剂、胶囊剂的有关物质检查方法及限量与此相同。

2. 杂质吸光度

盐酸四环素在盐酸液（0.01mol/L）中于 268nm 和 355nm 波长处有最大吸收，紫外吸收曲线见图 10-7。

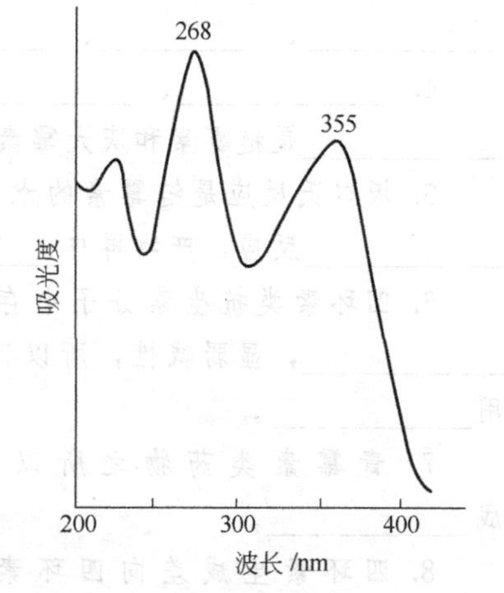

图 10-7　盐酸四环素的紫外吸收曲线

380nm 波长处的吸光度用以控制 CTC 的含量，430nm 波长处的吸光度除表示 ATC 及 EATC 的总量外，还包括一部分其他杂质的吸收。经试验，ATC 与 EATC 的总量在 1%以内的产品，430nm 波长处的吸光度亦在 0.5 之内。四环素在放置过程中，外观色泽逐渐变深，这种色泽的变化与中性降解物的含量有较大关系，色泽越深则中性降解物的含最越高。530nm 波长处的吸光度用以控制中性降解物的含量，测定时温度越高，加氢氧化钠溶液后放置时间越长，则吸光度越高。故应严格控制温度和时间。

检查法　取本品适量，在20～25℃时加0.8%氢氧化钠溶液，制成每1ml中含10mg的溶液，置4cm的吸收池中，在530nm的波长处测定，自加氢氧化钠溶液起5min时，其吸光度不得过0.12（供注射用）。

（四）含量测定

《中国药典》2005年版（二部）采用高效液相色谱法测含量。

（1）色谱条件与系统适用性试验　用十八烷基硅烷键合硅胶为填充剂（pH值适应范围大于8.0），以0.1mol/L草酸铵溶液-二甲基甲酰胺-0.2mol/L磷酸氢二铵溶液（68：27：5），用氨水调pH值至8.3为流动相，流速为每分钟1ml，柱温35℃，检测波长为280nm。取盐酸四环素约15mg，4-差向四环素、盐酸金霉素、脱水四环素、差向脱水四环素各适量（约8mg），置50ml量瓶中，加0.01mol/L盐酸溶解并稀释至刻度，摇匀，取20μl注入液相色谱仪，记录色谱图，色谱峰流出顺序依次为：4-差向四环素、差向脱水四环素、盐酸四环素、盐酸金霉素、脱水四环素，各峰之间的分离度均应符合要求。

（2）测定法　取本品约30mg，精密称定，置50ml量瓶中，加0.01mol/L盐酸溶解并稀释至刻度，摇匀，精密量取20μl注入液相色谱仪，记录色谱图；另取盐酸四环素对照品30mg，同法测定，按外标法以峰面积计算出供试品中$C_{22}H_{24}N_2O_8 \cdot HCl$的量。

习　题

一、填空题

1. 青霉素类、头孢菌素类都属于________，是因为它们的分子结构中都有________。

2. 青霉素类药物可用酸碱滴定法、碘量法、硫醇汞盐法（UV法）测定含量，酸碱滴定法测定的依据是________，而碘量法测定青霉素含量时与碘反应的物质是________，溶液最适pH值是________，测定的依据是________。

3. 抗生素的常规检验一般包括________、________、________、________、________、________、________、________、________。

4. ________、________是链霉素特有的鉴别反应；________、________是链霉素和庆大霉素共有的鉴别反应。

5. 坂口氏反应是链霉素的水解产物链霉胍特有的反应，是指链霉胍在碱性条件下与________反应，产物再与________作用显红色。

6. 四环素类抗生素分子中存在________和________，显弱酸性；同时含有________，显弱碱性，所以四环素类抗生素是两性化合物，其效价测定目前主要采用________。

7. 青霉素类药物之所以不稳定，是因为结构含________，其制剂常做成________。

8. 四环素生成差向四环素的条件是________，生成脱水四环素的条件是________，生成异四环素的条件是________。

二、简答题

1. 检查青霉素的水分、酸碱度和吸光度的目的各是什么？

2. 用硝酸汞电位滴定法测定青霉素钠的含量时，其反应原理是什么？怎样确定终点？影响测定准确度的因素有哪些？怎样消除？

3. 影响硫酸链霉素水溶液稳定性的主要因素是什么？

4. 写出麦芽酚反应的反应式并说明其反应条件。

5. 盐酸四环素成品中的主要异构化杂质和降解杂质有哪些？

6. 试述氨苄西林钠的结构特征和化学特性及其含量测定原理。

7. 试述检查硫酸链霉素主要杂质的目的和方法。

8. 试述头孢拉定的结构特征和化学特性。

9. 试述检查硫酸链霉素酸度、溶液颜色和干燥失重的目的。

10. 盐酸四环素与硫酸反应生成什么？该反应产物与可溶性铁盐作用有何现象？

11. 称取干燥失重为0.2%的盐酸四环素0.5001g，定容为50ml，按旋光度测定法，用2dm旋光管测得旋光度为－4.950°，求其比旋度。

12. 检查头孢氨苄的有关物质是为了控制什么杂质的限量？

三、选择题（单选题）

1. β-内酰胺类药物可用碘量法测定含量，其理论根据是：

A. 样品碱水解产物青霉噻唑酸可定量与碘反应

B. β-内酰胺环不稳定可定量被碘氧化

C. 样品酸水解产物青霉烯酸可定量与碘反应

D. 样品酸水解产物与咪唑类缩合后可定量与碘反应

E. 以上都不对

2. 四环素类药物在较强酸性溶液中（pH<2）的性质是：

A. 降解，生成异四环素　　B. 降解，生成差向四环素

C. 降解，生成脱水四环素　　D. 配合，生成有色配位化合物

E. 稳定，不变化

3. 有一药物与水合茚三酮反应呈蓝紫色；在碱性下加热5min后，加硫酸铁铵试液后呈紫红色。此药物是：

A. 青霉素G　B. 土霉素　C. 链霉素　D. 庆大霉素　E. 四环素

4. β-内酰胺类药物可用下面哪种方法鉴别：

A. 苦味酸/H^+　B. 碱性下，亚硝基铁氰化钾　C. 次溴酸钠/H^+

D. 铁氰化钾/OH^-　E. 以上都不对

5. 用碘量法测定β-内酰胺类药物含量时，1mol/L被测样品消耗标准溶液的摩尔数是：

A. 1∶1　B. 1∶2　C. 1∶4　D. 1∶6　E. 以上都不对

6. β-内酰胺类药物可用酸碱法测定含量，其理论依据是：

A. 样品母核含有羧基，有酸性，可用碱标准溶液滴定

B. 样品母核有羧基，成盐后有碱性，可用酸标准溶液滴定

C. β-内酰胺环可被标准酸定量水解，剩余的标准酸可用标准碱回滴

D. β-内酰胺环可被标准碱定量水解，剩余的标准碱可用标准酸回滴

E. 以上都不对

7. 四环素类药物分子呈：

A. 酸性 B. 碱性 C. 酸碱两性 D. 中性 E. 以上都不对

8. 青霉素属下列哪类抗生素：

A. 四环类抗生素 B. 氨基糖苷类抗生素 C. 喹诺酮类抗生素

D. β-内酰胺类抗生素 E. 以上都不对

9. 四环素类抗生素盐酸盐的水溶液有：

A. 1个 pK_a 值 B. 2个 pK_a 值 C. 3个 pK_a 值

D. 4个 pK_a 值 E. 以上都不对

10. 链霉素分子中有几个碱性中心：

A. 1个 B. 2个 C. 3个 D. 4个 E. 5个

11. 下面哪些性质反应适用于β-内酰胺类药物：

A. 含五元内酰胺环不稳定，易水解

B. 与羟胺-Fe^{3+}作用呈色

C. 与 Tollen（多仑）试剂反应呈阳性

D. 与硫酸-甲醛试剂作用可呈色

E. 以上都对

12. 鉴别链霉素的特有反应有：

A. 水合茚三酮反应 B. N-甲基葡萄糖胺反应 C. 麦芽酚反应

D. 坂口氏反应 E. 以上均是

（侯安源）

第十一章　重要杂环类药物的分析

学习指南　本章介绍了三类杂环类药物的结构特点、理化性质和鉴别检查含量测定的原理和方法。要求掌握吡啶类、苯并噻嗪类和苯并二氮杂䓬类药物的化学结构及其性质与分析方法之间的关系，并且掌握典型代表药物异烟肼、盐酸氯丙嗪、地西泮的鉴别与含量测定，了解其杂质的检查。

第一节　概　　述

夹杂有非碳原子的环状有机化合物称为杂环化合物，常见的杂原子有氮、氧、硫等。按所含杂原子的种类、数目，环的元数与环数的不同，可将杂环类药物分成许多不同的大类，诸如呋喃类、吡唑酮类、吡啶及哌啶类、苯并噻嗪类、苯并二氮杂䓬类等。本章将以吡啶类、苯并噻嗪类和苯并二氮杂䓬类中的某些药物为代表，重点讨论其结构特点、化学性质以及鉴别、检查和含量测定的原理与方法。

第二节　吡啶类药物的分析

本类药物均含有吡啶环，吡啶类药物的代表物有异烟肼、异烟腙、尼可刹米和碘解磷定等，本节重点讲授常用抗结核药异烟肼（Isoniazid）的分析。

一、结构与性质

（一）结构

异烟肼　　尼可刹米

$C_6H_7N_3O$ 137.14　　$C_{10}H_{14}N_2O$ 178.23

（二）性质

1. 母核吡啶环的特性

（1）开环反应　α位、α'位未取代，而β位或γ位被羧基衍生物所取代的吡啶环可发生开环反应，尼可刹米、异烟肼的吡啶环均有此特性，可用于鉴别。

（2）弱碱性　吡啶环上的氮具有碱性，其pK_b值为8.8（水中），可用非水碱量法进行含量测定。吡啶环上的氮还可和某些重金属离子形成不同颜色的沉淀，可用于鉴别。

2. 酰肼基的特性

异烟肼的吡啶环γ位上被酰肼基取代。酰肼基具有较强的还原性，可以和不同的氧化试剂反应，酰肼基还可以与羰基试剂缩合形成腙。

3. 酰氨基的特性

尼可刹米的吡啶环β位上被酰氨基取代，虽然酰氨基的化学性质不甚活泼，但遇碱水解后，释放出具有碱性的二乙胺，可以此进行鉴别。

4. 紫外吸收光谱特征

本类药物的结构中均含有芳杂环，在紫外光区有特征吸收，其最大、最小吸收波长及百分吸收系数可供鉴别和含量测定。

二、鉴别

(一) 异烟肼的鉴别

《中国药典》2005 年版（二部）采用三种方法鉴别异烟肼。

1. 与氨制硝酸银试液反应

异烟肼分子中的酰肼基有还原性，可被氨制硝酸银氧化为氮气，硝酸银则被还原为单质银。

$$\text{(4-}CONHNH_2\text{-吡啶)} + AgNO_3 + H_2O \longrightarrow \text{(4-}COOAg\text{-吡啶)}\downarrow + \begin{matrix} NH_2 \\ | \\ NH_2 \end{matrix} + HNO_3$$

$$\begin{matrix} NH_2 \\ | \\ NH_2 \end{matrix} + 4AgNO_3 \longrightarrow 4Ag\downarrow + N_2\uparrow + 4HNO_3$$

方法　取异烟肼约 10mg，置试管中，加水 2ml 溶解后，加氨制硝酸银试液 1ml，即发生气泡与黑色浑浊，并在试管壁上生成银镜。

2. 测定衍生物熔点

异烟肼的酰肼基可与芳醛发生缩合反应形成腙，其有固定的熔点，可用于鉴别。常用的醛为香草醛。

$$\text{(4-}CONHNH_2\text{-吡啶)} + \text{(}CHO\text{, }OCH_3\text{, }OH\text{-苯)} \xrightarrow[\triangle]{-H_2O} \text{(4-}CONH-N=CH\text{-吡啶, }OCH_3\text{, }OH\text{-苯)}\downarrow$$

香草醛　　异烟腙（黄色结晶）

方法　取本品约 0.1g，加水 5ml 溶解后，加 10%的香草醛乙醇溶液 1ml，摇匀，微热，放冷，即析出黄色结晶，滤过，用稀乙醇重结晶，在 105℃干燥后，测定熔点，其熔点为 228～231℃，熔融时同时分解。

3. 红外分光光度法

本品的红外光吸收图谱应与对照的图谱（光谱集 166）一致。

(二) 尼可刹米的鉴别

《中国药典》2005 年版（二部）采用四种方法鉴别尼可刹米。

1. 戊烯二醛反应

此反应属于吡啶环的开环反应。当溴化氰与芳伯氨作用于吡啶环，使环上氮原子由 3 价转变成 5 价，吡啶环发生水解反应生成戊烯二醛，再与芳伯氨缩合，生成有色的戊烯二醛衍生物。

方法　取本品 1 滴，加水 50ml，摇匀，分取 2ml，加溴化氰试液 2ml 与 2.5%苯胺溶液 3ml，摇匀，溶液渐显黄色。

2. 水解反应

尼可刹米与氢氧化钠试液加热，即有乙二胺臭味逸出，能使湿润的红色石蕊试纸变蓝色。

$$\text{(吡啶-3-)}CON(C_2H_5)_2 + NaOH \longrightarrow \text{(吡啶-3-)}COONa + NH(C_2H_5)_2$$

3. 沉淀反应

尼可刹米分子中的吡啶环也可以和重金属离子反应。与硫酸铜及硫氰酸铵作用生成草绿色配位化合物沉淀。

$$2\,\text{(吡啶-3-)}CON(C_2H_5)_2 + CuSO_4 + 2NH_4SCN \longrightarrow \left[\text{(吡啶-3-)}CON(C_2H_5)_2\right]_2 Cu(SCN)_2\downarrow + (NH_4)_2SO_4$$

4. 红外分光光度法

本品的红外光吸收图谱应与对照的图谱（光谱集 135）一致。

三、检查

(一) 异烟肼

药典规定检查本品的酸碱度、溶液的澄清度与颜色、游离肼、干燥失重、炽灼残渣和重金属，并进行无菌检查，异烟肼片则检查溶出度。

1. 酸碱度

本品为中性，在制备过程中引入游离肼则呈碱性。取本品 0.50g 加水 10ml 溶解后，依法测定，pH 值应为 6.0～8.0。

2. 溶液的澄清度与颜色

取本品 1.0g，加水 10ml 溶解后，溶液应澄清无色。如显浑浊，与 1 号浊度标准液比较，不得更浓；如显色，与同体积的对照液（取比色用重铬酸钾液 3.0ml 与比色用硫酸铜液 0.10ml，加水稀释至 250ml）比较，不得更深。用本法检查制备过程中可能引入的不溶性副产物双异烟酰肼和氧化分解的有色杂质。

3. 游离肼

异烟肼在制备或贮藏过程中可能会由于降解而产生游离肼。而肼是一种致癌物质，因此，国内外药典规定了异烟肼及其制剂中游离肼的限量检查。常用方法有薄层色谱法、比浊法等。

(1) 薄层色谱法　《中国药典》2005 年版（二部）对异烟肼及注射用异烟肼中游离肼的检查，均采用此方法。

方法　取本品，加水制成每 1ml 中含 50mg 的溶液，作为供试品溶液。另取硫酸肼加水制成每 1ml 中含 0.20mg（相当于游离肼 50μg）的溶液，作为对照溶液。吸取供试品溶液 10μl 与对照溶液 2μl，分别点于同一硅胶薄层板（用羧甲基纤维素钠溶液制备）上，以异丙醇-丙酮（3∶2）为展开剂，展开后，晾干，喷以乙醇制对二甲氨基苯甲醛试液，15min 后检视，在供试品主斑点前方与硫酸肼斑点相应的位置上，不得显黄色斑点。异烟肼斑点呈棕橙色的清晰斑点，R_f 值约为 0.21。游离肼斑点呈鲜黄色，R_f 值约为 0.3。本法检出肼的灵敏度为 0.1μg，控制的限量为 0.02%。

(2) 比浊法　JP（14）采用观察样品中加入水杨醛后浑浊程度的方法来控制游离肼的限量。利用游离肼与水杨醛能生成不溶于水的水杨醛腙，呈现浑浊。

(二) 尼可刹米

(1) 酸碱度　取本品 5.0g，加水溶解并稀释至 20ml，依法测定［《中国药典》2005 年版（二部）附录Ⅵ H］，pH 值应为 6.5～7.8。

(2) 溶液的澄清度与颜色　取本品 2.5g，加水溶解并稀释至 10ml，溶液应澄清无色；如显浑浊，与 1 号浊度标准液［《中国药典》2005 年版（二部）附录Ⅸ B］比较，不得更浓；如显色，与黄色 1 号标准比色液［《中国药典》2005 年版（二部）附录Ⅸ A 第一法］比较，不得更深。

(3) 氯化物　取本品 5.0g，依法检查［《中国药典》2005 年版（二部）附录Ⅷ A］，与标准氯化钠溶液 7.0ml 制成的对照液比较，不得更浓（0.0014%）。

(4) 有关物质　取本品，加甲醇制成每 1ml 中含 40mg 的溶液，作为供试品溶液；精密量取适量，加甲醇分别稀释成每 1ml 中含 0.4mg 和 40μg 的溶液，作为对照溶液①和②。照薄层色谱法［《中国药典》2005 年版（二部）附录Ⅴ B］试验，吸取上述三种溶液各 10μl，分别点于同一硅胶 GF_{254} 薄层板上，以三氯甲烷-丙醇（75∶25）为展开剂，展开后，晾干，置紫外光灯（254nm）下检视。供试品溶液如显杂质斑点，与对照溶液②的主斑点比较，不得更深；如有 1 点超过时，应不深于对照溶液①的主斑点。

(5) 易氧化物　取本品 1.2g，加水 5ml 与高锰酸钾滴定液（0.02mol/L）0.05ml，摇匀，粉红色在 2min 内不得消失。

(6) 水分　取本品 0.5g，加二硫化碳 5ml，立即摇匀观察，溶液应澄清。

四、含量测定

吡啶类药物的含量测定方法有多种，本章只介绍最常用的氧化还原滴定法、非水滴定法和紫外-可见分光光度法。

(一) 氧化还原滴定法

异烟肼分子结构中有酰肼基，具有还原性，可采用氧化还原滴定法测定含量。常用的方法有溴酸钾法、溴量法和碘量法等。

1. 溴酸钾法

(1) 原理　异烟肼在强酸性介质中可被溴酸钾氧化为异烟酸和氮气，而溴酸钾被还原为溴化钾。终点时微过量的溴酸钾可将粉红色甲基橙指示剂氧化褪色，以指示终点的到达，异烟肼与溴酸钾的反应摩尔比为 3∶2。

$$3\,(\text{4-}CONHNH_2\text{-pyridine}) + 2KBrO_3 \xrightarrow{HCl} 3\,(\text{4-}COOH\text{-pyridine}) + 3N_2\uparrow + 3H_2O + 2KBr$$

(2) 方法　取本品约 0.2g，精密称定，置 100ml 量瓶中，加水使溶解并稀释至刻度，摇匀；精密量取 25ml，加水 50ml、盐酸 20ml 与甲基橙指示液 1 滴，用溴酸钾滴定液 0.01667mol/L）缓缓滴定（温度保持在 18～25℃）至粉红色消失。每 1ml 溴酸钾滴定液（0.01667mol/L）相当于 3.429mg 的异烟肼（$C_6H_7N_3O$）。

(3) 说明　甲基橙是不可逆指示剂，溶液中溴酸钾局部浓度过高可能使其氧化变色，致使终点提前到达，故应在 18～25℃温度，充分搅拌条件下缓缓滴定；加水量的多少对指示剂的褪色时间影响较大，故应严格按药典规定条件操作；本法操作简便，结果准确，《中国药典》2005 年版（二部）即用此法测定异烟肼及其制剂的含量。

2. 溴量法

异烟肼在稀盐酸介质中可与氧化能力强的溴液快速定量反应，剩余的溴液用碘量法进行测定。每1ml溴滴定液（0.1mol/L）相当于3.429mg的$C_6H_7N_3O$，异烟肼与溴原子的反应摩尔比是1∶4。

$$KBrO_3 + 5KBr + 6HCl \longrightarrow 3Br_2 + 6KCl + 3H_2O$$

$$\text{(4-吡啶基)}CONHNH_2 + 2Br_2 + H_2O \xrightarrow{HCl} \text{(4-吡啶基)}COOH + N_2\uparrow + 4HBr$$

3. 剩余碘量法

异烟肼在弱碱性溶液中被过量碘液氧化，反应完成后，酸化，剩余的碘液用硫代硫酸钠液回滴定。每1ml碘滴定液（0.1mol/L）相当于3.429mg的$C_6H_7N_3O$。异烟肼与碘原子的反应摩尔比是1∶4。

$$\text{(4-吡啶基)}CONHNH_2 + 2I_2 + 5NaHCO_3 \longrightarrow \text{(4-吡啶基)}COONa + N_2\uparrow + 4NaI + 5CO_2 + 4H_2O$$

由于碘的氧化能力较弱，反应不易完全，致使碘的消耗量随碘的作用时间的长短、反应温度的不同而有所差异；本法用于制剂分析时，因含有还原性赋形剂而产生干扰，使测定结果偏高。

（二）非水溶液滴定法

吡啶环上的氮有弱碱性，可采用非水滴定法测定含量。国内外大多数药典均采用该法对尼可刹米原料进行含量测定。《中国药典》2005年版（二部）中测定方法如下。

尼可刹米的含量测定 取本品约0.15g，精密称定，加冰醋酸10ml与结晶紫指示液1滴，用高氯酸滴定液（0.1mol/L）滴定，至溶液显蓝绿色，并将滴定的结果用空白试验校正。每1ml高氯酸滴定液（0.1mol/L）相当于17.82mg的$C_{10}H_{14}N_2O$。

（三）紫外-可见分光光度法

吡啶环类药物有紫外吸收特性，故可采用紫外-可见分光光度法进行含量测定。国内外药典多采用此法测定尼可刹米注射液的含量。《中国药典》2005年版（二部）中测定方法如下。

尼可刹米注射液的含量测定 精密量取本品1ml，置100ml量瓶中，用0.5%硫酸溶液分次洗涤移液管内壁，洗液并入量瓶中，加0.5%硫酸溶液稀释至刻度，摇匀；精密量取适量，加0.5%硫酸溶液稀释成每1ml中约含尼可刹米20μg的溶液，照紫外-可见分光光度法，在263nm波长处测定吸光度，按$C_{10}H_{14}N_2O$的吸收系数（$E_{1cm}^{1\%}$）为292计算，即得。

第三节 苯并噻嗪类药物的分析

一、结构与性质

（一）结构

本类药物为苯并噻嗪类的衍生物，分子结构中均含有硫氮杂蒽母核。通常在母核2位碳原子上有取代基 R′，10 位氮原子上有取代基 R，其基本结构如下：

临床常用的本类药物多为其盐酸盐，《中国药典》中收载本类的典型药物有：盐酸氯丙嗪、盐酸异丙嗪、奋乃静、癸氟奋乃静和盐酸三氟拉嗪等。

（二）性质

1. 紫外和红外吸收光谱特征

本类药物结构中的苯并噻嗪母核为共轭三环系统，一般在紫外区有三个吸收峰值，就《中国药典》收载的品种而言，其最大吸收峰分别在 205nm、254nm 和 300nm 附近，最强峰多在 254nm 附近。由于 2 位、10 位上的取代基的种类不同，最大吸收波长也不同。因此，利用其紫外吸收特征可对本类药物进行鉴别和含量测定。

另外，由于苯并噻嗪类药物取代基 R 和 R′的不同，其红外吸收光谱也不相同，可以采用红外吸收光谱鉴别。

2. 易氧化呈色

本类药物苯并噻嗪母核中的硫易被硫酸、硝酸、三氯化铁试液及过氧化氢等氧化剂氧化，生成亚砜、砜等不同产物而呈不同的颜色。可用这些显色反应进行本类药物的鉴别和比色法测定。

3. 与金属离子配合呈色

本类药物结构中未被氧化的硫，可与金属钯离子形成有色配位化合物，其氧化产物砜和亚砜则无此反应。利用此性质可进行本类药物的鉴别和含量测定。

4. 侧链氮原子的碱性

本类药物母核上的氮原子碱性极弱，不能用酸直接滴定。但 10 位取代基上的氮原子呈一定的碱性，可在非水溶液中用高氯酸滴定。

二、鉴别试验

1. 紫外吸收特征和红外吸收光谱

国内外药典中常用本类药物紫外吸收光谱中的最大吸收波长、最小吸收波长以及同时利用最大吸收波长处的吸光度或吸收系数进行鉴别。给出《中国药典》2005 年版中苯并噻嗪类药物的紫外吸收特征鉴别实例，以供鉴别之用（见图 11-1、图 11-2、图 11-3）。

红外吸收光谱已用于本类药物的鉴别，《中国药典》2005 年版（二部）中就有奋乃静、癸氟奋乃静和盐酸三氟拉嗪等药物的鉴别选用红外分光光度法。

2. 显色反应

氧化剂氧化显色　苯并噻嗪类药物可被不同氧化剂如硫酸、硝酸、过氧化氢等氧化而呈不同的红色。由于取代基不同，各种药物所显颜色也不同。

3. 氯化物的反应

苯并噻嗪类药物的盐酸盐可显氯化物的鉴别反应。取供试品，加硝酸使成酸性后，加硝酸银试液，即生成白色凝乳状沉淀，分离，沉淀加氨试液即溶解，再加硝酸，沉淀复出现。

取供试品少许，置试管中，加等量的二氧化锰，混匀，加硫酸湿润，缓缓加热，发生的氯气能使湿润的碘化钾淀粉试纸显蓝色。

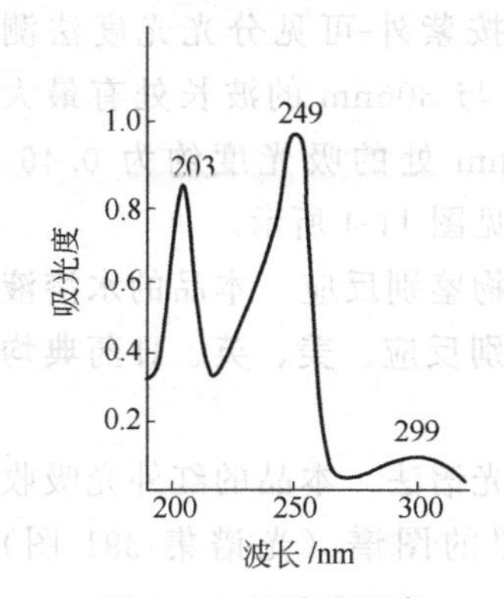

图 11-1 盐酸异丙嗪紫外吸收光谱

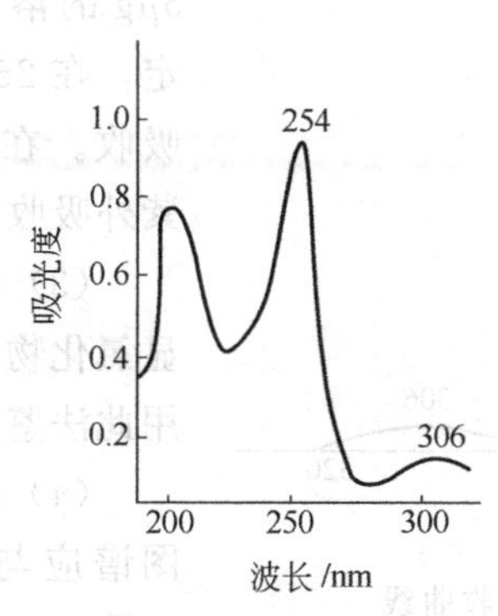

图 11-2 盐酸氯丙嗪紫外吸收光谱

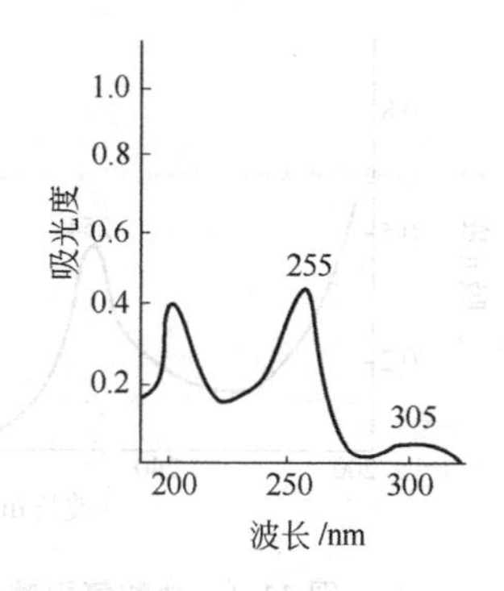

图 11-3 盐酸三氟拉嗪紫外吸收光谱

三、检查

有关物质 《中国药典》2005 年版（二部）规定奋乃静、盐酸三氟拉嗪、盐酸异丙嗪及其注射液、盐酸氯丙嗪及其片剂、注射液、癸氟奋乃静及其注射液用薄层色谱法检查有关物质。主要目的是控制特殊杂质的限量，保证药品的纯度。例如检查盐酸异丙嗪的有关物质是为了控制盐酸异丙嗪异构体等特殊杂质的限量；检查盐酸氯丙嗪的有关物质是为了控制其他烷基化吩噻嗪的限量；检查盐酸氯丙嗪注射液的有关物质是为了控制其氧化产物盐酸氯丙嗪亚砜的限量。

四、盐酸氯丙嗪的分析

（一）结构与性质

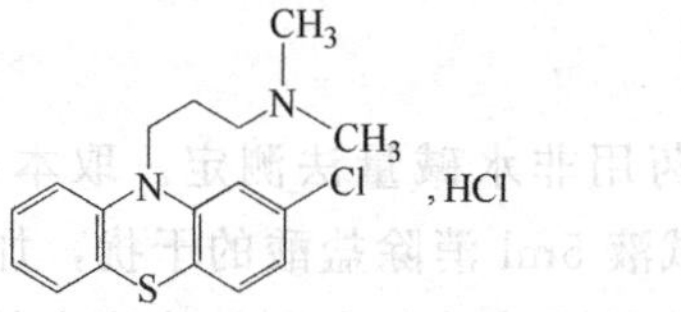

$C_{17}H_{19}ClN_2S\cdot HCl$ 355.33

盐酸氯丙嗪（Chlorpromazine Hydrochloride）的化学名称为 *N*,*N*-二甲基-2-氯-10*H*-吩噻嗪-10-丙胺盐酸盐。本品按干燥品计算，含 $C_{17}H_{19}ClN_2S$ 不得少于 99.0%。本品在水、乙醇或三氯甲烷中易溶，在乙醚或苯中不溶。本品的熔点为 194～198℃，《中国药典》2005 年版（二部）收载有盐酸氯丙嗪及其片剂和注射液。

（二）鉴别

（1）氧化显色 取本品约 10mg，加水 1ml，加硝酸 5 滴，本品被氧化为 3-吩噻嗪酮-5-亚砜而显红色，逐渐变为淡黄色。

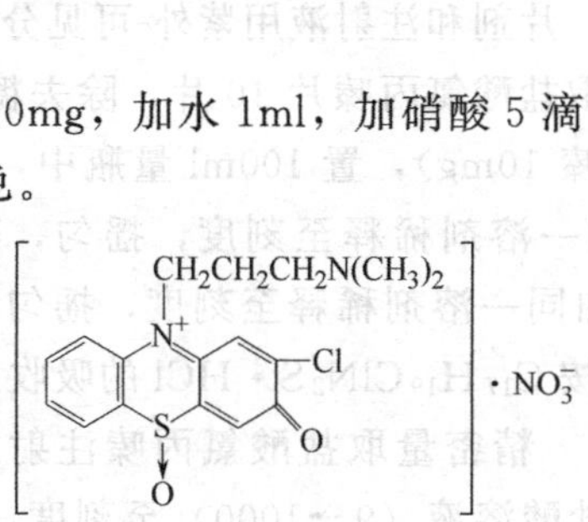

$CH_2CH_2CH_2N(CH_3)_2$ $\cdot NO_3^-$

（2）测定最大吸收波长和吸光度　取本品，加盐酸溶液（9→1000）制成每 1ml 中含 5μg 的溶液，按紫外-可见分光光度法测定，在 254nm 与 306nm 的波长处有最大吸收。在 254nm 处的吸光度约为 0.46。紫外吸收曲线见图 11-4 所示。

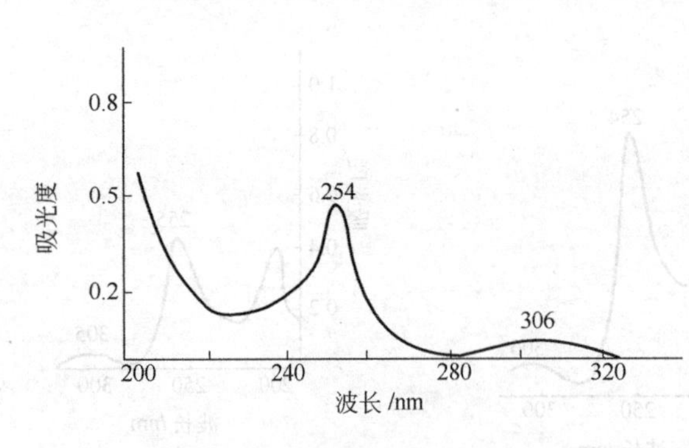

图 11-4　盐酸氯丙嗪紫外吸收曲线

（3）氯化物鉴别反应　本品的水溶液显氯化物的鉴别反应。美、英、日药典均用此法鉴别。

（4）红外光谱法　本品的红外光吸收图谱应与对照的图谱（光谱集 391 图）一致。

（三）检查

《中国药典》2005 年版（二部）规定检查原料药溶液的澄清度与颜色、有关物质、干燥失重和炽灼残渣。

有关物质　用薄层色谱法控制盐酸氯丙嗪及其片剂在制备过程中引入的其他烷基化吩噻嗪杂质的限量，控制盐酸氯丙嗪注射液中见光氧化产生的盐酸氯丙嗪亚砜等杂质的限量。

做这项检查时，应避光操作，均用硅胶 GF_{254} 薄层板，用环己烷-丙酮-二乙胺（80∶10∶10）为展开剂，均用甲醇为溶剂配成供试品溶液和对照溶液，一律用自身对照法。检查盐酸氯丙嗪及其片剂时，供试品溶液的浓度为 10mg/ml，对照溶液的浓度为 0.1mg/ml，杂质限量为 1%。检查盐酸氯丙嗪注射液时，供试品溶液浓度为 20mg/ml，对照溶液的浓度为 0.10mg/ml 和 1.0mg/ml 两种，杂质限量一般为 0.5%，如有一点超过时，限量为 5%。盐酸氯丙嗪片还增加溶出度检查，片剂和注射剂均按制剂通则项下的规定进行其他项目的检查。

（四）含量测定

（1）原料药的测定　原料药用非水碱量法测定。取本品约 0.2g，精密称定，加醋酐 10ml，振摇溶解后，加醋酸汞试液 5ml 消除盐酸的干扰，加橙黄Ⅳ指示剂 1 滴，用高氯酸滴定液（0.1mol/L）滴定，至溶液显玫瑰红色，并将滴定结果用空白试验校正，即得。每 1ml 的高氯酸滴定液（0.1mol/L）相当于 0.1mmol 的盐酸氯丙嗪，即相当于 35.53mg 的 $C_{17}H_{19}ClN_2S \cdot HCl$。如用 B 代表氯丙嗪，则有关反应式如下：

$$2B \cdot HCl + Hg(OCCH_3)_2 \longrightarrow 2B \cdot CH_3COOH + HgCl_2$$

$$B \cdot CH_3COOH + HClO_4 \longrightarrow B \cdot HClO_4 + CH_3COOH$$

（2）片剂和注射液的测定　片剂和注射液用紫外-可见分光光度法测定，避光操作。

盐酸氯丙嗪片剂的测定　取盐酸氯丙嗪片 10 片，除去糖衣后，精密称定，研细，精密称取适量（约相当于盐酸氯丙嗪 10mg），置 100ml 量瓶中，加盐酸溶液（9→1000）70ml，振摇使盐酸氯丙嗪溶解，用同一溶剂稀释至刻度，摇匀，弃去初滤液，精密量取续滤液 5ml，置另一 100ml 量瓶中，加同一溶剂稀释至刻度，摇匀，照紫外-可见分光光度法，在 254nm 的波长处测定吸光度，按 $C_{17}H_{19}ClN_2S \cdot HCl$ 的吸收系数 $E_{1cm}^{1\%}$ 为 915 计算，即得。

盐酸氯丙嗪注射液的测定　精密量取盐酸氯丙嗪注射液适量（约相当于盐酸氯丙嗪 50mg），置 250ml 量瓶中，加盐酸溶液（9→1000）至刻度，摇匀，精密量取 10ml 置 50ml

量瓶中，加盐酸溶液（9→1000）至刻度，摇匀，照紫外-可见分光光度法，在 306nm 的波长处测定吸光度，按 $C_{17}H_{19}ClN_2S \cdot HCl$ 的吸收系数为 115 计算，即得。

第四节 苯并二氮杂䓬类药物的分析

一、结构与性质

(一) 结构

环庚三烯正离子简称䓬，为具有芳香性的七元碳环。当䓬环的 1 位和 4 位夹杂 2 个氮原子时，称为1,4-二氮杂䓬，当其与苯环并合后就成为1,4-苯并二氮杂䓬，其中1,4代表杂原子的位次，而不是并合的位次。1,4-苯并二氮杂䓬为稠杂环母核。

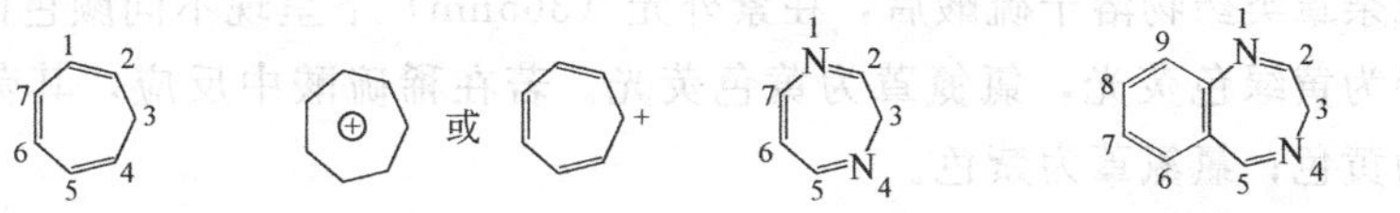

环庚三烯　　䓬　　1,4-二氮杂䓬　　1,4-苯并二氮杂䓬

目前临床上常用的苯并二氮䓬类催眠药与镇静药的分子结构中都有1,4-苯并二氮杂䓬的基本结构。三唑仑、艾司唑仑、阿普唑仑、地西泮、硝西泮、氯硝西泮、氯氮平和氯氮䓬是苯并二氮䓬类药物的代表。地西泮和硝西泮的基本结构是1,4-苯并二氮杂䓬-2-酮。

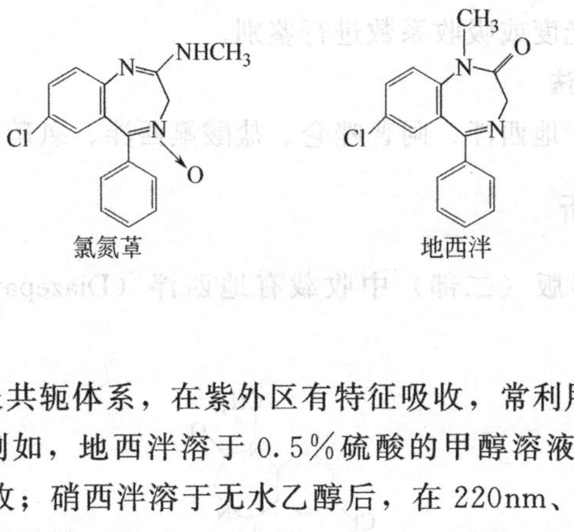

氯氮䓬　　地西泮

(二) 性质

1. 紫外特征吸收

本类药物分子中有较长共轭体系，在紫外区有特征吸收，常利用这一特征性鉴别本类药物或测定其制剂的含量。例如，地西泮溶于 0.5%硫酸的甲醇溶液后，在 242nm、284nm、和 366nm 波长处有最大吸收；硝西泮溶于无水乙醇后，在 220nm、260nm 和 310nm 波长处有最大吸收；氯氮䓬溶于盐酸液（9→1000）后，在 245nm 和 308nm 波长处有最大吸收。中、英、日现行药典均用此性质鉴别这 3 种药。中、英现行药典均用此性质测定其片剂的含量。

2. 碱性

苯并二氮杂䓬母核中二氮杂䓬中的氮原子呈碱性，在强酸性溶液中可接受质子而生成盐。当地西泮、硝西泮或氯氮䓬溶于冰醋酸后其碱性增强，可用高氯酸液直接滴定。中、英、日现行药典均用非水碱量法测定这 3 种原料药的含量。

3. 酮式-烯醇式互变异构

与巴比妥类药物类似，硝西泮分子中第 2,3 位碳原子之间能发生酮式-烯醇式互变异构。特别是在强碱性溶液中有利于烯醇式的形成，生成相应的盐。

由于本类药物在强酸性溶液中能接受质子，在强碱性溶液中又能给出质子生成烯醇式的盐，在不同 pH 值条件下，其紫外吸收波长有所变化。

4. 水解开环

本类药物的二氮杂䓬环在强酸性溶液中能水解开环，生成芳伯氨类衍生物，能呈现芳香伯氨的鉴别反应。现行中、英药典利用此反应鉴别硝西泮和氯氮䓬。

二、鉴别

（一）沉淀反应

氯氮䓬遇碘化铋钾试液，生成橙红色沉淀。盐酸氟西泮的水溶液和氯硝西泮的稀盐酸溶液遇碘化铋钾试液，也生成橙红色沉淀，而后者放置后，沉淀颜色变深，可以相互区别；《中国药典》2005 年版（二部）中采用此方法鉴别氯氮䓬。

（二）硫酸-荧光反应

苯并二氮杂䓬类药物溶于硫酸后，在紫外光（365nm）下呈现不同颜色的荧光，可供鉴别。如地西泮为黄绿色荧光，氯氮䓬为黄色荧光。若在稀硫酸中反应，其荧光颜色略有差别：地西泮为黄色；氯氮䓬为紫色。

（三）氯元素的鉴别

氯氮䓬、地西泮分子结构中均含有氯。氯原子与母核以共价键相连，不能直接鉴别。可采用氧瓶燃烧法破坏后鉴别。

（四）紫外吸收法

国内外药典中常用本类药物紫外吸收光谱中的最大吸收波长、最小吸收波长以及同时利用最大吸收波长处的吸光度或吸收系数进行鉴别。

（五）红外吸收光谱法

红外吸收光谱已用于地西泮、阿普唑仑、盐酸氟西泮、氯硝西泮和奥沙西泮等的鉴别。

三、地西泮的分析

《中国药典》2005 年版（二部）中收载有地西泮（Diazepam）、地西泮片和地西泮注射液。

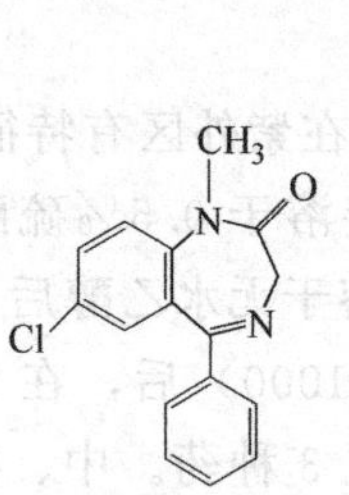

$C_{16}H_{13}ClN_2O$ 284.74

地西泮

本品化学名称为 1-甲基-5-苯基-7-氯-1,3-二氢-2*H*-1,4-苯并二氮杂䓬-2-酮。本品按干燥品计算，含 $C_{16}H_{13}ClN_2O$ 不得少于 98.5%。本品为白色或类白色的结晶性粉末；无臭，味苦。本品在丙酮或三氯甲烷中易溶，在乙醇中溶解，在水中几乎不溶。本品的熔点为130～134℃，284nm 波长处的吸收系数 $E_{1cm}^{1\%}$ 为 440～468。

（一）鉴别

原料药用下述 4 种方法鉴别。

（1）荧光反应　取本品约 10mg，加硫酸 3ml，振摇使溶解，在紫外光灯（365nm）下检视，显黄绿色荧光。

（2）氯化物鉴别反应 取本品 20mg，用氧瓶燃烧法进行有机破坏，以 5%氢氧化钠溶液 5ml 为吸收液。燃烧完全后，用稀硝酸酸化，并缓缓煮沸 2min，溶液显氯化物的鉴别反应。

（3）紫外特征吸收 取本品加 0.5%硫酸的甲醇液制成每 1ml 中含 5μg 的溶液，照紫外-可见分光光度法测定，在 242nm、284nm 和 366nm 的波长处有最大吸收，在 242nm 波长处的吸光度约为 0.51，在 284nm 波长处的吸光度约为 0.23，见图 11-5。

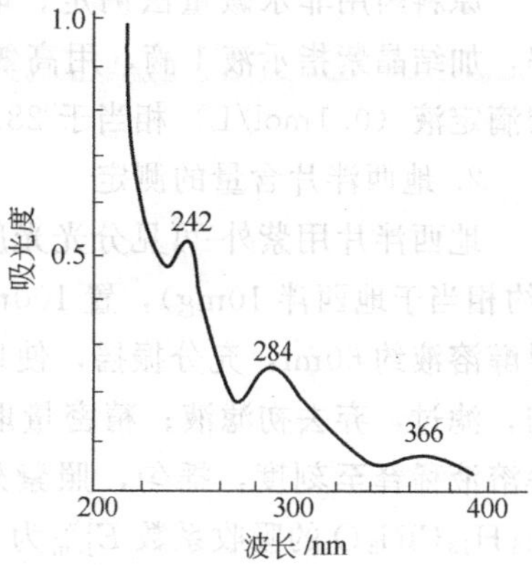

图 11-5 地西泮紫外特征吸收曲线

（4）红外光谱 本品的红外光吸收图谱应与对照的图谱（光谱集 138 图）一致。

地西泮片的鉴别方法有如下两种。

① 取本品细粉适量，加 0.5%硫酸的甲醇溶液制成每 1ml 约含地西泮 10mg 的溶液，滤过，照紫外-可见分光光度法测定，在 242nm、284nm 和 366nm 的波长处有最大吸收。

② 取地西泮的细粉适量（约相当于地西泮 10mg），加丙酮 10ml，振摇使地西泮溶解，滤过，滤液蒸干，加硫酸 3ml，振摇使溶解，在紫外光灯（365nm）下检视，显黄绿色荧光。

地西泮注射液的鉴别有如下两种。

① 取本品 2ml，滴加稀碘化铋钾试液，即发生橙红色沉淀。

② 取含量项下的溶液，照含量测定项下的方法测定，供试品溶液的主峰的保留时间应与地西泮对照品的保留时间一致。

（二）检查

1. 检查有关物质

《中国药典》2005 年版（二部）规定地西泮及其制剂均应检查有关物质。《中国药典》2005 年版（二部）规定地西泮原料药和注射液有关物质检查的方法如下：取本品，加甲醇制成每 1ml 含地西泮 0.45mg 的溶液作为供试品溶液；精密量取供试品溶液 1ml 置 100ml 量瓶中，用甲醇稀释至刻度，摇匀，作为对照液。照高效液相色谱法测定。用十八烷基硅烷键合硅胶为填充剂，甲醇-水（85：15）为流动相，检测波长为 254nm。理论板数以地西泮峰计算应不低于 1500。取对照液 20μl 注入液相色谱仪，调节检测灵敏度，使主成分色谱峰的峰高为满量程的 20%～25%；再精密量取供试品溶液与对照溶液各 20μl，注入液相色谱仪，记录色谱图至主成分峰保留时间的 2 倍。供试品溶液色谱图中如有杂质峰，各杂质峰面积的和不得大于对照液主峰面积的 3/10。

地西泮片有关物质的检查用薄层色谱法，用丙酮溶解，滤过，点样于硅胶 GF_{254} 薄层板上，置紫外光灯（254nm）下检视，供试品溶液如现杂质斑点，于对照品溶液的主斑点比较，不得更深。

2. 地西泮注射液的颜色检查

本品在酸性溶液中受光、热的作用易分解生成黄绿色的 2-甲氨基-5-氯二苯甲酮（简称氨基酮）和 2-氨基-5-氯二苯甲酮（简称去甲氨基酮）。它们在 405nm 波长处均有最大吸收。为了控制这些分解产物的限量、保证本品的质量，应检查其颜色。取本品，与黄绿色 6 号标准比色液比较，不得更深。

(三) 含量测定

1. 原料药含量的测定

原料药用非水碱量法测定。取本品约 0.2g，精密称定，加冰醋酸与醋酐各 10ml 使溶解，加结晶紫指示液 1 滴，用高氯酸滴定液（0.1mol/L）滴定至溶液显绿色。每 1ml 高氯酸滴定液（0.1mol/L）相当于 28.47mg 的 $C_{16}H_{13}ClN_2O$。

2. 地西泮片含量的测定

地西泮片用紫外-可见分光光度法测定。取本品 20 片，精密称定，研细，精密称出适量（约相当于地西泮 10mg），置 100ml 量瓶中，加水 5ml，混匀，放置 15min，加 0.5%硫酸的甲醇溶液约 60ml，充分振摇，使地西泮完全溶解，用 0.5%硫酸的甲醇溶液稀释至刻度，摇匀，滤过，弃去初滤液；精密量取续滤液 10ml，置另一 100ml 量瓶中，用 0.5%硫酸的甲醇溶液稀释至刻度，摇匀，照紫外-可见分光光度法，在 284nm 的波长处测定吸光度，按 $C_{16}H_{13}ClN_2O$ 的吸收系数 $E_{1cm}^{1\%}$ 为 454 计算，即得。USP（28）用高效液相色谱法测定本品。

3. 地西泮注射液含量的测定

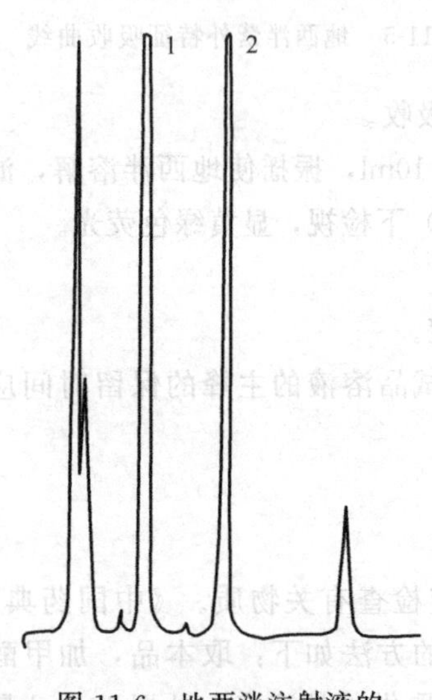

图 11-6　地西泮注射液的高效液相色谱图

1—地西泮；2—内标萘；其余为溶剂峰和杂质峰

地西泮注射液用高效液相色谱法测定。《中国药典》（1985年版）用紫外-可见分光光度法测定本品，因分解产物在测定波长处有吸收，可带来±（1.7%～3.0%）的误差。1990 年版以来《中国药典》改用高效液相色谱法测定本品。

(1) 系统适应性试验　用十八烷基硅烷键合硅胶为填充剂，甲醇-水（70∶30）为流动相，检测波长为 254nm。理论塔板数地西泮峰计算应不低于 1500，地西泮峰和内标物质峰的分离度应符合要求。

(2) 测定校正因子　取地西泮对照品约 2mg，精密称定，置 25ml 量瓶中，加甲醇溶解并稀释至刻度，摇匀，作为对照品溶液；另取萘 50mg，置 25ml 量瓶中，加甲醇溶解并稀释至刻度，摇匀，作为内标溶液；精密量取对照品溶液与内标溶液各 5ml，置 25ml 量瓶中，用甲醇稀释至刻度，摇匀，取 5～10μl 注入液相色谱仪，计算校正因子。

(3) 制备与测定供试品溶液　精密量取本品适量（约相当于地西泮 5mg），置 25ml 量瓶中，精密加入内标溶液 5ml，加甲醇稀释至刻度，摇匀，取此溶液 5～10μl，注入液相色谱仪，测定，即得（见图 11-6）。USP（24）也用高效液相色谱法测定本品，但用甲基苯甲醛（Tolualdehyde）为内标物，内标物与对照品的相对保留时间分别约为 0.5 和 1.0。

习　题

一、填空题

1. 异烟肼可与____试剂反应产生沉淀，因其____的 N 具有碱性。

2. 异烟肼与硝酸银反应产生气泡和黑色浑浊，该气泡是____，黑色浑浊是____，此反应可用于异烟肼的鉴别。

3. 异烟肼的含量测定方法有____、____、____、____、____。

4. 铈量法测定吩噻嗪类药物时，滴定剂为____，终点判断方法是____。

5. 异烟肼中特殊杂质游离肼的检查《中国药典》(2005年版)采用的方法是____，限量是____。

6. 氯丙嗪能用铈量法测定含量，因其分子结构中含有____，条件是在____下。

二、选择题

(一) A型题(最佳选择题)

1. 杂环类药较易建立紫外分析方法，是由于：

A. 分子中含有芳香结构和O、N、S等杂原子具有丰富的光谱信息

B. 易于进行化学反应　C. 易于氧化还原显色　D. 易于改变结构发生荧光

2. 酚噻嗪类药物氯丙嗪具有多种多样的性质是由于：

A. 具有两性　B. 具有硫氮杂蒽结构及含氮侧链结构

C. 易氧化还原　D. 光谱特征参数丰富

3. 遇硫酸产生黄绿色荧光的药物是：

A. 盐酸酚妥拉明　B. 地西泮　C. 氯氮䓬　D. 异烟腙　E. 巴比妥

4. 用非水滴定法测定盐酸氯丙嗪含量时，盐酸盐对测定有干扰，消除方法是：

A. 加入一定量醋酐　B. 改用中性溶剂　C. 加入维生素

D. 用电位法指示终点　E. 以上都不对

5. 《中国药典》(2005年版)中异烟肼原料的含量测定方法为：

A. 剩余碘量法　B. 溴酸钾法　C. 非水碱量法　D. 非水酸量法　E. 以上都不对

(二) X型题(多选题)

1. 用非水碱量法测定盐酸氯丙嗪含量时，若用酸性溶剂，结晶紫为指示剂，终点不易观察，消除方法是：

A. 近终点时加入指示剂　B. 加入一定量维生素

C. 加入一定量乙醇　D. 改用电位法指示终点　E. 以上都对

2. 下面哪些方法适用于盐酸氯丙嗪的含量测定：

A. 非水碱量法　B. 紫外-可见分光光度法　C. 非水酸量法

D. 碘量法　E. 以上都对

3. 地西泮及其制剂的含量测定方法有：

A. 紫外-可见分光光度法　B. 非水碱量法　C. 高效液相色谱法　D. 酸碱滴定法

4. 地西泮片剂的重要检查项目是：

A. 片重差异　B. 卫生学检查　C. 溶出度检查　D. 含量均匀度检查

三、简答与计算

1. 试述异烟肼与香草醛、氨制硝酸银试液的反应原理和反应现象。

2. 怎样检查异烟肼中的游离肼和不溶性副产物?

3. 试述用溴酸钾法测定异烟肼含量的反应原理和反应条件。每1ml溴酸钾溶液(0.1mol/L)相当于多少毫摩尔的异烟肼?相当于多少毫克的异烟肼?每1ml溴酸钾滴定液(0.01667mol/L)相当于多少毫摩尔的异烟肼?相当于多少毫克的异烟肼?

4. 称取异烟肼供试品0.2046g，配成100ml溶液，精密量取25ml按药典方法测定，消

耗溴酸钾滴定液（0.01667mol/L）14.83ml，求供试品的百分含量。

5. 取标示量为100mg的异烟肼片20片，总重为2.268g，研细，称出0.2246g配成100ml溶液，滤过，精密量取续滤液25ml按药典方法测定，用去溴酸钾滴定液（0.01733mol/L）13.92ml。求该片剂按标示量表示的百分含量为多少？

6. 写出苯并噻嗪类药物的结构通式来，指出其母核的名称和2个取代基的位次。

7.《中国药典》2005年版（二部）收载的苯并噻嗪类药物在紫外光区的吸收峰有几个？峰位波长约为多少？最强峰的波长大约是多少？

8. 指出苯并噻嗪类药物中什么部位呈现碱性？能否用非水碱量法测定其含量？

9. 用薄层色谱法检查盐酸氯丙嗪的有关物质时，是为了控制什么杂质的限量？

10. 称取盐酸氯丙嗪供试品0.2056g，按药典规定方法测定，用去高氯酸滴定液（0.1032mol/L）5.60ml，求该供试品的百分含量。

11. 取标示量为25mg的盐酸氯丙嗪片20片，除去糖衣后称出总重为2.412g，研细，称出0.2368g，按药典方法测定含量，先配成500ml，滤过，稀释20倍后在254nm波长处测定吸光度为0.435。求该片剂按标示量表示的百分含量为多少？

12. 什么叫做草、1,4-二氮杂草和1,4-苯并二氮杂草？《中国药典》2005年版（二部）中收载的1,4-苯并二氮杂草类药物有哪些品种？

13. 为什么苯并二氮杂草类药物在紫外光区有特征吸收？《中国药典》2005年版（二部）收载的本类药物中，哪些品种用紫外-可见分光光度法鉴别和测定含量？

14.《中国药典》2005年版（二部）检查地西泮和地西泮片中的有关物质，主要为了控制哪些杂质的限量？

（郑　敏）

第十二章　重要生物碱类药物的分析

学习指南　掌握《中国药典》收载的常见生物碱的质量标准；熟悉生物碱的通性、鉴别和检查项目及常用含量测定方法，掌握硫酸阿托品、盐酸麻黄碱、盐酸小檗碱等重要生物碱的鉴别、检查、含量测定的方法。

第一节　概　　述

一、定义

生物碱是一类含氮的碱性有机化合物，绝大部分存在于植物体内，大都具有特殊而显著的生理活性和毒性。本章讨论原存在于植物体内的生物碱类药物的分析。

二、通性

1. 碱性

生物碱类药物在组成上的共同点是都含有氮，在化学性质上的主要特点是显碱性，能与酸作用生成盐，其碱性随氮原子在分子中结合情况的不同而异。一般来说，氮原子呈季铵结构者碱性最强；呈叔胺结构者次之；呈环酰胺结构者碱性极弱甚至消失，氮原子呈脂肪胺与脂环胺结构者碱性比芳香胺强。生物碱分子中同时含有羧基和酚羟基者，具有酸碱两性。如果含有可解离的活泼氢，则只显酸性。例如，咖啡因和利血平的碱性极弱，不能与酸结合成稳定的盐；吗啡呈两性；茶碱呈弱酸性。

2. 存在状态

多数以盐的形式存在。

(1) 植物中多与有机酸成盐　如吗啡罂粟酸盐、鞣酸奎宁盐。

(2) 药用多为无机酸盐　如盐酸、硫酸、磷酸和硝酸盐。

3. 溶解性

(1) 共性　游离的生物碱大都不溶或难溶于水，而能溶于或易溶于有机溶剂（如三氯甲烷、乙醚、醇类等），也可在稀酸水溶液中成盐而溶解。生物碱的盐类多易溶于水，不溶或难溶于有机溶剂。

(2) 个性　两性和酸性化合物易溶于稀碱溶液（吗啡和茶碱）；麻黄碱和咖啡因能溶于水；咖啡因和利血平碱性极弱，不能与酸结合成稳定的盐。溶解性可以用于提取分离和鉴别时的重要依据。

三、药典收载情况

《中国药典》2005年版（二部）收载有生物碱类药品90多种；其中硫酸阿托品、盐酸麻黄碱、盐酸伪麻黄碱和盐酸小檗碱是我国产量较大的生物碱类原料药。盐酸吗啡及其制剂、磷酸可待因及其制剂虽然产量不大，但却是临床上常用的重要镇痛药和镇咳药。这些药品中，有些按麻醉药管理，有些按剧毒药管理，多为定点生产，定点供应。

四、生物碱类药物的鉴别

1. 化学鉴别法

生物碱在酸性溶液中可与生物碱沉淀试剂作用生成难溶于水的沉淀、配合物、加成物等。常用的生物碱沉淀试剂有碘化汞钾、碘化铋钾、碘-碘化钾、氯化汞、铁氰化钾等。生物碱可与生物碱显色试剂作用，呈现不同的颜色。常用的生物碱显色试剂有对二甲氨基苯甲醛、香草醛、甲醛-硫酸试剂、硫酸铈铵溶液、硝酸、溴试液、钼硫酸试剂、氯酸钾、铁氰化钾和三氯化铁等。其中三氯化铁试剂可与含酚羟基的生物碱作用而显色。利用沉淀反应和显色反应，可以鉴别各种生物碱类药品。

2. 熔点测定法

本类药物中，盐酸罂粟碱和磷酸可待因的水溶液加碱呈碱性后，可析出游离生物碱——罂粟碱和可待因的沉淀，通过测定熔点加以鉴别。

3. 紫外吸收特征鉴别法

本类药物的分子结构中，凡有双键或共轭体系，在紫外区均有特征吸收，可资鉴别。

4. 红外光谱鉴别法

《中国药典》2005年版（二部）中规定马来酸麦角新碱、咖啡因、氢溴酸山莨菪碱、氢溴酸东莨菪碱、盐酸可卡因、盐酸吗啡、硫酸长春新碱、磷酸可待因和硫酸阿托品等单一组分的生物碱类原料药一律选用红外光谱法进行鉴别。

五、生物碱类药物的检查项目

除检查一般杂质和制剂通则规定的项目外，还要进行下列项目检查。

1. 其他生物碱类或有关物质的检查

本类药物在从植物体中提取、半合成或合成过程中会引入特殊杂质——其他生物碱或有关物质。例如，咖啡因中可能含有茶碱和可可豆碱；氢溴酸山莨菪碱中可能含有东莨菪碱、红古豆碱和天仙子胺；硫酸长春新碱中可能含有长春花胺和异长春碱。

（1）用薄层色谱法检查其他生物碱 《中国药典》2005年版（二部）规定用此法检查的药品有罗通定、氢溴酸山莨菪碱、氢溴酸加兰他敏、盐酸小檗碱、硫酸长春碱等。

（2）用化学方法检查其他生物碱 《中国药典》2005年版（二部）中用此法检查的药品有硫酸阿托品、硝酸毛果芸香碱等。

（3）用高效液相色谱法检查硫酸长春新碱中的其他生物碱。

（4）用薄层色谱法检查的有关物质 《中国药典》2005年版（二部）规定用此法检查马来酸麦角新碱、咖啡因、茶碱和盐酸罂粟碱中的有关物质。

2. 溶剂残留量与醇含量的检查

《中国药典》2005年版（二部）规定用气相色谱法检查秋水仙碱中的三氯甲烷和乙酸乙酯，检查阿片酊中的乙醇量。

六、生物碱类药物的含量测定

《中国药典》2005年版（二部）中测定本类药物含量的方法有水溶液中的容量分析

法（包括非水碱量法、中和法、银量法、碘量法和永停滴定法）、比色法、紫外-可见分光光度法、高效液相色谱法和荧光分光光度法等。其中应用非水碱量法测定的品种较多。

（一）非水碱量法

本类药物含氮显碱性，溶于冰醋酸、醋酸酐后碱性增强，可用高氯酸滴定液直接滴定。这是本类药物应用最多的测定方法。常用结晶紫为指示剂。生物碱的硝酸盐用本法滴定时产生的硝酸会氧化指示剂，影响终点观察，常用电位法确定终点。滴定生物碱的盐酸盐时，应加入醋酸汞试液使其生成在冰醋酸中不电离的氯化汞，以消除盐酸的干扰。

（二）水溶液中的容量分析法

1. 提取容量法

为消除片剂中辅料的干扰，可加水或稀酸溶解供试品，滤过后，加氨试液或氢氧化钠试液呈碱性后，使其转化为游离生物碱，用不溶于水的三氯甲烷或乙醚等的有机溶剂提取生物碱，加入过量标准酸溶液，将生物碱中和为生物碱盐，分取酸水层或蒸干乙醚或三氯甲烷后再用氢氧化钠液回滴剩余酸液。根据与生物碱反应的酸液数量，计算供试品的含量。

2. 直接中和法

氨茶碱、氨茶碱片和氨茶碱注射液中的乙二胺，可用硫酸液直接中和法测定。其中的茶碱可在中和完乙二胺后，先加入硝酸银液与茶碱作用生成银盐沉淀，同时生成定量的硝酸，再用氢氧化钠液滴定即得。

3. 其他滴定

盐酸小檗碱可用间接碘量法测定。

（三）比色法和紫外-可见分光光度法

（1）酸性染料比色法　在适当的条件下，生物碱类药物可与氢离子结合成生物碱阳离子，一些酸性染料能解离为阴离子，阴阳离子定量的结合成有色的离子对化合物，被有机溶剂提取后，可供比色测定。在测定中要注意条件选择。

① 要选择适当的pH值　pH值过小，有利于生成生物碱阳离子，该离子存在于水层中，但却不利于酸性染料（有机弱酸）的电离、不利于生成染料阴离子，分子状态的酸性染料易溶于三氯甲烷层。反之，pH值过大，虽有利于酸性染料电离为阴离子，该离子存在于水层中，但却不利于生物碱与氢离子结合为阳离子，游离态的生物碱易溶于三氯甲烷层。总之，pH值过大或过小都不利于生成易溶于有机相的有色的离子对。

② 要选择适当的有机溶剂和酸性染料　由于三氯甲烷能与离子对形成氢键，提取率较高，选择性也较好，所以常选用三氯甲烷为有机溶剂。

（2）其他比色法　此外还用亚硝酸钠试液为显色剂，测定利血平和利血平注射液的含量。对二甲氨基苯甲醛可与马来酸麦角新碱作用生成有色缩合物，用比色法测定马来酸麦角新碱注射液的含量。盐酸麻黄碱滴鼻液用茚三酮显色后比色测定。

（3）紫外-可见分光光度测定法《中国药典》用紫外-可见分光光度法测定多种生物碱类药品的含量。本法具有简便快速、有一定专属性和准确度较高的优点。

（四）高效液相色谱法

为消除其他生物碱、有关物质和辅料的干扰，《中国药典》采用高效液相色谱法测定有些生物碱的含量。其中80%以上采用反相高效液相色谱法进行测定，如盐酸吗啡缓释片的含量测定。

（五）荧光分光光度法

某些物质受紫外光或可见光照射后能激发出比照射光波长较长的光。当固定了照射光强度、波长、所用溶剂及温度等条件时，物质在一定浓度范围内，其发射的光强度与溶液中该物质的浓度成正比，可以用作定量分析。如利血平易被氧化产生荧光物质，《中国药典》中对利血平片采用荧光分析法测定其含量。

第二节　硫酸阿托品的分析

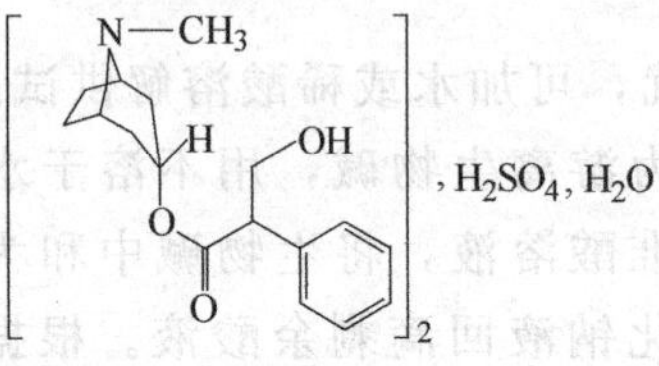

$(C_{17}H_{23}NO_3)_2 \cdot H_2SO_4 \cdot H_2O$　694.84

本品为α-(羟甲基）苯乙酸-8-甲基-8-氮杂双环［3.2.1］-3-辛酯硫酸盐一水合物。按干燥品计算，含（$C_{17}H_{23}NO_3$）$_2$・H_2SO_4不得少于98.5%。为抗胆碱药。《中国药典》2005年版（二部）收载硫酸阿托品片、硫酸阿托品注射液。

本品为无色结晶或白色结晶性粉末；无臭。本品的熔点不得低于189℃，熔融时同时分解。

本品在水中极易溶解，在乙醇中易溶。

一、鉴别

① 本品显托烷生物碱类的鉴别反应，本品与发烟硝酸共热，即得黄色产物，冷却后加醇制氢氧化钾少许，即显深紫色。

② 本品的红外光吸收图谱应与对照的图谱（光谱集487图）一致。

③ 本品的水溶液显硫酸盐的鉴别反应。

二、检查

1. 酸度　取本品0.5g，加水10ml溶解后，加甲基红指示液1滴，如显红色，加氢氧化钠滴定液（0.02mol/L）0.15ml，应变为黄色。

2. 莨菪碱　取本品，按干燥品计算，加水制成每1ml中含50mg的溶液，依法测定，旋光度不得过－0.40°。

3. 其他生物碱　取本品0.25g，加盐酸溶液（9→1000）1ml溶解后，用水稀释成15ml，分取5ml，加氨试液2ml，振摇，不得立即发生浑浊。

本品还检查炽灼残渣、干燥失重。硫酸阿托品片需检查含量均匀度，注射液pH值应为3.5～5.5。

三、含量测定

取本品约0.5g，精密称定，加冰醋酸与醋酐各10ml溶解后，加结晶紫指示液1～2滴，用高氯酸滴定液（0.1mol/L）滴定至溶液显纯蓝色，并将滴定的结果用空白试验校正。每1ml高氯酸滴定液（0.1mol/L）相当于67.68mg$(C_{17}H_{23}NO_3)_2 \cdot H_2SO_4$。

第三节　盐酸麻黄碱的分析

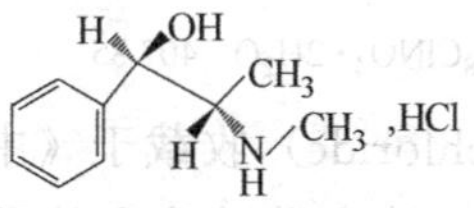

$C_{10}H_{15}NO \cdot HCl$　210.70

《中国药典》2005年版（二部）收载有盐酸麻黄碱（Ephedrine Hydrochloride），其化学名称为（1*R*,2*S*）-2-甲氨基-苯丙烷-1-醇盐酸盐。《中国药典》2005年版（二部）还收载盐酸麻黄碱滴鼻液和盐酸麻黄碱注射液等。本品有旋光性，是重要的拟肾上腺药。

《中国药典》规定本品按干燥品计算，含$C_{10}H_{15}NO \cdot HCl$不得少于99.0%。本品为白色针状结晶或结晶性粉末；无臭，味苦。本品在水中易溶，在乙醇中溶解，在三氯甲烷或乙醚中不溶。本品的熔点为217～220℃，比旋度为－33°至－35.5°。

一、鉴别

1. 络合显色

本品在强碱性溶液中可与硫酸铜试液作用生成蓝紫色配合物，该配合物可溶于乙醚呈现紫红色，而水层则呈现蓝色。

本品的水溶液显氯化物的鉴别反应。

2. 红外光谱法

本品的红外光吸收图谱应与对照的图谱（光谱集387图）一致。

美、英药典还用红外光谱法鉴别本品。

二、检查

药典规定本品应检查溶液的澄清度、酸碱度、硫酸盐、干燥失重、炽灼残渣和重金属。

三、含量测定

1. 本品原料药及其注射液用非水碱量法测定

取盐酸麻黄碱约0.15g或精密量取盐酸麻黄碱注射液适量（约相当于盐酸麻黄碱0.15g），置水浴上蒸干，并在105℃干燥1h，放冷至室温，加冰醋酸10ml，加热溶解后，加醋酸汞试液4ml（注射液应加5ml，并加醋酐2ml）与结晶紫指示液1滴，用高氯酸滴定液（0.1mol/L）滴定至溶液显翠绿色，并将滴定的结果用空白试验校正，即得。每1ml的高氯酸滴定液（0.1mol/L）相当于20.17mg的$C_{10}H_{15}NO \cdot HCl$。现行美、英、日药典均用非水碱量法测定本品。

2. 滴鼻液用分光光度法测定

用茚三酮显色后，照紫外-可见分光光度法，于570nm波长处测定吸光度，用对照品比较法测定含量。

第四节 盐酸小檗碱的分析

H_3CO, H_3CO, N^+, O, O, $Cl^-,2H_2O$

$C_{20}H_{18}ClNO_4 \cdot 2H_2O$ 407.85

盐酸小檗碱（Berberine Hydrochloride）收载于《中国药典》2005年版（二部）。《中国药典》2005年版（二部）还收载有盐酸小檗碱片和盐酸小檗碱胶囊。本品为抗菌药，用于医治痢疾杆菌的肠道感染。

一、鉴别

1. 碱性溶液与丙酮作用生成沉淀

本品水溶液与氢氧化钠试液作用生成季铵碱型小檗碱而呈橙红色。再与丙酮作用生成黄色的丙酮小檗碱沉淀。

2. 氧化显色

本品溶于稀盐酸，可被漂白粉氧化而显樱红色。

3. 与没食子酸作用而显色

本品溶于硫酸，再与没食子酸的乙醇溶液作用，水浴加热后显翠绿色。

4. 氯化物的鉴别反应

本品水溶液加硝酸，冷却放置，滤过，溶液显氯化物的鉴别反应。

5. 本品的红外吸收图谱应与对照的图谱（光谱法320图）一致

二、检查

其他生物碱　取本品，精密称定；加乙醇溶解并稀释制成每1ml中约含2mg的溶液，作为供试品溶液；另取药根碱对照品与巴马汀对照品，精密称定，分别加乙醇制成每1ml中各含0.10mg和0.04mg的溶液，作为对照品溶液。照薄层色谱法试验，吸取供试品溶液及药根碱对照品溶液各3μl，分别点于同一含有0.1%羧甲基纤维素钠为黏合剂的硅胶G薄层板上，以乙酸乙酯-三氯甲烷-甲醇-二乙胺（8：2：2：1）为展开剂，展开后立即检视，供试品溶液如显药根碱的斑点，不得深于对照品溶液所显主斑点的颜色。另取供试品溶液及巴马汀对照品溶液各3μl，分别点于同一含有0.1%羧甲基纤维素钠为黏合剂的硅胶G薄层板上，以正丁醇-冰醋酸-水（7：1：2）为展开剂，展开后，晾干，置紫外光灯（365nm）下检视。供试品溶液如显与对照品溶液相应的杂质斑点，其荧光强度与对照品溶液的主斑点比较，不得更强（提取品）。

有机腈　取研细的本品0.25g，精密称定，置25ml具塞锥形瓶中，加无水乙醚5ml，振摇5min，用垂熔漏斗（G5）滤过，用无水乙醚洗涤3～4次（每次2ml），合并滤液与洗液，浓缩至约0.5ml，作为供试品溶液；另取胡椒乙腈对照品适量，精密称定，加三氯甲烷制成每1ml中约含0.1mg的溶液，作为对照品溶液，照薄层色谱法试验，吸取对照品溶液10μl和供试品溶液全量，分别点于同一硅胶G（厚度0.5mm）薄层板上，以苯-冰醋酸（25：0.1）为展开剂，展开后，晾干，喷以5%钼酸铵硫酸液，在105℃加热10～20min，检视，供试品溶液在与对照品溶液所显主斑点的相应位置上，不得显杂质斑点（合成品）。

本品还需检查氰化物、干燥失重、炽灼残渣、重金属。其片剂和胶囊剂需检查溶出度。

三、含量测定

1. 原料药

取本品约 0.3g，精密称定，置烧杯中，加沸水 150ml 使溶解，放冷，移置 250ml 量瓶中，精密加重铬酸钾滴定液（0.01667mol/L）50ml，加水至刻度，振摇 5min，用干燥滤纸滤过，精密量取续滤液 100ml，置 250ml 具塞锥形瓶中，加碘化钾 2g，振摇使溶解，加盐酸溶液（1→2）10ml，密塞，摇匀，在暗处放置 10min，用硫代硫酸钠滴定液（0.1mol/L）滴定，至近终点时，加淀粉指示液 2ml，继续滴定至蓝色消失，溶液显亮绿色，并将滴定的结果用空白试验校正。每 1ml 重铬酸钾滴定液（0.01667mol/L）相当于 12.39mg 的 $C_{20}H_{18}ClNO_4$。在上述测定中 1mol $K_2Cr_2O_7$ 相当于 6mol $Na_2S_2O_3$，所用硫代硫酸钠滴定液（0.1mol/L）的毫升数即可代表重铬酸钾滴定液（0.01667mol/L）的毫升数。

$$供试品(\%)=\frac{F(V_B-V)\times 0.01239}{m_S\times\frac{100}{250}}\times 100\%$$

式中　m_S——供试品质量；

V_B——空白试验消耗硫代硫酸钠液的毫升数；

V——样品试验消耗硫代硫酸钠液的毫升数；

F——硫代硫酸钠液的浓度校正因子。

2. 片剂的含量测定

(1)《中国药典》2000 年版（二部）测定方法与原料药相同，用氧化还原法进行含量测定。规定取本品 20 片，如为糖衣片，注意除去糖衣，精密称定，研细，精密称取适量（约相当于盐酸小檗碱 0.3g），置烧杯中，加沸水 150ml，搅拌使盐酸小檗碱溶解，放冷，移入 250ml 量瓶中，照盐酸小檗碱项下的方法，自“精密加重铬酸钾滴定液（0.01667mol/L）50ml，加水至刻度”起，依法测定。每 1ml 重铬酸钾滴定液（0.01667mol/L）相当于 13.60mg 的 $C_{20}H_{18}ClNO_4\cdot 2H_2O$。

(2)《中国药典》2005 年版（二部）规定用高效液相色谱法测定。

色谱条件与系统适用性试验　用十八烷基硅烷键合硅胶为填充剂；以磷酸盐缓冲液[0.05mol/L 磷酸二氢钾和 0.05mol/L 庚烷磺酸钠（1∶1），含 0.2%三乙胺，并用磷酸调节 pH 值至 3.0]-乙腈（60∶40）为流动相；检测波长为 263nm。理论板数按盐酸小檗碱峰计算不低于 3000，盐酸小檗碱峰与相邻杂质峰的分离度应符合要求。

测定法　取本品 20 片，精密称定，研细，精密称取细粉适量（约相当于盐酸小檗碱 40mg），置 100ml 量瓶中，加沸水适量使盐酸小檗碱溶解，放冷至室温，用水稀释至刻度，摇匀，用滤膜（0.45μm）滤过，弃去初滤液约 8ml，精密量取续滤液 5ml，置 50ml 量瓶中，用水稀释至刻度，摇匀，精密量取 20μl 注入液相色谱仪，记录色谱图；另取盐酸小檗碱对照品适量，精密称定，用沸水溶解并定量稀释制成每 1ml 中约含 40μg 的溶液，同法测定。按外标法以峰面积计算，即得。

习 题

一、填空题

1. 非水溶液滴定法测定生物碱类药物含量最常用的溶剂是______，滴定剂是______，指示剂是______。滴定时一般要求消耗标准溶液______。测定生物碱的氢卤酸盐时，结果常______，为此要在溶液中加入______，目的是______。

2. 非水滴定法测定生物碱硝酸盐时，虽然硝酸在冰醋酸中是弱酸，但因其具有______，可氧化破坏指示剂，所以指示终点的方法是______。

3. 非水溶液滴定法直接测定硫酸阿托品含量时，硫酸阿托品与高氯酸的反应摩尔比为______。

4. 提取中和法测定生物碱类药物含量的依据是生物碱盐可以溶于______，而游离生物碱可以溶于______。测定时最常用的碱化试剂是______，最常用的提取溶剂是______。

5. 测定生物碱类药物含量的方法有______，______，______，______，______。

二、选择题

（一）A型题（最佳选择题）

1. 现有四个生物碱类药物，小檗碱a、麻黄碱b、硫酸阿托品c及咖啡因d，请将各药在水溶液中的碱性按由大到小排列：

A. d＞a＞b＞c　　B. a＞b＞c＞d　　C. b＞a＞d＞c

D. a＞b＞d＞c　　E. 以上都不对

2. 下面生物碱类化合物哪个可在乙醇液中用HCl标准液直接滴定：

A. 吗啡　　B. 硫酸阿托品　　C. 麻黄碱　　D. 硫酸奎宁　　E. 以上都不对

3. 非水溶液滴定法测定生物碱类药物含量时，若采用高氯酸为标准溶液，冰醋酸为溶剂，结晶紫为指示剂，可测定样品为：

A. $8<pK_b<10$ 的生物碱　　B. $12<pK_b<13$ 的生物碱

C. 游离生物碱　　D. 生物碱盐类　　E. 两性生物碱

4. 提取中和法测定生物碱含量时，若用强碱碱化会出现：

A. 生物碱提取完全　　B. 生物碱被破坏　　C. 有机层产生持续乳化，不易提取

D. 有机层不易挥发，结果偏低　　E. 碱化试剂碱性越强，越易于生物碱的提取

5. 用非水滴定法测定硫酸奎宁含量时，若在滴定前加入一定量高氯酸钡试液，1mol硫酸奎宁消耗高氯酸的量为：

A. 1mol　　B. 2mol　　C. 3mol　　D. 4mol　　E. 以上都不对

6. 用非水滴定法直接测定硫酸奎宁含量时，1mol硫酸奎宁消耗高氯酸的量为：

A. 4mol　　B. 3mol　　C. 2mol　　D. 1mol　　E. 以上都不对

7. 生物碱的硝酸盐，非水溶液滴定法测定含量时，最好用何种方法指示终点？

A. 内指示剂法　B. 外指示剂法　C. 永停滴定法

D. 电位法　E. 以上都不对

8. 氮原子在生物碱分子中呈什么结构碱性最强：

A. 酰胺　B. 芳胺　C. 季铵碱　D. 脂肪胺　E. 以上都不对

9. 酸性染料比色法测定生物碱类药物含量时，有机相中的物质是：

A. 生物碱盐　B. 酸性染料　C. 金属离子　D. 离子对　E. 以上都不对

（二）X型题（多选题）

1. 下面哪些反应可用于生物碱类药物的鉴别：

A. 红外光谱　B. 旋光度法　C. 微晶反应　D. 沉淀反应　E. 紫外-可见分光光度法

2. 下列哪些属于生物碱沉淀试剂：

A. 香草醛　B. 碘化汞钾　C. 氯化汞　D. 硝酸　E. 铁氰化钾

3. 生物碱分子中含氮，但并不是所有的生物碱都仅呈碱性，有的两性，有的酸性，下列哪些仅具碱性：

A. 咖啡因　B. 吗啡　C. 茶碱　D. 麻黄碱　E. 奎尼丁

三、计算题

1. 精密称取盐酸麻黄碱供试品0.1548g，用非水碱量法测定含量时，消耗高氯酸滴定液（0.0984mol/L）7.86ml，空白试验消耗该滴定液0.10ml。求该供试品的百分含量。已知每1ml高氯酸滴定液（0.1mol/L）相当于20.17mg的 $C_{10}H_{15}NO \cdot HCl$。

2. 称取盐酸小檗碱供试品0.3034g，照药典方法测定，空白试验消耗硫代硫酸钠滴定液（0.1026mol/L）19.05ml，样品试验消耗硫代硫酸钠滴定液（0.1026mol/L）9.65ml，求供试品的百分含量。已知每1ml重铬酸钾滴定液（0.01667mol/L）相当于12.39mg的 $C_{20}H_{18}ClNO_4$。硫代硫酸钠滴定液的规定浓度为0.1mol/L。

3. 按《中国药典》2000年版（二部）规定，取标示量为0.1g的盐酸小檗碱片20片，总重量为2.5198g，研细，称取0.3802g，按药典方法测定。空白试验消耗硫代硫酸钠滴定液（0.1032mol/L）19.37ml，样品试验消耗硫代硫酸钠滴定液（0.1032mol/L）10.12ml，求该片剂按标示量表示的百分含量为多少？已知每1ml重铬酸钾滴定液（0.01667mol/L）相当于13.60mg的 $C_{20}H_{18}ClNO_4 \cdot 2H_2O$。规定用硫代硫酸钠滴定液（0.1mol/L）滴定。

（曾娅莉）

第十三章　甾体激素类药物的分析

学习指南　甾体激素类药物是临床上一类重要的药物，该类药物既具有相同的基本骨架，又具有各自不同的官能团和性质。通过学习本章内容使学生掌握甾体激素类药物的结构特征与性质；掌握四个常见的甾体激素类药物的鉴别、检查和含量测定的方法；掌握高效液相色谱法在甾体激素类药物分析中的应用；熟悉甾体激素类药物的红外光谱特征。

第一节　甾体激素类药物的分类与结构特点

一、分类

甾体激素类药物是指分子结构中含有甾体结构的激素类药物，是临床上一类重要的药物，主要包括肾上腺皮质激素和性激素两大类。皮质激素类药物在临床上使用的有醋酸可的松(Ⅱ)、泼尼松龙、醋酸地塞米松(Ⅲ)、醋酸氟轻松等。性激素分为雄性激素和蛋白同化激素、孕激素及雌激素等。甲睾酮、丙酸睾酮为雄性激素，苯丙酸诺龙为蛋白同化激素；雌二醇、炔雌醇为雌激素；黄体酮、醋酸甲地孕酮为孕激素。除以上四种甾体激素类药物外，一些口服的避孕药与以上药物有类似的结构，如炔诺酮和炔诺孕酮。

二、甾体激素类药物的结构特点

甾体激素类药物无论是天然的还是人工合成的均具有环戊烷骈多氢菲的母核。其基本骨架及碳原子的位次编号如下：

各类药物的结构及其特征如下。

(一) 肾上腺皮质激素（简称皮质激素）

本类药物均可看做为皮质酮(Ⅰ)的衍生物，《中国药典》2005年版（二部）收载的原料药及制剂有50余个品种，多为醋酸酯类，以延长肌注时的作用时间。亦有制成磷酸酯的钠盐，以增加其水溶性。

皮质酮(Ⅰ)　　醋酸可的松(Ⅱ)　　醋酸地塞米松(Ⅲ)

本类药物的结构特点为：

① A 环的 C_3 上有羰基，C_4/C_5 间有双键，并与 C_3 羰基形成共轭体系，标记为 Δ^4-3-酮基（Δ^4 代表 4 位上有双键）；

② C 环 C_{11} 位上有羰基或羟基；

③ D 环的 C_{17} 位上有 α-羟基和 α-醇酮基；

④ 临床上常用的合成甾体抗炎药在结构上多是在 C_1/C_2 间引入双键，C_6、C_9 位上引入卤素，C_{16} 位引入羟基等。

本类药物分子中可供分析的主要基团有 Δ^4-3-酮基，C_{17} 位上的 α-羟基和 α-醇酮基、有机氟和酯等结构。

（二）雄性激素及蛋白同化激素

本类药物为睾酮（亦称睾丸素，Ⅳ）的衍生物，睾酮经结构改造的合成品有甲睾酮（Ⅴ）、丙酸睾酮。雄性激素经结构改造，雄性激素作用大为减弱，同化作用仍然保留或有所增强，成为蛋白同化激素，如苯丙酸诺龙（Ⅵ）。

睾酮 (Ⅳ)　　甲睾酮 (Ⅴ)　　苯丙酸诺龙 (Ⅵ)

本类药物的结构特点为：

① A 环的 Δ^4-3-酮基；

② D 环 17 位无侧链，多为羟基，或羟基形成的酯；

③ 某些蛋白同化激素在 C_{10} 上无 19-角甲基。

本类药物分子中可供分析的主要基团有 Δ^4-3-酮基，C_{17} 位上的羟基或酯。

（三）孕激素（或称黄体激素）

临床上使用的孕激素类药物有黄体酮（Ⅶ）及其衍生物；人工合成的口服避孕药也可归属于孕激素，它们有炔诺酮和炔诺孕酮（Ⅷ）等。

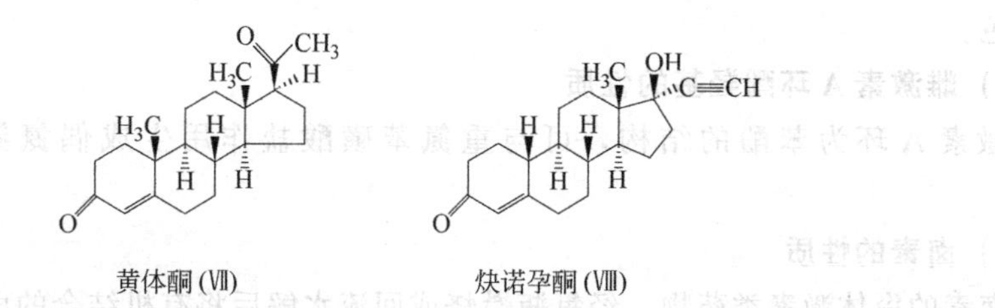

黄体酮 (Ⅶ)　　炔诺孕酮 (Ⅷ)

本类药物的结构特点和可供分析的基团为：

① A 环的 Δ^4-3-酮基；

② C_{17} 位上有甲酮基；

③ 有的避孕药 C_{17} 位上有乙炔基。

（四）雌激素

临床上常用的雌激素类是雌二醇（Ⅸ）及其 C_{17}-羧酸酯类；或其 C_{17}-乙炔基衍生物，如炔雌醇（Ⅹ）等。

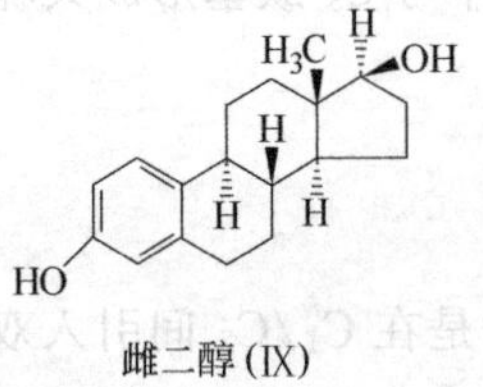

雌二醇（Ⅸ） 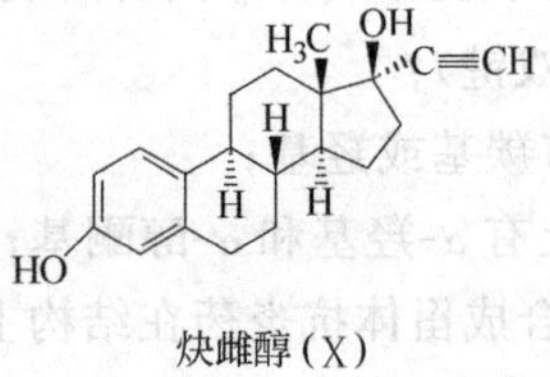　　炔雌醇（Ⅹ）

本类药物的结构特点和可供分析的基团为：

① A 环为苯环，并具有 C_3-酚羟基；

② C_{17}位上有 β-羟基，并可形成酯；

③ 有的药物 C_{17}位上有 α-乙炔基。

三、性质

（一）母核的性质

甾体激素类药物的母核有些能与一些强酸（硫酸、磷酸、高氯酸、盐酸等）发生呈色反应。

（二）Δ^4-3-酮基的性质

① Δ^4-3-酮基是甾体激素中重要的共轭体系，在紫外光区有特征吸收，吸收位置一般在 240nm 附近。

② C_3-羰基或 C_{20}-羰基，能与一般羰基试剂如 2,4-二硝基苯肼、异烟肼、硫酸苯肼等发生缩合反应，生成有色的腙类产物。

③ 含羰基的甾体激素类药物还可以与羟胺生成酮肟沉淀、与氨基脲生成缩氨脲沉淀。

（三）α-醇酮基的性质

皮质激素均具有此结构特征，α-醇酮基具有还原性，可与氧化剂发生氧化还原反应。

（四）甲酮基以及活泼亚甲基的性质

分子结构中含有甲酮基以及活泼亚甲基，能与亚硝基铁氰化钠、间二硝基苯、芳香醛类反应呈色。

（五）雌激素 A 环酚羟基的性质

雌激素 A 环为苯酚的结构，可与重氮苯磺酸盐作用生成偶氮染料及遇三氯化铁呈色。

（六）卤素的性质

含卤素的甾体激素类药物，经氧瓶燃烧或回流水解后将有机结合的卤原子转换为无机离子后可表现其无机离子的性质。

（七）酯的性质

本类药物不少为 C_{17}位或 C_{21}位上羟基的酯，可水解产生相应的羧酸，羧酸可发生酯化反应。

（八）乙炔基的性质

含乙炔基的甾体激素，遇硝酸银试液生成白色沉淀。

第二节　甾体激素类药物分析方法的选择

一、鉴别

甾体激素类药物可以根据它们的甾体母核及各种官能团的性质，选择鉴别的方法。常用的有：红外光谱法、高效液相色谱法、紫外-可见分光光度法、薄层色谱法、显色反应、沉淀反应、制备衍生物测熔点、水解产物的反应等。

（一）化学鉴别法

（1）甾体激素类药物可以与硫酸反应而呈现一定的颜色，在紫外光照射下能发出荧光；药物结构不同，颜色和荧光也不相同。将反应产物加入水中稀释后溶液颜色和荧光会发生变化，并会生成絮状沉淀，据此可以鉴别这类药物（见表13-1）。与硫酸-乙醇也有类似的现象。

表13-1　某些甾体激素与硫酸的呈色反应

药品名称	溶液颜色	溶液荧光	加水稀释后的现象
醋酸可的松	黄或微带橙色		颜色消失，溶液澄清
氢化可的松	棕黄至红色	绿色	黄至橙黄，微带绿色荧光，析出少量絮状沉淀
泼尼松	橙色		黄色，渐变蓝绿色
醋酸泼尼松	橙色		黄色，渐变蓝绿色
地塞米松	淡红棕色		颜色消失
地塞米松磷酸钠	黄或红棕色		析出黄色絮状沉淀
雌二醇		黄绿色	红色
苯甲酸雌二醇	黄绿色	蓝色	淡橙色
炔雌醇	橙红色	黄绿色	玫瑰红色絮状沉淀
炔孕酮	红色	亮红色	

（2）鉴别皮质激素类药物时，可利用C_{17}位上α-醇酮基具有的还原性，可以与碱性酒石酸铜试液（斐林试剂）、氨制硝酸银试液（杜伦试剂）、四氮唑试液发生氧化还原反应。

常用的四氮唑盐有两种：①2,3,5,-三苯基氯化四氮唑（TTC），其还原产物为不溶于水的深红色三苯甲臜，λ_{max}在480～490nm，也称红四氮唑（RT）；②蓝四氮唑（BT），即3,3′-二甲氧苯基-双-4,4′-(3,5,-二苯基）氯化四氮唑，其还原产物为暗蓝色的双甲臜衍生物，λ_{max}在525nm左右。与四氮唑盐的反应被广泛地用在皮质激素类药物的鉴别、检查和含量测定中。

（3）利用C_3-羰基或C_{20}-羰基与某些羰基试剂，如2,4-二硝基苯肼、异烟肼、硫酸苯肼等发生缩合反应，生成黄色的腙类产物，可用于鉴别含酮基的药物。

（4）含甲酮基或活泼亚甲基的药物，可与亚硝基铁氰化钠、间二硝基苯、芳香醛类反应呈色。其中与亚硝基铁氰化钠的反应是黄体酮灵敏而专属的鉴别反应，利用本反应可以与其他甾体激素类药物相区别。

（5）具有炔基的药物，如炔雌醇、炔诺酮、炔诺孕酮等可与硝酸银试液反应生成炔银的白色沉淀，可用于鉴别。

$$R—C≡CH + AgNO_3 \longrightarrow R—C≡CAg\downarrow + HNO_3$$

（6）具有酯结构的药物，可水解产生相应的羧酸，再根据羧酸的性质进行鉴别。

（二）制备衍生物测熔点

部分甾体激素类药物，通过制备衍生物，或利用水解甾体酯类药物生成相应的母体，再测定生成的衍生物或母体的熔点进行鉴别。如含羰基的甾体激素类药物可以与羟胺生成酮肟沉淀、与氨基脲生成缩氨脲沉淀，对沉淀过滤、洗涤、干燥后测定其熔点，用于鉴别。

（三）红外光谱鉴别法

本类药物结构复杂，国内外药典广泛使用红外光谱进行鉴别，应根据其结构特征掌握其红外光谱特征。甾体激素类药物的分子中都有甾体母核，都有角甲基（CH_3）和多个酯环亚甲基（CH_2）。由于甲基和亚甲基中碳氢键的伸缩振动，在 3000～2860cm^{-1}区间形成了一个较强的吸收谱带，其形状为分歧峰，在该谱带中主峰左右常伴有数个较小的吸收峰。这就是本类药物红外光谱的共同特征。甾体激素的分子结构虽然有相同之处，但是总有细微差别，不同的结构会呈现不同的吸收峰，所以其红外光谱就不相同。即使是同一种官能团，由于处在不同分子中受到整个分子的影响，其峰位也会发生变化，从而可以逐个鉴别出来。

现将甾体激素类药物分子中某些基团的特征吸收归纳于表 13-2 中，以供参考。

表 13-2　甾体激素药物某些基团的特征吸收波数

振动类型	基　团	位　置	波数/cm^{-1}
ν_{O-H}	OH	所有位置	约 3600
ν_{C-H}	CH_2,CH_3	所有位置	2970～2850
	=C—H	六元环	3040～3010
	≡C—H		3320
$\nu_{C=O}$	饱和酮	六元环	1720～1705
		五元环	1749～1742
		C_{20}	1710～1706
	—$OCOCH_3$	所有位置	1742～1735
	—C=C—C=O	六元环(Δ^4-3-酮)	1684～1620
$\nu_{C=C}$			1585～1620
ν_{C-O}	—C—OH(醇)	所有位置	1230～1000
	—C—OH(酚)		1300～1200
ν_{C-O-C}	—OCOR		1200～1000
δ_{C-H}	—C=C—H	所有位置	900～650

二、杂质检查

甾体激素类药物在杂质检查时，除检查一般杂质外，更主要的是检查其特殊杂质——有关物质，因为本类药物大多是由其他甾体化合物或结构类似的其他甾体激素经结构改造而来，所以可能带来原料、中间体、异构体、降解产物等有关物质，以及试剂和溶剂等杂质。

有关物质是甾体激素类药物要检查的主要杂质，这些杂质的结构往往是未知的，但是其结构与药物相似，一般采用色谱法进行检查，可为薄层色谱法和高效液相色谱法，并用高低浓度对比法检查其限量。在用薄层色谱法检查时药典对供试品规定了杂质斑点不得超过的数目和每个杂质斑点不得超过的限量；在用高效液相色谱法检查时，药典规定了杂质峰的个数，各个杂质峰及其峰面积总和的限量。这样，即使不知道具体杂质成分是什么，也可以根据供试品溶液和对照液的浓度，控制有关物质的限量。

三、含量测定

甾体激素类药物的含量测定方法的选择，可以依据整个分子或某个官能团的结构特征，采用高效液相色谱法、紫外-可见分光光度法、比色法等方法测定其含量。

（一）高效液相色谱法

高效液相色谱法分离效率高、测定速度快、结果准确。为了消除原料药中有关物质的干扰，消除注射剂中溶剂的干扰，消除乳膏剂中基质的干扰，《中国药典》常采用反相色谱法（RP-HPLC）测定本类药物的含量。色谱柱填料常用十八烷基硅烷键合硅胶（ODS 或 C_{18}）；流动相通常由甲醇（或乙腈）-水组成，两者的比例随检品而异。检测器为紫外检测器，检测波长为 240nm 或 280nm 附近。色谱柱的理论板数按对照品峰计算为 600～4500，对照品峰和内标峰的分离度应大于 1.5～4.8，进样量为 5～20μl，一律按色谱峰面积计算校正因子和测定结果。实验表明：原料药中的有关物质、注射剂中的溶剂、乳膏剂中的基质在样品及内标出峰时间内均未出现色谱峰，对测定无干扰。

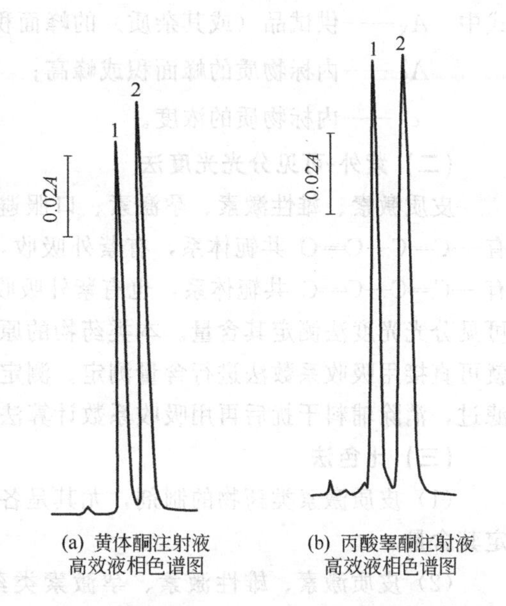

(a) 黄体酮注射液高效液相色谱图　(b) 丙酸睾酮注射液高效液相色谱图

图 13-1　黄体酮注射液高效液相色谱图和丙酸睾酮注射液高效液相色谱图

(a) 1—己烯雌酚（内标）6.7min，2—黄体酮 9.8min；(b) 1—丙酸睾酮 5.9min，2—苯丙酸诺龙（内标）8.6min

如黄体酮注射液和丙酸睾酮注射液的高效液相色谱图见图 13-1 所示。图中黄体酮的理论板数为 2300，分离度 1.87，校正因子 1.437，黄体酮的保留时间为 9.8min，内标保留时间为 6.7min。丙酸睾酮的理论板数为 2600，分离度 1.74，校正因子 0.599，丙酸睾酮的保留时间 5.9min，内标保留时间 8.6min。

检查仪器系统适用性时，理论板数 n、分离度 R、校正因子 f 分别按下列公式计算。

（1）系统适用性试验

理论板数：
$$n=5.54\left(\frac{t_R}{W_{h/2}}\right)^2$$

分离度：
$$R=\frac{2(t_{R2}-t_{R1})}{W_1+W_2}$$

校正因子：
$$f=\frac{A_S/c_S}{A_R/c_R}$$

式中　t_{R2}——相邻两峰中后一峰的保留时间；

t_{R1}——相邻两峰中前一峰的保留时间；

$W_{h/2}$——半高峰宽；

W_1，W_2——相邻两峰各自的基底宽。

A_S——内标物质的峰面积或峰高；

A_R——对照品的峰面积或峰高；

c_S——内标物质的浓度；

c_R——对照品的浓度。

（2）供试品的浓度 c_X 按下式计算

$$c_X = f\frac{A_X}{A'_S} \cdot c'_S$$

式中　A_X——供试品（或其杂质）的峰面积或峰高；

A'_S——内标物质的峰面积或峰高；

c'_S——内标物质的浓度。

（二）紫外-可见分光光度法

皮质激素、雄性激素、孕激素、口服避孕药这些类型的药物分子结构中具有 Δ^4-3-酮，有—C═C—C═O 共轭体系，有紫外吸收，在 240nm 附近有最大吸收；雌激素具有苯环，有—C═C—C═C 共轭体系，也有紫外吸收，在 280nm 附近有最大吸收，它们均可用紫外-可见分光光度法测定其含量。本类药物的原料药在杂质检查项目中，只要有关物质检查合格就可直接用吸收系数法进行含量测定。测定本类药物制剂的含量时，必须用适当溶剂提取、滤过，消除辅料干扰后再用吸收系数计算法进行测定。

（三）比色法

（1）皮质激素类药物的制剂，尤其是各种皮质激素的油溶剂制剂，可用四氮唑比色法测定其含量。

（2）皮质激素、雄性激素、孕激素类药物的各种制剂，均可用异烟肼比色法测定其含量。

（3）雌激素类的各种剂型及含雌激素类的复方避孕药，可用 Kober 反应比色法测定其含量。Kober 反应是指雌激素与硫酸-乙醇反应呈色，在 515nm 附近有最大吸收。

甾体激素类药物种类繁多，但同一类型的药物具有相类似的性质，在对它们进行分析时，主要是根据它们的甾体结构以及各种官能团所表现的性质，选择合适的方法。现以药典上收载的四个甾体激素类药物为例加以说明。

第三节　醋酸可的松的分析

醋酸可的松属肾上腺皮质激素，其结构为：醋酸可的松 A 环有 Δ^4-3-酮基；C_{17} 位上为 α-醇酮基的醋酸酯，C_{11} 位上有酮基。其结构式如下：

O O H₃C O CH₃ H₃C H H H H O

一、性状

《中国药典》2005 年版（二部）有关醋酸可的松性状的描述如下。

（1）外观　本品为白色或类白色的结晶性粉末；无臭，初无味，随后有持久的苦味。

（2）溶解度　本品在三氯甲烷中易溶，在丙酮或二氧六环中略溶，在乙醇或乙醚中微溶，在水中不溶。

（3）比旋度　取本品，精密称定，加二氧六环溶解并定量稀释制成每 1ml 中约含 10mg 的溶液，依法测定［《中国药典》2005 年版（二部）附录Ⅵ E］，比旋度为＋210°至＋217°。

(4) 吸收系数　取本品，精密称定，加无水乙醇溶解并定量稀释制成每1ml中约含10μg的溶液，照紫外-可见分光光度法［《中国药典》2005年版（二部）附录Ⅳ A］，在238nm的波长处测定吸光度，吸收系数（$E_{1cm}^{1\%}$）为375～405。

二、鉴别

(1) 与羰基试剂的反应　皮质激素的C_3-羰基或C_{20}-羰基，能与一般羰基试剂如2,4-二硝基苯肼、异烟肼、硫酸苯肼等发生缩合反应。《中国药典》据此对本品进行鉴别。

取本品约0.1mg，加甲醇1ml溶解后，加临用新制的硫酸苯肼试液8ml，在70℃加热15min，即显黄色。

(2) 与强酸的呈色反应　甾体激素类药物的母核能与一些强酸发生呈色反应。

取本品约2mg，加硫酸2ml使溶解，放置5min，显黄色或微带橙色；加水10ml稀释后，颜色即消失，溶液应澄清。

(3) 酯的反应　本品为甾体激素的酯类，一般可在碱性条件下先行水解生成羧酸，再根据羧酸的性质来进行鉴别。《中国药典》2000年版（二部）选用该法。

取本品约50mg，加乙醇制氢氧化钾试液2ml，置水浴上加热5min，放冷，加硫酸溶液（1→2）2ml，缓缓煮沸1min，即发生醋酸乙酯的香气。

(4) 高效液相色谱法　《中国药典》2005年版（二部）为了更准确的鉴别醋酸可的松，将《中国药典》2000年版版（二部）利用酯键水解的性质进行鉴别的方法改为用高效液相色谱法。

在含量测定项下纪录的色谱图中，供试品溶液主峰的保留时间应与对照品溶液主峰的保留时间一致。

(5) 本品的红外光吸收图谱应与对照的图谱（光谱集544图）一致。醋酸可的松的红外光吸收图谱见图13-2。

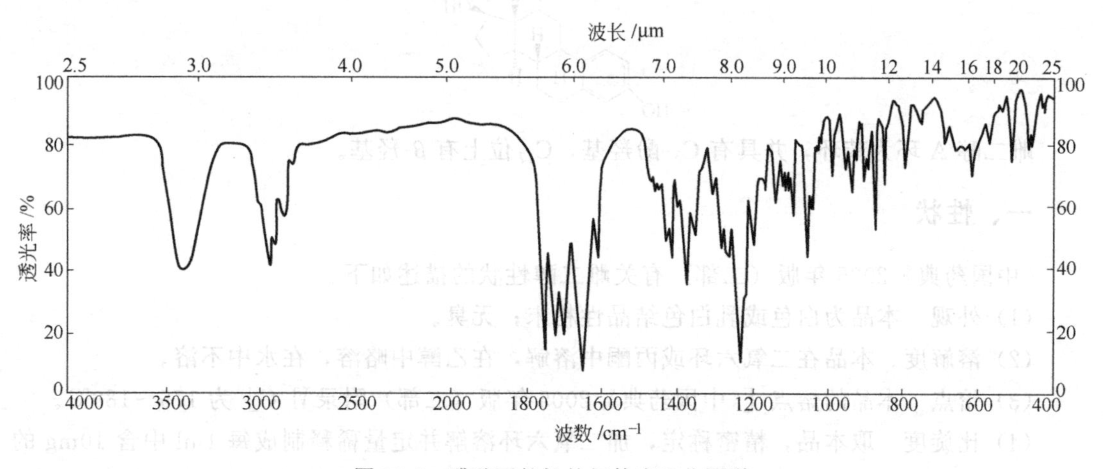

图13-2　醋酸可的松的红外光吸收图谱

三、杂质检查

《中国药典》2005年版（二部）有关醋酸可的松的杂质检查有：有关物质、干燥失重。

有关物质的检查采用高效液相色谱法　取本品，用乙腈制成每1ml中约含1mg的溶液，作为供试品溶液；精密量取1ml，置100ml量瓶中，加乙腈稀释至刻度，摇匀，作为对照溶液，照含量测定项下的色谱条件，取对照溶液 20μl 注入液相色谱仪，调节检测灵敏度，使主成分色谱峰的峰高约为满量程的 50%。再精密量取供试品溶液与对照溶液各 20μl，分别注入液相色谱仪，记录色谱图至主成分峰保留时间的 2.5 倍。供试品溶液的色谱图中如有杂质峰，单个杂质峰面积不得大于对照溶液主峰面积的 1/2，各杂质峰面积的和不得大于对照溶液主峰面积的 1.5 倍。

四、含量测定

《中国药典》2005 年版（二部）有关醋酸可的松的含量测定采用高效液相色谱法［《中国药典》2005 年版（二部）附录ⅤD］测定。

色谱条件与系统适用性试验　用十八烷基硅烷键合硅胶为填充剂；以乙腈-水（36∶64）为流动相；检测波长为 254nm。分别取醋酸可的松对照品与醋酸氢化可的松对照品适量，用乙腈溶解并稀释制成每 1ml 中各含 10μg 的溶液，进行测试，醋酸可的松峰与醋酸氢化可的松峰的分离度应大于 4.0。

测定法　取本品适量，精密称定，用乙腈溶解并定量稀释制成每 1ml 中约含 0.5mg 的溶液，精密量取 10μl 注入液相色谱仪，记录色谱图；另取醋酸可的松对照品适量，精密称定，同法测定，按外标法以峰面积计算，即得。

醋酸可的松片、醋酸可的松眼膏均采用紫外-可见分光光度法测定含量。醋酸可的松注射液用高效液相色谱法测定含量。

第四节　雌二醇的分析

雌二醇为雌激素类药物，其结构式为：

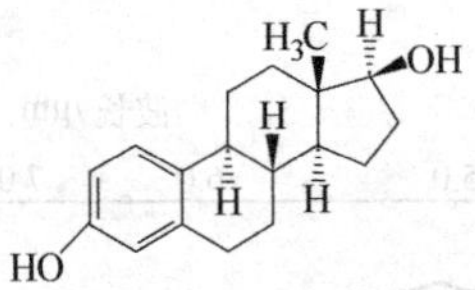

雌二醇 A 环为苯环，并具有 C_3-酚羟基，C_{17} 位上有 β-羟基。

一、性状

《中国药典》2005 年版（二部）有关雌二醇性状的描述如下。

（1）外观　本品为白色或乳白色结晶性粉末；无臭。

（2）溶解度　本品在二氧六环或丙酮中溶解，在乙醇中略溶，在水中不溶。

（3）熔点　本品的熔点［《中国药典》2005 年版（二部）附录Ⅵ C］为 175～180℃。

（4）比旋度　取本品，精密称定，加二氧六环溶解并定量稀释制成每 1ml 中含 10mg 的溶液，依法测定［《中国药典》2005 年版（二部）附录Ⅵ E］，比旋度应为＋75°至＋82°。

二、鉴别

（1）显色反应　雌二醇的母核能与硫酸发生呈色反应，其 A 环上的酚羟基可与三氯化铁作用呈色。《中国药典》据此对本品进行鉴别。

取本品约 2ml，加硫酸 2ml 溶解，有黄绿色荧光，加三氯化铁试液 2 滴，呈草绿色，再加水稀释，则变为红色。

(2) 紫外-可见分光光度法　雌二醇A环为苯环，有紫外吸收。

取含量测定项下溶液，照紫外-可见分光光度法［《中国药典》2005年版（二部）附录ⅣA］测定，在280nm的波长处有最大吸收。

(3) 本品的红外光吸收图谱应与对照的图谱（光谱集681图）一致。

三、检查

《中国药典》2005年版（二部）有关雌二醇的检查项目有：有关物质、水分、炽灼残渣。

有关物质　取本品适量，精密称定，用含量测定项下的流动相溶解并稀释制成每1ml中约含1mg的溶液，作为供试品溶液；精密量取1ml，加上述流动相稀释至刻度，摇匀，作为对照溶液。另取雌二醇与雌酮各适量，加上述流动相制成每1ml中各含0.1mg的溶液作为系统适用性试验溶液。照含量测定项下的色谱条件，检测波长为220nm。取系统适用性试验溶液10μl，注入液相色谱仪，雌二醇峰与雌酮峰的分离度应大于2.0。取对照溶液10μl注入液相色谱仪，调节检测灵敏度，使主成分色谱峰的峰高约为满量程的50%。再精密量取供试品溶液与对照品溶液各10μl，分别注入液相色谱仪，记录色谱图至主成分峰保留时间的2倍，供试品溶液的色谱图中如有杂质峰，单个杂质峰面积不得大于对照溶液主峰面积的1/2，各杂质峰面积的和不得大于对照溶液主峰面积。

四、含量测定

雌二醇的含量测定采用高效液相色谱法［《中国药典》2005年版（二部）附录ⅤD］测定。

色谱条件与系统适用性试验　用十八烷基硅烷键合硅胶为填充剂；乙腈-水（55∶45）为流动相；检测波长为205nm。雌二醇峰与内标物质峰的分离度应符合要求。

内标溶液的制备　取对羟基苯甲酸乙酯，加甲醇制成每1ml中含0.75mg的溶液，即得。

测定法　取本品适量，精密称定，加甲醇溶解并定量稀释制成每1ml中约含0.05mg的溶液；精密量取该溶液10ml与内标溶液5ml，置200ml量瓶中，加流动相稀释至刻度，摇匀，取20μl注入液相色谱仪，记录色谱图；另取雌二醇对照品适量，精密称定，同法测定。按内标法以峰面积计算，即得。

第五节　黄体酮的分析

黄体酮为孕激素类药物，其结构式如下。

黄体酮A环有Δ^4-3-酮基；D环的17位为甲酮基。

一、性状

《中国药典》2005年版（二部）有关黄体酮性状的描述如下。

（1）外观　本品为白色或类白色结晶性粉末；无臭，无味。

（2）溶解度　本品在三氯甲烷中溶解，在乙醇、乙醚或植物油中溶解，在水中不溶。

（3）熔点　本品的熔点［《中国药典》2005年版（二部）附录Ⅵ C］为128～131℃。

（4）比旋度　取本品，精密称定，加乙醇溶解并定量稀释制成每1ml中约含10mg的溶液，在25℃时，依法测定［《中国药典》2005年版（二部）附录Ⅵ E］，比旋度应为＋186°至＋198°。

二、鉴别

（1）取本品约5mg，置小试管中，加甲醇0.2ml溶解后，加亚硝基铁氰化钠的细粉约3mg、碳酸钠及醋酸铵各约50mg，摇匀，放置10～30min，应显蓝紫色。

（2）取本品约0.5mg，置小试管中，加0.2ml溶解后，加异烟肼约1mg与甲醇1ml溶解后，加稀盐酸1滴，即显黄色。

（3）本品的红外光吸收图谱应与对照的图谱（光谱集434图）一致。黄体酮的红外光吸收图谱见图13-3。

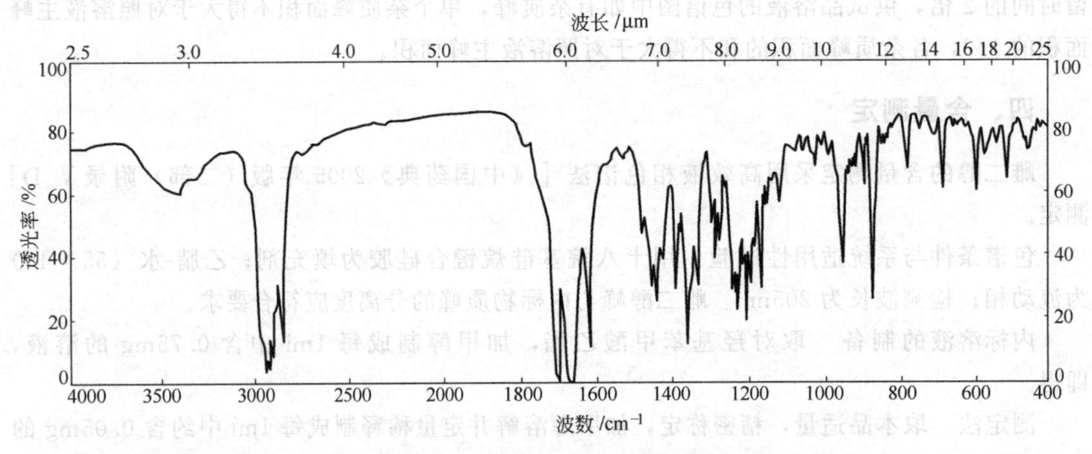

图13-3　黄体酮的红外光吸收图谱

三、检查

《中国药典》2005年版（二部）有关黄体酮的检查项目有：有关物质、干燥失重。

有关物质　取本品适量，精密称定，加甲醇溶解并稀释制成每1ml中约含1mg的溶液，作为供试品溶液；精密量取1ml，置50ml量瓶中，加甲醇稀释至刻度，摇匀，作为对照溶液。照含量测定项下的色谱条件，取对照溶液10μl，注入液相色谱仪，调节检测灵敏度，使主成分色谱峰的峰高约为满量程的50%。再精密量取供试品溶液与对照品溶液各10μl，分别注入液相色谱仪，记录色谱图至主成分峰保留时间的1.5倍，供试品溶液色谱图中如有杂质峰，不得多于1个，其峰面积不得大于对照溶液主峰面积的3/4。

四、含量测定

黄体酮的含量测定采用高效液相色谱法［《中国药典》2005年版（二部）附录Ⅴ D］

测定。

色谱条件与系统适用性试验　用十八烷基硅烷键合硅胶为填充剂；甲醇-水（65∶35）为流动相；检测波长为254nm。理论板数按黄体酮峰计算不低于1000，黄体酮峰与内标物质峰的分离度应符合要求。

内标溶液的制备　取己烯雌酚约25mg，精密称定，置25ml量瓶中，以甲醇溶解并稀释至刻度，摇匀，即得。

测定法　取本品约25mg，精密称定，置25ml量瓶中，以甲醇溶解并稀释至刻度，摇匀；精密量取该溶液与内标溶液各5ml，置25ml量瓶中，以甲醇稀释至刻度，摇匀，取5μl注入液相色谱仪，记录色谱图；另取黄体酮对照品适量，同法测定。按内标法以峰面积计算，即得。

黄体酮注射液的含量测定也采用高效液相色谱法测定（见图13-4）。

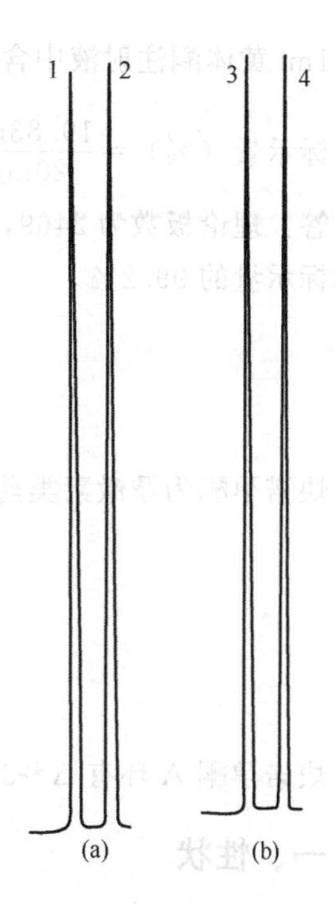

图13-4　黄体酮注射液的高效液相色谱图

1—内标己烯雌酚 $t_R=2.25$min，$A_s=67$，$W_1=0.8$；

2—黄体酮对照品 $t_R=7.60$min，$A_r=67.5$，$W_{h/2}=0.36$；

3—内标己烯雌酚 $t_R=2.32$min，$A_s=67$；

4—黄体酮供试品 $t_R=7.83$min，$A_i=67$

例1　按药典规定用高效液相色谱法测定黄体酮注射液的含量。先试验仪器适用性：对照品溶液中黄体酮的浓度为200μg/ml，内标物己烯雌酚的浓度为144μg/ml，进样量均为12μl。从图13-4（a）的色谱图上看出对照品的保留时间为7.60min，峰宽1.1，半峰宽0.36，峰高67.5；内标物的保留时间为2.25min，峰宽0.8，峰高67。求色谱柱的理论板数和分离度各为多少？校正因子为多少？再取标示量为20mg/ml的黄体酮注射液2.5ml，照药典规定用乙醚配成50ml。取乙醚溶液5ml，经适当处理后，加入内标溶液（18mg/25ml）5ml，用甲醇配成25ml供试品溶液。用上述色谱柱按高效液相色谱法测定黄体酮注射液的含量，进样量仍为12μl。从图13-4（b）的色谱图看出，供试品的保留时间为7.83min、峰高为67，内标物的保留时间为2.32min、峰高67。求此注射液中黄体酮的含量为标示量的多少？

解：黄体酮对照品的 $t_R=7.60$min，$W_{h/2}=0.36$，$W_1=1.1$

内标物己烯雌酚的 $t_R=2.25$min，$W_1=0.8$

理论板数 $n=5.54\times\left(\dfrac{7.60}{0.36}\right)^2=2469$

分离度 $R=\dfrac{2(7.60-2.25)}{0.8+1.1}=5.6$

校正因子 $f=\dfrac{A_S/c_S}{A_R/c_R}=\dfrac{67/144}{67.5/200}=1.38$

12μl供试品溶液中黄体酮的质量 $m=c\times V=f\dfrac{A_X}{A'_S}\cdot c'_S\times 12$

$$=1.38\times\frac{67}{67}\times\frac{\frac{18}{25}\times 5}{25}\times 12$$

$$=2.38\ (\mu g)$$

$$1ml黄体酮注射液中含黄体酮的毫克数=\frac{2.38}{12}\times 1\times \frac{50}{2.5}\times \frac{25}{5}=19.83\ (mg)$$

$$标示量(\%)=\frac{19.83mg/ml}{20mg/ml}\times 100\%=99.2\%$$

答：理论板数为2469，分离度为5.6，校正因子为1.38，黄体酮注射液中黄体酮的含量为标示量的99.2%。

第六节 炔诺孕酮的分析

炔诺孕酮为孕激素类药物，临床上通常用作口服避孕药，其结构式如下。

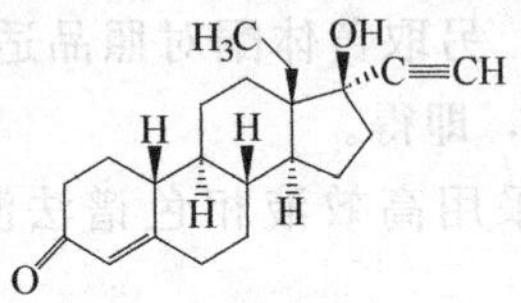

炔诺孕酮A环有Δ^4-3-酮基；C_{17}位上有β-羟基和乙炔基。

一、性状

《中国药典》2005年版（二部）有关炔诺孕酮性状的描述如下。

(1) 外观 本品为白色或类白色结晶性粉末；无臭，无味。

(2) 溶解度 本品在三氯甲烷中溶解，在甲醇中微溶，在水中不溶。

(3) 熔点 本品的熔点［《中国药典》2005年版（二部）附录Ⅵ C］为204～212℃，熔距在5℃以内。

二、鉴别

(1) 制备衍生物测熔点 炔诺孕酮C_3-羰基和羟胺发生缩和反应，生成酮肟，再测定其熔点。《中国药典》2000年版（二部）用该法鉴别炔诺孕酮。

取本品50mg，加盐酸羟胺醋酸钠试液10ml，加热回流2h，放冷，加水30ml，析出的沉淀滤过，沉淀用水洗涤至中性，用70%甲醇重结晶，干燥后，依法测定［《中国药典》2005年版（二部）附录Ⅵ C］，熔点约为195℃，熔融时同时分解。

(2)《中国药典》2005年版（二部）用高效液相色谱法鉴别炔诺孕酮 在含量测定项下记录的色谱图中，供试品溶液主峰的保留时间应与对照品溶液主峰的保留时间一致。

本品的红外光吸收图谱应与对照的图谱（光谱集109图）一致。

三、检查

(1) 乙炔基 取本品约0.2g，精密称定，置50ml烧杯中，加四氢呋喃20ml，搅拌使溶解，加5%硝酸银溶液10ml，照电位滴定法［《中国药典》2005年版（二部）附录Ⅶ A］，以玻璃电极为指示电极，饱和甘汞电极（玻璃套管内装饱和硝酸钾溶液）为参比电极，用氢氧化钠滴定液（0.1mol/L）滴定。每1ml氢氧化钠滴定液（0.1mol/L）相当于2.503mg的乙炔基（—C≡CH）。含乙炔基应为7.8%～8.2%。

本法是根据硝酸银与乙炔基的活泼氢反应，生成乙炔银化合物和一分子的硝酸，用氢氧化钠滴定，测定硝酸的量，电位法指示终点。

(2) 有关物质 取本品，加流动相制成每1ml中约含75μg的溶液，作为供试品溶液；精密量取2ml，置100ml量瓶中，用流动相稀释至刻度，摇匀，作为对照溶液。照含量测定项下的色谱条件，取对照溶液20μl注入液相色谱仪，调节检测灵敏度，使主成分色谱峰的峰高约为满量程的20%；再精密量取供试品溶液与对照溶液各20μl，分别注入液相色谱仪，记录色谱图至主成分峰保留时间的2倍，供试品溶液的色谱图中如有杂质峰，各杂质峰面积的和不得大于对照溶液主峰面积。

四、含量测定

炔诺孕酮的含量测定采用高效液相色谱法［《中国药典》2005年版（二部）附录Ⅴ D］测定。

色谱条件与系统适用性试验 用十八烷基硅烷键合硅胶为填充剂；乙腈-水（70∶30）为流动相；检测波长240nm。理论板数按炔诺孕酮峰计算应不低于2000，炔诺孕酮峰与内标物质峰的分离度应符合要求。

内标溶液的制备 取醋酸甲地孕酮适量，加乙腈制成每1ml中含1mg的溶液，摇匀，即得。

测定法 取本品约7.5mg，精密称定，置50ml量瓶中，用流动相溶解并稀释至刻度，摇匀；精密量取该溶液与内标溶液各2ml，混合均匀，取20μl注入液相色谱仪，记录色谱图；另取炔诺孕酮对照品适量，精密称定，同法测定。按内标法以峰面积计算，即得。

炔诺孕酮炔雌醚片、复方炔诺孕酮片中炔诺孕酮的含量测定也采用高效液相色谱法，复方炔诺孕酮滴丸中炔诺孕酮的含量测定采用紫外-可见分光光度法。

习 题

一、填空题

1. 甾体激素类药物按其结构可分为________、________、________、________四类。

2. 甾体激素类药物可用与强酸的显色反应进行鉴别，最常用的酸是________。

3. 具有Δ^4-3-酮基结构的甾体激素类药物有________、________、________，这一结构可利用的性质有________、________、________。

4. 甾体激素类药物中的特殊杂质________的检查，《中国药典》常用________法。

5. 雌激素可用Kober反应比色法测定含量。Kober反应包括两步，第一步是________，第二步是________。

6. 肾上腺皮质激素（如醋酸氢化可的松）的C_{17}位为________或________，可用四氮唑比色法测定含量，测定时反应在________性溶液中进行，常用的四氮唑盐是________、________，呈色为________色或________色。与四氮唑盐的反应、与氨制硝酸银试液的反应亦可用于肾上腺皮质激素类药物的鉴别。

7. 黄体酮属于孕激素类药物，C_{17}位为________结构，A环具有________，能与________反应生成蓝紫色。

8. 具有________结构的________、________和________药物可用异烟肼比色法进行含量测定。还可用与2,4-二硝基苯肼、异烟肼、硫酸苯肼的反应进行鉴别。

二、选择题

（一）A型题（最佳选择题）

1. 下面哪个药物的A环为芳环，C_3 位为酚羟基：

A. 醋酸可的松 B. 氢化可的松 C. 甲基睾丸素

D. 黄体酮 E. 雌二醇

2. Kober反应适用于哪一药物的含量测定：

A. 黄体酮 B. 雌二醇 C. 甲睾酮 D. 甲基炔诺酮 E. 氢化可的松

3. 四氮唑比色法是基于皮质激素的：

A. 氧化性 B. 还原性 C. 酸性 D. 碱性 E. 以上都不对

4.《中国药典》2005年版（二部）收载的炔诺孕酮中要求检查：

A. 炔雌酮 B. 炔诺酮 C. 乙炔基 D. 甲醇 E. 丙酮

5. 各国药典常采用高效液相色谱法测定甾体激素类药物的含量，主要原因是：

A. 比较简单 B. 精密度优于其他方法

C. 可以消除其他甾体的干扰 D. 灵敏度比较高 E. 试剂用量少

（二）X型题（多选题）

1. 下面哪些药物可在碱性下与四氮唑盐反应呈色：

A. 氢化可的松 B. 甲睾酮 C. 黄体酮

D. 醋酸可的松 E. 雌二醇

2. 下面哪些药物可与酸性异烟肼反应，产生黄色产物：

A. 氢化可的松 B. 黄体酮 C. 雌二醇 D. 睾酮 E. 以上都对

3.《中国药典》2005年版（二部）收载的甾体激素中"有关物质"叙述正确的是：

A. 检查时需知道所检样品中含什么杂质，且有杂质的标准品

B. 检查时不需知道所含杂质是什么，也不需要杂质的标准品

C. 主要由原料、中间体、异构体、降解产物引入

D. 检查时主要用高效液相色谱法

E. 也可用薄层色谱法

4. 可用于测定甾体激素类药物含量的方法有：

A. 高效液相色谱法 B. 紫外-可见分光光度法 C. 四氮唑比色法

D. 异烟肼比色法 E. Kober反应比色法

5. 黄体酮在酸性溶液中可与下列哪些试剂反应呈色：

A. 2,4-二硝基苯肼 B. 三氯化铁 C. 硫酸苯肼 D. 异烟肼 E. 四氮唑盐

三、问答题和计算题

1. 每一甾体激素类药物中，可以利用的结构特征有哪些？

2.《中国药典》2005年版（二部）对醋酸可的松、雌二醇、黄体酮、炔诺孕酮各选择哪些鉴别和含量测定的方法？

3. 称取炔孕酮供试品1.0mg，加无水乙醇配成100ml溶液。按紫外-可见分光光度法在240nm波长处测定吸光度为0.515，已知 $C_{12}H_{28}O_2$ 的吸收系数 $E_{1cm}^{1\%}$ 为520，计算本品的百分含量。

（孙铁梅）

第十四章 制剂分析

学习指南 本章要求掌握药物制剂分析的特点、指导原则、制剂中常见附加剂的干扰和排除，熟悉片剂的常规检查、含量均匀度检查、溶出度测定，了解注射剂的常规检查，熟悉复方制剂的分析方法及含量测定。

第一节 概 述

为了防治与诊断疾病的需要，更好地发挥药物的疗效，降低毒性，减少副作用，便于患者服用，便于贮藏与运输，根据药典、部（局）颁标准或其他法定处方，需将原料药和辅料等经过加工制成各种制剂。常用的剂型有片剂、注射剂、酊剂、栓剂、胶囊剂、软膏剂、乳膏剂、糊剂、眼用制剂、丸剂、植入剂、糖浆剂、气雾剂、粉雾剂、喷雾剂、膜剂、颗粒剂、口服溶液剂、口服混悬剂、口服乳剂、散剂、耳用制剂、鼻用制剂、洗剂、冲洗剂、灌肠剂、搽剂、涂剂、涂膜剂、凝胶剂、贴剂等31种。因此，制剂分析是药物分析技术课的重要组成部分。片剂和注射剂是应用广泛的两大剂型，所以本章只讲授片剂和注射剂的分析。根据制剂中所含药用成分的品种数，又可将制剂分为单方制剂和复方制剂。由于制剂和原料药不同，除含主药外，往往还含有附加剂，考虑到附加剂有时会影响主药的测定，本章重点讲授片剂和注射剂的检查项目、附加剂对测定的干扰和排除以及含量测定的有关问题。并重点学习药物制剂分析的特点和制剂分析的指导原则。

一、制剂分析的特点

（一）概述

制剂分析是对各种制剂，应用物理、化学或生物测定的方法进行分析，检验其是否符合质量标准的规定。如片剂的物理检查项目包括外观、重量差异、崩解时限和硬度等，生物测定项目如生物效价测定和微生物限度检查（细菌、霉菌和酵母菌计数，控制菌检查）。本课程只讲授制剂的化学检验项目（鉴别、检查和含量测定）。

（二）制剂分析的特点

1. 消除干扰

（1）消除辅料的干扰　制剂中除主要药物外，根据不同剂型的需要加入一些稀释剂、赋形剂和附加剂（如稳定剂、防腐剂或着色剂），这些附加成分的存在，常会影响主药成分的鉴别、检查和含量测定。在附加成分有干扰的情况下，要考虑如何消除干扰，然后再进行鉴别、检查和含量测定。为了消除干扰，制剂分析一般选择灵敏度较高、专属性较强的检测方法。

（2）消除共存药物的干扰　复方制剂中共存药物有相互干扰时，应消除干扰后再进行鉴别、检查和含量测定。

2. 分析项目和要求与原料药不同

首先，应按制剂通则的要求进行检查，如片剂的外观、硬度、脆碎度、重量差异、崩解时限、含量均匀度和溶出度等。其次再进行鉴别、检查和含量测定。制剂的杂质检查，主要是检验在制备过程中或贮存过程中可能产生的杂质。如阿司匹林片，虽然在投料之前已经检查了原料药中的游离水杨酸，但由于阿司匹林在片剂生产过程中又水解生成了水杨酸和醋酸，故片剂中仍需检查水杨酸。原料药中游离水杨酸的限度为0.1%，而片剂中允许增加为0.3%。

3. 含量测定方法结果的表示及限度要求不同

原料药的含量测定结果以百分含量表示，制剂的含量测定结果以相当于标示量的百分含量表示。

$$\text{标示量}(\%)=\frac{\text{每片实测含量}}{\text{标示量}}\times 100\%$$

制剂的含量限度比原料药宽。

例如《中国药典》2005年版（二部）规定，原料药磺胺嘧啶的含量不得少于99.0%。而磺胺嘧啶片中磺胺嘧啶的标示量有0.2g和0.5g两种，规定“含磺胺嘧啶应为标示量的95.0%～105.0%”，允许有±5.0%的差异。含量限度的制定除考虑附加成分和工艺过程的因素外，还要考虑标示量的大小、主药所占百分比和检验方法的准确度等因素。例如硫酸阿托品注射液因标示量为1ml∶0.5mg至2ml∶10mg多种规格，因标示量小，规定“含硫酸阿托品应为标示量的90.0%～110.0%”，允许有±10%的差异。

制剂分析一般分为以下几个步骤：①取样；②按制剂通则进行外观检查等项目；③消除附加成分对测定的影响；④排除复方制剂中各成分的互相干扰；⑤进行鉴别、检查和含量测定。

二、制剂分析的指导原则

《中国药典》2000年版和2005年版提出以下指导原则。

（一）鉴别

制剂的鉴别试验应尽可能采用与原料药相同的方法并注意：

① 为消除共存药物和辅料的干扰，应通过溶剂溶解而分离；

② 多采用紫外-可见分光光度法鉴别（规定吸收波长或不同波长处吸光度的比值）；

③ 当主药含量低微时，可采用灵敏度高、专属性强的方法，如薄层色谱法、高效液相色谱法，2005年版药典大量采用了高效液相色谱法；

④ 必要时可增加与同类药物相区别的鉴别试验（如磺胺类测定提取物的熔点）。

（二）杂质检查

① 制剂的杂质检查一般首选薄层色谱法，如不能解决，再选用高效液相色谱法。

② 除检查生产工艺中可能带入的有关杂质外，主要控制降解产物。

③ 当紫外-可见分光光度法用于杂质检查时，应选用主药无吸收的波长处或杂质有吸收的波长处规定吸收值限量，用以控制杂质的限量。

（三）含量测定

相关内容可参考本书第六章第二节和第三节。

第二节 片剂分析

片剂系指药物与适宜的辅料混匀压制而成的圆片状或异形片状的固体制剂，以口服普通片为主。

片剂的分析步骤　先对片剂进行外观色泽、臭、味等物理性状的检查；然后进行鉴别试验，鉴别药品的真伪；其次按制剂通则规定进行常规检查及杂质检查，以检查片剂在生产过程中是否有杂质带入，或在贮藏过程中有否变质；再对片剂进行细菌数、霉菌数及活螨等微生物限度的检查；最后进行含量或效价测定，判断是否符合药品质量标准。

一、片剂的鉴别

片剂的鉴别试验是已知物的确证试验。片剂鉴别项目一般选用专属性强、附加成分无干扰或易于消除干扰的化学鉴别试验。利用化学反应的外部特征（溶液颜色的改变、沉淀的生成或溶解、产生气体或荧光等）做鉴别试验。为了增加鉴别试验的可靠性，也有一些制剂采用化学方法与其他物理化学方法相结合的方法做鉴别。常用的物理化学法有紫外-可见分光光度法、色谱法、熔点测定法和旋光度法等。如在《中国药典》2000 年版（二部）和 2005 年版（二部）中盐酸可乐定原料药的鉴别项目有 4 个，分别是亚硝基铁氰化钠显色反应、紫外-可见分光光度法、红外光吸收图谱、水溶液显氯化物反应。但盐酸可乐定片剂的鉴别 2000 年版则只有 2 个，分别是用乙醚提取碱化的溶液后，浓缩，按原料药亚硝基铁氰化钠显色反应在滤纸上试验鉴别；用三氯甲烷提取碱化的溶液后，脱水，滤过，滤过浓缩至干并酸化，照紫外-可见分光光度法鉴别。而在《中国药典》2005 年版（二部）中新增加用 HPLC 法记录并比较供试品和对照品中溶液主峰的保留时间进行鉴别。

考虑到将主药从制剂中提取纯化比较复杂，所以片剂鉴别一般不选用红外吸收图谱法，除非其他鉴别方法操作过于繁复。但当药物结构较为复杂、无简便方法进行鉴别时，也可在提取纯化后选用红外分光光度法鉴别。如棕榈氯霉素片、螺内酯片等的鉴别。

在片剂的鉴别中，由于附加成分的种类和数量不同，对鉴别反应的干扰程度也不一样。有些片剂可直接取样进行鉴别，如安乃近片、利福平片等的鉴别。另外一些则要排除干扰后才能进行鉴别。①将片剂中的不溶性辅料滤过或离心沉淀，取滤液或上清液（或蒸干的残渣）进行鉴别。例如用旋光度法鉴别罗通定片，用紫外-可见分光光度法鉴别吡喹酮片，用薄层色谱法鉴别盐酸四环素片等即如此。②用有机溶剂提取主药后进行鉴别。例如鉴别马来酸氯苯那敏片时，即取细粉适量（约相当于主药 5mg），加三氯甲烷提取，滤过，滤液蒸干，残渣加 1ml 三氯甲烷溶解，照薄层色谱法进行鉴别。若用熔点测定法进行鉴别，可经提取、水洗，将辅料分离后，残渣经干燥后再测定熔点，白消安片的鉴别即如此。

二、常规检查

《中国药典》2005 年版（二部）片剂包含的种类较多，常规检查的项目也比《中国药典》2000 年版（二部）增加了，检查时并不要求全部都做，各种片剂的常规检查按片剂的分类有针对地进行，如分散片要检查分散度、泡腾片则检查发泡量。《中国药典》2005 年版（二部）在制剂通则中片剂的常规检查包括了重量差异、崩解时限、片剂厚度与直径均匀度试验、硬度试验、发泡量、分散均匀性、微生物限度等多个项目。本节讨论重量差异、崩解时限检查。

（一）重量差异检查法

重量差异系指以称重法测定每片的片重与平均片重或标示片重之间的差异程度。

凡规定检查含量均匀度的片剂，一般不再进行重量差异检查。

片剂重量差异的限度，应符合表 14-1 的规定。

表 14-1 片剂重量差异限度表

平均片重或标示片重	重量差异限度
0.30g 以下	±7.5%
0.30g 或 0.3g 以上	±5.0%

检查法 取供试品 20 片，精密称定总重量，求得平均片重后，再分别精密称定每片的重量。每片重量与平均片重相比较（凡无含量测定的片剂，每片重量应与标示片重比较），按表 14-1 中的规定，超出重量差异限度的药片不得多于 2 片，并不得有 1 片超出限度 1 倍。

糖衣片的片心应检查重量差异并符合规定，包糖衣后不再检查重量差异。薄膜衣片应在包薄膜衣后检查重量差异并符合规定。

操作注意事项 ①操作时，应戴手套或指套，勿用手直接接触供试品，应用平头镊子拿取片剂；②易吸潮的供试品须置于密闭的称量瓶中，尽快称量。

（二）崩解时限检查法

本法系用于检查口服固体制剂在规定条件下的崩解情况。

崩解系指口服固体制剂在规定条件下全部崩解溶散或成碎粒，除不溶性包衣材料或破碎的胶囊壳外，应全部通过筛网。如有少量不能通过筛网，但已软化或轻质上漂且无硬心者，可作符合规定论。

凡规定检查溶出度、释放度或融变时限的制剂，不再进行崩解时限检查。

片剂经口服后在胃肠道中经过崩解，药物才能被释放和吸收。如果片剂不能崩解或崩解不完全，都会影响药物被吸收的程度，直接影响治疗效果。所以，崩解时限是作为《中国药典》附录制剂通则中片剂的常规检查项目。

测定装置是采用升降式崩解仪，主要结构为一能升降的金属支架与下端镶有筛网的吊篮，并附有挡板［详见《中国药典》2005 年版（二部）附录Ⅹ A］。升降的金属支架上下移动距离为（55±2）mm，往返频率为每分钟 30～32 次。

检查法 将吊篮通过上端的不锈钢轴悬挂于金属支架上，浸入 1000ml 烧杯中，并调节吊篮位置使其下降时筛网距烧杯底部 25mm，烧杯内盛有温度为（37±1）℃的水，调节水位高度使吊篮上升时筛网在水面下 15mm 处。

（1）除另有规定外，取供试品 6 片，分别置上述吊篮的玻璃管中，启动崩解仪进行检查，各片均应在 15min 内全部崩解。如有 1 片不能完全崩解，应另取 6 片复试，均应符合规定。

（2）薄膜衣片，按上述装置与方法检查，可改在盐酸溶液（9→1000）中进行检查，应在 30min 内全部崩解。如有 1 片不能完全崩解，应另取 6 片复试，均应符合规定。

（3）糖衣片，按上述装置与方法检查，应在 1h 内全部崩解。如有 1 片不能完全崩解，应另取 6 片复试，均应符合规定。

（4）肠溶衣片，按上述装置与方法，先在盐酸溶液（9→1000）中检查 2h，每片均不得有裂缝、崩解或软化现象；继将吊篮取出，用少量水洗涤后，每管加入挡板 1 块，再按上述方法在磷酸盐缓冲液（pH6.8）中进行检查，1h 内应全部崩解。如有 1 片不能完全崩解，应另取 6 片复试，均应符合规定。

（5）含片，除另有规定外，按上述装置和方法检查，各片均应在 30min 内全部崩解或溶化。如有 1 片不能完全崩解，应另取 6 片复试，均应符合规定。

(6) 舌下片，除另有规定外，按上述装置和方法检查，各片均应在 5min 内全部崩解并溶化。如有 1 片不能完全崩解，应另取 6 片复试，均应符合规定。

(7) 可溶片，除另有规定外，水温为 15～25℃，按上述装置和方法检查，各片均应在 3min 内全部崩解并溶化。如有 1 片不能完全崩解，应另取 6 片复试，均应符合规定。

(8) 结肠定位肠溶片，除另有规定外，按上述装置照品种项下规定检查，各片在盐酸溶液（9→1000）及 pH6.8 以下的磷酸盐缓冲液中均应不释放或不溶解，而在 pH7.8～8.0 的磷酸盐缓冲液中 1h 内应全部释放或崩解。片心应崩解。如有 1 片不能完全崩解，应另取 6 片复试，均应符合规定。

(9) 泡腾片，取 1 片，置 250ml 烧杯中，烧杯内盛有 200ml 水，水温为 15～25℃，有许多气泡放出，当片剂或碎片周围的气体停止逸出时，片剂应溶解或分散在水中，无聚集的颗粒剩留。除另有规定外，同法检查 6 片，各片均应在 5min 内崩解。如有 1 片不能完全崩解，应另取 6 片复试，均应符合规定。

咀嚼片不进行崩解时限检查。

发泡量、分散均匀性、微生物限度检查均按片剂制剂通则项下检查法的要求进行检查和判断。

三、含量均匀度的检查和溶出度的测定

片剂除了进行上述各项常规检查外，针对某些片剂，还需要进行含量均匀度检查和溶出度的测定。

含量均匀度和溶出度的测定是口服固体制剂特别是小剂量的品种的主要检查内容，含量均匀度的测定说明每片的含量是否均匀。溶出度主要是针对难溶性药物（在水中微溶、极微溶、几乎不溶和不溶的药品），用体外溶出度来确证固体制剂中的活性成分的溶解情况，从而说明药物在人体内的吸收情况，此法虽然不完全与体内的生物利用度相关，但可说明药物的溶解情况，比崩解时限检查更进一步。

《中国药典》（二部）从 1985 年版开始收载含量均匀度的检查和溶出度的测定，逐版都增加，2005 年版又有大幅度增加。美国药典委员会主张“所有法定口服固体制剂都要做溶出度测定”，以取代崩解时限检查。

（一）含量均匀度

1. 检查目的

含量均匀度系指小剂量或单剂量固体制剂、半固体制剂和非均相液体制剂中的每片（个）含量符合标示量的程度。它不仅要求单剂活性成分含量分布的均匀，而且要准确地集中分布在标示量附近，这对于保证用药的安全和有效有重要意义。含量均匀度是对药物制剂的一个基本要求，也是进行生物利用度研究和溶出度试验的前提。含量均匀度检查比以往沿用多年的重（装）量差异检查法能更好地控制单剂含量的准确均匀。凡检查含量均匀度的制剂，不再检查重（装）量差异。各种固体制剂的含量测定法，测定的是多个单剂的平均含量，而不是单剂含量，所以药典规定含量均匀度检查法和含量测定法要互相配合，同时进行，以便全面控制固体制剂的质量。

2. 收载原则

符合下述原则的固体制剂均应检查含量均匀度。

（1）片剂、胶囊剂或注射用无菌粉末每片（个）标示量不大于10mg或主药含量小于每片（个）重量5%者。

（2）其他制剂，每个标示量小于2mg或主药含量小于每个重量2%者。

（3）透皮贴剂。

（4）对于药物的有效浓度与毒副反应浓度比较接近的品种或混匀工艺较困难的品种，每片（个）标示量不大于25mg者。

（5）复方制剂仅检查符合上述条件的组分。

《中国药典》1995年版（二部）检查含量均匀度的药物共有99种，其中片剂79种，注射用粉末8种，缓释片、胶丸、注射液、纸型片、膜剂各1种，胶囊剂5种，滴丸2种。《中国药典》2000年版（二部）中检查含量均匀度的药物共有122种，其中片剂101种、注射用粉末8种、纸型片和膜剂各1种，胶囊剂9种。2005年版固体口服制剂品种数所占比例增大，有18个小剂量药品增订含量均匀度检查。《中国药典》2005年版（二部）检查含量均匀度的多个品种中，用UV法的有87种。HPLC法的有62种。

3. 检查方案

国内外药典检查含量均匀度的方案有两种，计数型检验方案和计量型检验方案。以样本中废品个数为判定标准叫做计数方案，以样品的统计参数为判定标准的方案叫做计量方案。一般来说，计量方案优于计数方案，它有效率高、所需样本少的优点。USP(20)、《中国药典》1985年版（二部）、BP（1993年版）均采用计数方案。《中国药典》（1990年版、1995年版和2000年版、2005年版）和JP（14）采用计量方案。USP24至USP27采用计数计量混合型方案。含量均匀度检查是抽样检查，要从一批制剂中随机抽样进行检查。《中国药典》1985年版（二部）采用一次抽检法，而《中国药典》1990年版、1995年版和2000年版、2005年版采用两次抽检法。一般来说，两次抽检法比一次抽检法的准确度和样本容量都好。检查结果的参比中心值也有两种：①以平均含量为参照值；②以标示量为参照值。前者只能检查单剂含量的均匀程度，而不能检查单剂含量的准确程度，后者既可检查均匀程度，又可检查准确程度。1985年版药典曾用平均含量为参照值，1990年版药典改用标示量为参照值，规定以标示量为100的相对百分含量计算供试品的均值（$\overline{X}$）和标准差（S）。1995年版、2000年版和2005年版药典沿用了1990年版的规定，并增订含量测定方法与含量均匀度检查法不一致时的处理方法。总之，《中国药典》1990年版、1995年版和2000年版、2005年版和JP（13、14）是以标示量为参照值的两次抽检计量型方案。《中国药典》2000年版（二部）中有4个品种保留使用了以平均数为参照值的计数型检查方案（甲氨蝶呤片、注射用甲氨蝶呤、复方地芬诺酯片和注射用丝裂霉素等）。USP24至USP27是以标示量为参照值的两次抽检计数计量混合型方案。BP(2003年版）仍为以平均值为参照值的两次抽检计数型方案。

4.《中国药典》2005年版（二部）的含量均匀度检查法

本版药典的含量均匀度检查法是以标示量为参照值，用两次抽检法以标示量（100）和样本均值（$\overline{X}$）之差的绝对值A及标准差S这两个统计参数为判定标准的计量抽检法（少数特殊品种，如硝酸甘油片，仍采用计数抽检法）。按药典规定，第一次抽样检查为初试，第二次抽样检查为复试。初试时先抽取供试品10片（个）判定产品是否合格。如果判定不了，就再抽取20片（个）进行复试。一般来说，含量均匀度很好或很差的产品，在初试中就能做出判定，只有含量均匀度介于好坏之间的中等产品，才需要进行复试。判定标准中A

（偏离量）和 S（标准差）按下式计算：

$$A=|100-\overline{X}|$$

$$S=\sqrt{\frac{\sum(X-\overline{X})^2}{n-1}}$$

式中　X——单剂含量；

$\overline{X}$——平均含量；

n——供试品片数，初试时为 10，复试时为 30。$(n-1)$ 为自由度。

先取供试品 10 片（个），照各品种项下规定的方法，分别测定每片（个）以标示量为 100 的相对含量 X，求出均值 $\overline{X}$，标准差 S 以及标示量与均值之差的绝对值 A，含量差异限度一般定为±15%。

如 $A+1.80S\leqslant15.0$，则供试品的含量均匀度符合规定；

若 $A+S>15.0$，则供试品的含量均匀度不符合规定；

若 $A+1.80S>15.0$，同时 $A+S\leqslant15.0$，初试中不能做出判定时，应另取 20 片（个）复试。根据初试、复试结果，计算 30 片（个）的均值 $\overline{X}$、标准差 S 和标示量与均值之差的绝对值 A；

如 $A+1.45S\leqslant15.0$，则供试品的含量均匀度符合规定；

若 $A+1.45S>15.0$，则不符合规定。

例 1　取标示量为 2mg 的奋乃静片 10 片检查含量均匀度，其单剂含量分别为 1.8mg、1.9mg、2.0mg、2.1mg、2.2mg、2.3mg、2.1mg、1.9mg、1.8mg 和 2.0mg，计算该片剂的含量均匀度是否符合规定？

解：列表

含量/mg	标示量/%	平均值 $\overline{X}$	$X-\overline{X}$	$(X-\overline{X})^2$
1.8	90.0	100.5	−10.5	110.25
1.9	95.0		−5.5	30.25
2.0	100.0		−0.5	0.25
2.1	105.0		4.5	20.25
2.2	110.0		9.5	90.25
2.3	115.0		14.5	210.25
2.1	105.0		4.5	20.25
1.9	95.0		−5.5	30.25
1.8	90.0		−10.5	110.25
2.0	100.0		−0.5	0.25

$$标示量\%=\frac{实测含量}{标示量}\times100\%$$

$$A=|100-\overline{X}|=0.5$$

$$S=\sqrt{\frac{\sum(X-\overline{X})^2}{n-1}}=\sqrt{\frac{622.5}{9}}=8.32$$

$$A+1.80S=0.5+1.8\times8.32=15.5$$

$$A+S=0.5+8.32=8.82$$

即　$A+1.80S>15.0$，而 $A+S<15.0$，应另取 20 片复试。

如使用计算器的统计功能键进行运算，则可迅速求得 $\overline{X}$ 和 S，比列表方法快捷。

例 2　取标示量为 2mg 的奋乃静片 10 片检查含量均匀度，其含量分别为 1.8mg、

1.8mg、2.0mg、2.1mg、2.2mg、2.3mg、2.1mg、1.8mg、1.8mg 和 2.0mg，计算该片剂的含量均匀度时 $A+1.80S>15.0$，而 $A+S<15.0$，不能做出判定，另取 20 片复试，其含量刚好按上述顺序和上述数据重复 2 次，试判断该片剂的含量均匀度是否符合规定？

解：参照例 1 的解法，列表计算，得出：

$$\overline{X}=99.5$$

$$A=|100-\overline{X}|=0.5$$

$$S=\sqrt{\frac{\sum(X-\overline{X})^2}{n-1}}=\sqrt{\frac{2317.5}{29}}=8.94$$

$$A+1.45S=0.5+1.45\times8.94=13.5$$

按 30 片计算，$A+1.45S<15.0$，该片剂的含量均匀度符合规定。

如该品种项下规定含量均匀度的限度不是±15%，而是±10%、±20%或其他值时，应将上述各判断式中的 15.0 改为 10.0、20.0 或其他相应的数值，但各判断式中的系数不变。

5. 含量测定法与含量均匀度检查法不同时的规定

在含量测定和含量均匀度检查所用方法不同时，而且含量均匀度未能从响应值（如吸光度）求出每片含量的情况下，可取供试品 10 片（个），照该品种含量均匀度项下规定的方法，分别测定，得仪器测定法的响应值 Y（可为吸光度、峰面积等），求其均值 $\overline{Y}$。另由含量测定法测得以标示量为 100 的含量 X_A，由 X_A 除以响应值的均值 $\overline{Y}$，得比例系数 $K(K=X_A/\overline{Y})$。将上述诸响应值 Y 与 K 相乘，求得每片（个）标示量为 100 的相对含量 $X(\%)$ $(X=KY)$，同上法求 $\overline{X}$ 和 S 以及 A，计算，判定结果，即得。

（二）溶出度

1. 测定目的

溶出度系指药物从片剂、胶囊剂或颗粒剂等固体制剂在规定条件下溶出的速率和程度。

药物只有在固体制剂中的活性成分溶解之后，才能为机体所吸收。溶出度试验能有效地区分同一药物制剂生物利用度的差异，是控制固体制剂内在质量的重要指标之一。主药的溶解度大小、辅料的亲水性程度和制片工艺都会影响制剂的溶出度。凡检查溶出度的制剂，不再进行崩解时限的检查。

2. 收载原则

符合下列原则的固体制剂应测定溶出度：

① 非易溶药物或治疗量与中毒量接近的口服固体制剂；

② 控制药物缓慢释放的制剂品种；

③ 因制剂工艺造成溶出差异临床疗效不稳定的口服固体制剂；

④ 测定溶剂以水、缓冲液、稀酸、稀碱为主。

《中国药典》（二部）从 1985 年版开始收载含量均匀度的检查和溶出度的测定，1985 年版对 7 种片剂测定溶出度，以后逐版增加，2000 年版药典增加到 149 种片剂和 40 种胶囊剂，总共 189 种测定溶出度。2000 年版药典还对 5 种肠溶片或肠溶胶囊和 9 种缓释、控释片及 1 种缓释胶囊等 15 种制剂测定其释放度，上述几项总计为 204 种。2005 年版药典有针对性地对 61 个难溶药物增订溶出度检查，今后还将进一步扩大溶出度的检查品种。

3. 测定方法

中国和美国药典普遍采用转篮法和桨法两种方法。为了测定小剂量制剂的溶出度，《中国药典》1995 年版、2000 年版和 2005 年版还收载了第三法（小杯法）。溶出过程中制剂位置比较固定是本法的突出优点。分析方法以紫外-可见分光光度法为主。《中国药典》2000年版（二部）测定溶出度的189个品种中，用UV法的有178种，其余为容量法（1种）、高效液相色谱法（6种）和荧光分光光度法（4种）。《中国药典》2005年版（二部）测定溶出度的多个品种中，用UV法的多达256种，HPLC法的有41种。测定释放度的品种中，用UV法的有19种，用HPLC法的有7种。

（1）第一法——转篮法

仪器装置　见图14-1和《中国药典》2005年版（二部）附录Ⅹ C中的有关说明。

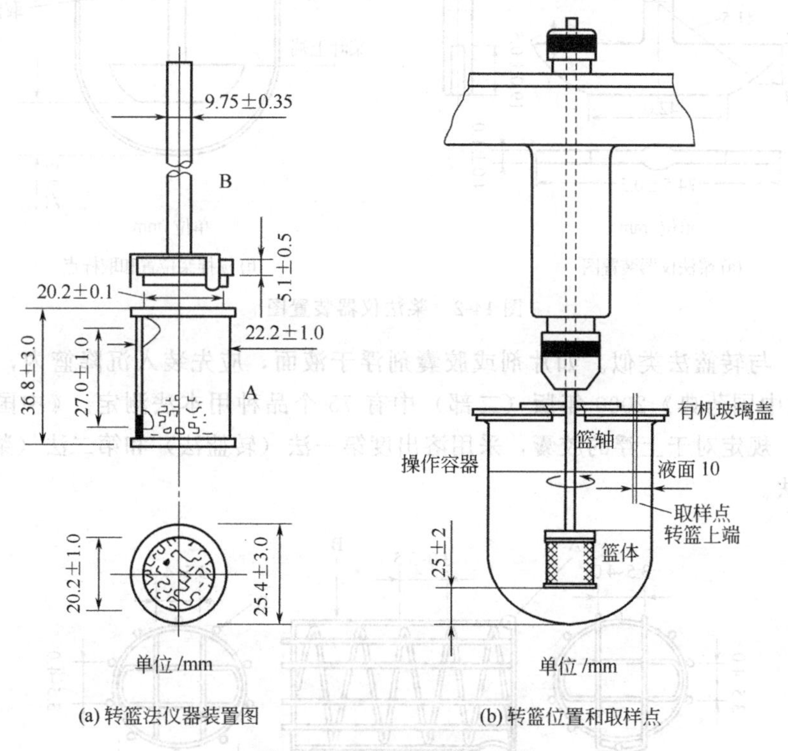

图14-1　转篮法仪器装置图

A—篮体；B—篮轴

测定法　测定前，应对仪器装置进行必要的调试，使转篮底部距溶出杯的内底部（25±2）mm。除另有规定外，分别量取经脱气处理的溶出介质900ml，置各溶出杯内，加温，待溶出介质温度恒定在（37±0.5）℃后，取供试品6片（粒、袋），分别投入6个干燥的转篮内，按照各品种项下的规定调节电动机转速，待其平稳后，将转篮降入溶出杯中，自供试品接触溶出介质起，立即计时；至规定的取样时间，吸取溶出液适量（取样位置应在转篮顶端至液面的中点，距溶出杯内壁10mm处；在多次取样时，所量取溶出介质的体积之和应在溶出介质的±1%之内，如超过总体积的1%时，应及时补充溶出介质，或计算时加以校正），立即用适当的微孔滤膜（滤孔应不大于0.8μm，并使用惰性材料制成的滤器，以免吸附活性成分或干扰分析测定）滤过，自取样至滤过应在30s内完成。取澄清滤液，照该品种项下规定的方法测定，计算每片（粒、袋）的溶出量。

$$溶出量(\%)=\frac{溶出质量}{标示量}\times100\%$$

（2）第二法——桨法

仪器装置　见图 14-2 和《中国药典》2005 年版（二部）附录Ⅹ C中的有关说明。

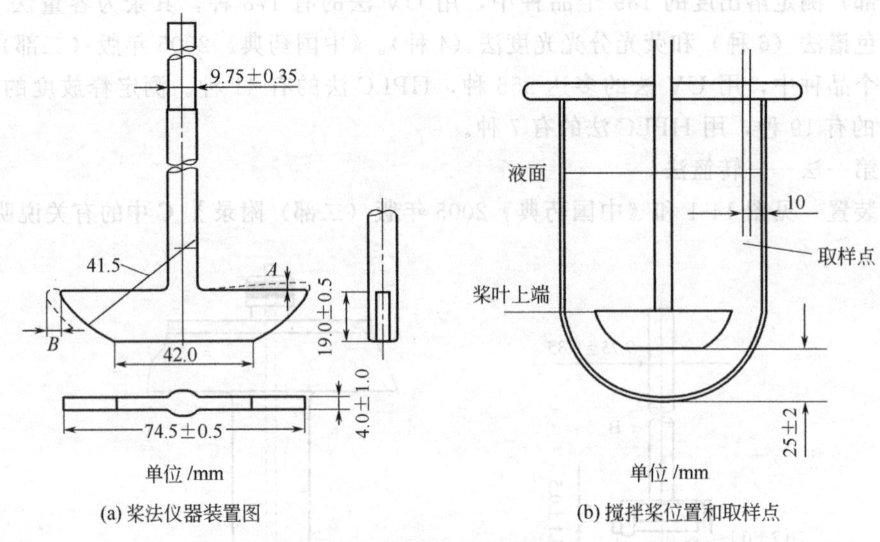

(a) 桨法仪器装置图　(b) 搅拌桨位置和取样点

图 14-2　桨法仪器装置图

测定法　与转篮法类似。如片剂或胶囊剂浮于液面，应先装入沉降篮内，其尺寸见图 14-3 所示。《中国药典》2000 年版（二部）中有 75 个品种用本法测定。《中国药典》2005 年版（二部）规定对于上浮的胶囊，采用溶出度第一法（转篮法）和第二法（桨法）时可用沉降篮的方法。

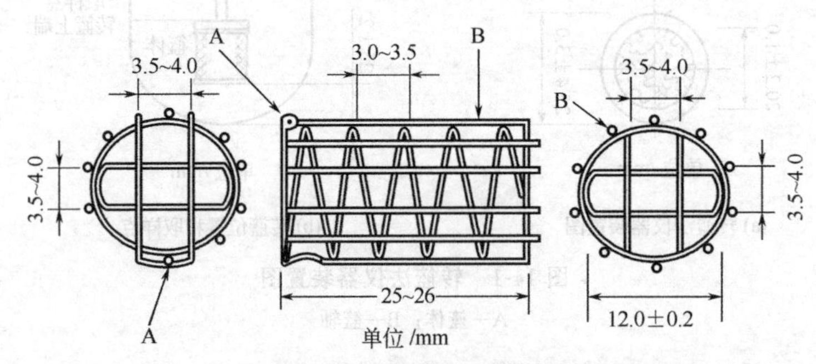

图 14-3　沉降篮示意图

A—耐酸金属卡；B—耐酸金属支架

(3) 第三法——小杯法

为测定主药含量很小品种的溶出度制订此法。《中国药典》2000 年版（二部）中有 15 个品种使用本法，《中国药典》2005 年版（二部）中该类品种还沿用本法。《中国药典》2005 年版（二部）附录中规定溶出杯为由硬质玻璃或其他惰性材料制成的透明或棕色的容器，其为底部为半球形、内径为 62mm±3mm、高为 126mm±6mm 的 250ml 杯状容器，其他要求同第一法。

国产 ZRS-4A 型智能溶出试验仪应用较多。

4. 结果判断

符合下述条件之一者，可判为符合规定：

(1) 6 片（粒、袋）中，每片（粒、袋）的溶出量按标示量计算，均不低于规定限度（Q）；

(2) 6 片（粒、袋）中，有 1～2 片（粒、袋）低于 Q，但不低于 $Q-10\%$，且其平均溶出

量不低于 Q；

(3) 6 片（粒、袋）中，有 1～2 片（粒、袋）低于 Q，其中仅有 1 片（粒、袋）低于 $Q-10\%$，但不低于 $Q-20\%$，且其平均溶出量不低于 Q 时，应另取 6 片（粒、袋）复试；初、复试的 12 片（粒、袋）中有 1～3 片（粒、袋）低于 Q，其中仅有 1 片（粒、袋）低于 $Q-10\%$，但不低于 $Q-20\%$，且其平均溶出量不低于 Q。

以上结果判断中所示的 10%、20%是指相对于标示量的百分率（%）。

5. 溶出条件和注意事项

(1) 溶出度仪的校正　除仪器的各项机械性能应符合上述规定外，还应用校正片校正仪器，按照校正片说明书操作，试验结果应符合校正片的规定。

(2) 溶出介质　应使用在各品种项下规定的溶出介质，并应新鲜制备和经脱气处理［溶解的气体在试验过程中可能形成气泡，从而影响试验结果，因此溶解的气体应在试验之前除去。脱气方法：取溶出介质，在缓慢搅拌下加热至约 41℃，并在真空条件下不断搅拌 5min 以上；或煮沸 15min（约 5000ml）；或采用超声、抽滤等其他有效的除气方法］；如果溶出介质为缓冲液，调节 pH 值至规定 pH 值±0.05 之内。

(3) 取样时间　应按照品种各论中规定的取样时间取样，自 6 杯中完成取样的时间应在 1min 内。

(4) 如胶囊壳对分析有干扰，应取不少于 6 粒胶囊，尽可能完全地除尽内容物，置同一溶出杯内，用该品种项下规定体积的溶出介质溶解空胶囊壳，并按该品种项下的分析方法求出每个空胶囊的空白值，做必要的校正。如校正值大于标示量的 25%，试验无效。如校正值不大于标示量的 2%，可忽略不计。

(5) 除另有规定外，取样时间为 45min，限度（Q）为标示量的 70%。

(6) 测定时，除另有规定外，每个溶出杯中只允许投入供试品 1 片（粒、袋），不得多投。

《中国药典》2005 年版（二部）将原采用 2 片加入至同一溶出杯的方法修订为 1 片，如三唑仑片、溴吡斯的明片和盐酸哌替啶片等，通过修订检测方法使检测灵敏度满足了溶出物的检测要求。

例 3　取标示量为 0.3g 的对乙酰氨基酚片 6 片，按药典方法测定溶出度［照溶出度测定法（第一法），以稀盐酸 24ml 加水至 1000ml 为溶剂，转速为每分钟 100 转，依法操作，经 30min 时，取溶液 5ml 滤过，精密量取续滤液 1ml，加 0.04%氢氧化钠溶液稀释至 50ml，摇匀，照紫外-可见分光光度法，在 257nm 的波长处测定吸光度，按 $C_8H_9NO_2$ 的吸收系数（$E_{1cm}^{1\%}$）为 715 计算出每片的溶出量，限度为标示量的 80%］。测得每片的吸光度值分别为 0.345、0.348、0.351、0.360、0.354 和 0.359，求各片的溶出量和平均溶出量，并判断该产品的溶出度是否符合规定？

解：

$$溶出量(\%)=\frac{溶出质量}{标示量}\times100\%$$

$$A=E_{1cm}^{1\%}cL$$

$$c=\frac{A\times1\%}{E_{1cm}^{1\%}}$$

$$m_{溶出}=c\times V\times稀释倍数=\frac{A\times V\times稀释倍数}{E_{1cm}^{1\%}\times100}$$

$$m_{标示}=0.3$$

$$溶出量(\%)=\frac{A\times1000\times50}{E_{1cm}^{1\%}\times100\times0.3}\times100\%$$

按上式算出各片的溶出量分别为80.4%、81.1%、81.8%、83.9%、82.5%和83.7%。平均溶出量为82.2%，每片溶出量均高于规定限量80%，按《中国药典》判断标准，该产品溶出度符合规定。

例4　取标示量为0.25mg的地高辛片6片，按药典方法测定溶出度。6片的溶出质量分别为0.150mg、0.170mg、0.165mg、0.173mg、0.175mg和0.170mg，计算各片的溶出量和6片的平均溶出量，判断该片剂的溶出度是否符合规定？

解：本品的溶出限度为65%。按公式：

$$溶出量(\%)=\frac{溶出质量}{标示量}\times100\%$$

算出各片的溶出量分别为60.0%、68.0%、66.0%、69.2%、70.0%和68.0%，6片平均溶出量为66.9%。其中只有1片低于规定限度65%，但不低于65%～10%，且其平均溶出量不低于规定限度，该片剂的溶出度仍可判为符合规定。

例5　取标示量为25mg的盐酸氯丙嗪片6片，按药典方法测定溶出度。6片的溶出质量分别为21.0mg、21.5mg、14.5mg、20.5mg、22.0mg和20.9mg，计算各片的溶出量和6片平均溶出量，判断该片剂的溶出度是否符合规定？应该怎样处理？假如另取6片重测，得到与第一次测定相同的溶出质量，试判断该片剂的溶出度是否符合规定？

解：本品的溶出限量为70%。按公式：

$$溶出量(\%)=\frac{溶出质量}{标示量}\times100\%$$

算出各片的溶出量分别为84.0%、86.0%、58.0%、82.0%、88.0%和83.6%，平均溶出量为80.3%。虽然平均溶出量能达到规定限度，但6片中有1片低于$Q-10\%$，但不低于$Q-20\%$，应另取6片重测。当重测结果与第一次相同时，则12片中有2片低于Q，虽平均溶出量仍为80.3%，达到规定限度，但有2片低于$Q-10\%$，片剂的溶出度判为不符合规定。

四、杂质检查

片剂的杂质检查项目与原料药不同，主要检查在制备过程或贮存过程中可能产生的杂质，少数片剂需进行特殊杂质检查。检查项目一般有杂质吸光度、有关物质或指定的杂质。表14-2列出盐酸四环素及其片剂检查项目的对比情况。

表14-2　盐酸四环素及其片剂检查项目比较

品　种	检　查　项　目
原料药	酸度、溶液的澄清度、有关物质、干燥失重、杂质吸光度、热原、无菌
片剂	有关物质、溶出度、其他(通则检查)

从表14-2中可以看出，在制备盐酸四环素片剂过程中会使有关物质增加。

当原料药不太稳定时，其制剂中的杂质限量通常比原料药稍宽。例如阿司匹林片中水杨酸的检查；当原料药的性质稳定，在制剂过程中不发生变化时，其制剂的杂质限量则与原料药相同。如华法林钠及其片剂中的“有关物质”限量均为1%。

片剂中的附加成分对杂质检查的干扰与附加成分的性质、加入量及检查方法有关。当附加成分无干扰时，可直接取样进行检查。对检查有干扰时，则应消除干扰后进行检查。

1. 直接检查

如氢氧化铝片及硫糖铝片制酸力的检查，均是取片粉加过量 HCl 滴定液，然后用 NaOH 滴定液滴定剩余的 HCl。

2. 消除干扰后检查

① 剥去糖衣（一般方法是用刀片将糖衣刮去，直到露出片心为止），将片心研成细粉，取细粉进行检查。例如富马酸亚铁片中高铁盐的检查，应除去糖衣后进行，否则糖衣的颜色将干扰终点的观察。

② 溶解滤过（离心或静置），取滤液进行检查。例如《中国药典》2005 年版（二部）用薄层色谱法检查盐酸氯丙嗪片中的有关物质时，除去糖衣后，用甲醇溶解样品，滤过，滤液作为供试品溶液，消除了不溶性辅料的干扰。

③ 有机溶剂提取分离。例如用目视比色法检查阿司匹林片中的水杨酸时，取细粉，加三氯甲烷使水杨酸溶解，滤过，将滤液蒸干，残渣用无水乙醇溶解后，检查水杨酸。

五、附加剂对测定的干扰及排除

片剂由两大类物质组成，一类是发挥治疗作用的药物（即主药）；另一类是没有生理活性的物质——辅料（赋形剂），辅料起着黏合、崩解、填充稀释、润滑的作用，还起到着色、娇味及美观等作用。一般常用的辅料有羧甲基淀粉钠、糖类、硬脂酸镁、滑石粉等。由于辅料存在，常干扰主药的含量测定。但含主药量大的，可以采用直接测定法，因它不受辅料的影响，或影响可以忽略不计。例如药典中，用中和法测定阿司匹林片、谷氨酸片，用碘量法测定安乃近片，亚硝酸钠法测定磺胺类药物的片剂，都不需分离辅料，而直接进行滴定。

（一）羧甲基淀粉钠

羧甲基淀粉钠（CMS）又名速崩王，是一种能直接溶于水的高分子电解质，广泛用作崩解剂，比其他崩解剂速度快、效果好。在压制片中，除希望药物缓慢释放的口含片、植入片、长效片等片剂外，一般均需加入崩解剂。

CMS 在水中快速吸水膨胀形成黏稠状胶体溶液，无毒、无味、易溶于水，并形成透明液体，对光、热皆稳定，在甲醇、乙醇或乙醚中不溶。CMS 是淀粉的衍生物，CMS 可完全替代成本高昂而又紧缺的羧甲基纤维素（CMC）。当用紫外-可见分光光度法测定含量时，若测定波长在 300nm 附近时，CMS 的干扰可忽略，当测定波长在 200nm 附近时，CMS 对主药含量的测定有干扰，可设法排除 CMS 再行测定；排除不了时，则应选其他测定方法。若选用碘量法测定主药含量时，CMS 的干扰和排除同糖类。

（二）糖类

辅料中如含有淀粉、糊精、蔗糖、乳糖等片剂常用稀释剂时，它们经水解后产生葡萄糖，葡萄糖具有还原性，可被强氧化剂氧化成葡萄糖酸。如淀粉水解后依次产生糊精、麦芽糖及葡萄糖，蔗糖水解产物为果糖和葡萄糖。所以用氧化还原法测定主药含量时，测定结果偏高。为排除强氧化剂的干扰，一般用氧化势稍低的硫酸铈作滴定剂。

因此，在我国药典中硫酸亚铁原料的含量测定采用高锰酸钾法，片剂用铈量法。这是由于高锰酸钾是强氧化剂，如采用它来测定硫酸亚铁片时，高锰酸钾法可以在氧化亚铁离子的同时，也把醛糖氧化成酸，所以硫酸亚铁片的含量测定就不能应用高锰酸钾法，而采用氧化势稍低的硫酸铈作滴定剂，糖类辅料不会干扰测定。

（三）硬脂酸镁

本品主要用作片剂、胶囊剂等的润滑剂或抗黏剂。当硬脂酸镁含量高而主药含量较少时，就可能有干扰。可采用添加掩蔽剂、有机溶剂提取、通过水蒸气蒸馏等方法排除。

如果片剂中含有硬脂酸镁，采用配位滴定法测定主药的含量时，用碱性溶液就要引起干扰，这是由于硬脂酸镁中的 Mg^{2+} 在 pH10 左右也能与滴定液 EDTA 形成稳定的配位化合物，但选用合适的指示剂或用掩蔽剂可以消除干扰。如在 pH6.0～7.5 条件下，酒石酸可与 Mg^{2+} 形成稳定的配位化合物而将其掩蔽。

当采用非水滴定法测定制剂中主药的含量时，若主药含量大、辅料的含量少，则硬脂酸镁的存在对测定的影响不大，可直接测定；反之，在主药含量少而硬脂酸镁含量较大时，因硬脂酸镁也要消耗高氯酸滴定液，如 25ml 经硬脂酸镁所饱和的冰醋酸要消耗高氯酸滴定液（0.1mol/L）0.2ml，故造成测定结果偏高，可用下列几种方法避免其干扰。

① 用有机溶剂（如三氯甲烷、丙酮或乙醇等）进行提取，再将提取液蒸干或部分蒸去后进行非水滴定。

② 以水提取，用碱碱化后，再用三氯甲烷提取碱性物质，蒸去三氯甲烷并烘干进行重量法测定，或提取后加冰醋酸直接进行非水滴定。

③ 加入干燥的草酸于醋酐溶剂中，使与片剂中硬脂酸镁的镁离子生成沉淀，生成的游离硬脂酸在醋酐溶剂中不干扰测定，以孔雀绿为指示剂，用高氯酸液进行测定，本法适用于叔胺类药物或含氮杂环类药物的片剂测定。

④ 有些硬脂酸镁，因原料中含有少量硬脂酸，它们的存在，对采用中和法和重量法测定主药的含量会有些影响，可用石油醚提取，以除去硬脂酸，再进行测定。

（四）滑石粉

滑石粉为优良的片剂助流剂，可将颗粒表面的凹陷处填满补平，降低颗粒表面的粗糙性，从而达到降低颗粒间的摩擦力、改善颗粒流动性的目的，在包衣过程中滑石粉也有抗黏着作用，防止包衣片、颗粒间的粘连。若片剂中含有滑石粉，则在水溶液中不容易溶解，使溶液发生混浊。当采用色谱法、光谱法、比浊法及旋光法测定片剂中主药的含量时，由于溶液混浊而影响测定，可利用它们不溶于水及有机溶剂的物理性质，滤过除去后，再进行测定。

总之，考虑辅料对片剂含量测定的干扰与排除时，应注意以下几个方面：

① 辅料的理化性质；

② 辅料与主药的配比，主药含量大，辅料量小时，干扰影响较少，甚至可以忽略不计；

③ 测定主药方法的选择，测定方法专属性强，辅料的干扰就小；

④ 主药含量很少时，可用微量测定法，如比色法、分光光度法等。

六、含量测定

（一）取样方法

一般片剂取 20 片或按规定取样（糖衣片取 10 片或按规定取样，除去糖衣），精密称定，求得平均片重，经片重差异限度检查合格后，再将此 20 片研细，精密称取检验量（约相当于规定的主药含量），然后按药典规定方法测定含量。

（二）含量计算

片剂的含量限度按标示百分含量表示：

$$
\begin{aligned}
\text{标示量}(\%) &= \frac{\text{每片实测含量}}{\text{标示量}}\times 100\% \\
&= \frac{\dfrac{\text{测得量(g)}}{\text{供试品重(g)}}\times\text{平均片重(g/片)}}{\text{标示量(g/片)}}\times 100\% \\
&= \frac{\dfrac{m_X}{m_S}\times\overline{m}}{\text{标示量}}\times 100\%
\end{aligned}
$$

片剂的含量计算公式因所用方法不同而有区别。具体请参考本书第六章第四节。

第三节　注射剂分析

注射剂系指药物与适宜的溶剂或分散介质制成的供注入体内的溶液、乳状液或混悬液及供临用前配制或稀释成溶液或混悬液的粉末或浓溶液的无菌制剂。分为注射液、注射用无菌粉末与注射用浓溶液。

注射剂一般是将原料药溶解于注射用溶剂中，配成一定的浓度，经过滤、灌封、灭菌而制成。为了保证药液稳定，减少对人体组织刺激，还要加一些附加剂。例如用适当的酸碱调节酸度，用适当的盐调节等渗；有时加入一些助溶剂防止药物结晶析出；必要时加入抗氧剂（如亚硫酸钠、亚硫酸氢钠、焦亚硫酸钠，一般浓度为0.1%～0.2%）；有时还加入抑菌剂（0.5%苯酚、0.3%甲酚、0.5%三氯叔丁醇等）；或加入止痛剂苯甲醇等。

注射剂的分析步骤：首先要观察注射液的色泽和澄明度（在性状项下描述），再进行鉴别试验、pH值检查及杂质检查，然后按制剂通则规定进行常规检查，最后进行含量测定。

少数以植物油为溶剂的注射液，有时还需检查植物油的碘值、酸值、皂化值和过氧化值。另外为了保证注射剂的质量稳定，对充填惰性气体的品种均应测定其针剂空间的残余含氧率。

一、鉴别试验

（一）直接鉴别

多数注射液可采用原料药的方法进行直接鉴别，或将溶液浓缩或稀释后进行鉴别。例如用紫外-可见分光光度法鉴别维生素 B_{12} 注射液，化学法和紫外-可见分光光度法鉴别烟酰胺，用薄层色谱法鉴别氢溴酸山莨菪碱注射液、硫酸庆大霉素注射液等即如此。有些抗生素的粉针剂可直接用红外光谱法鉴别。

（二）消除干扰后鉴别

① 将注射液的溶剂蒸干，取残渣进行鉴别。例如用化学法鉴别盐酸异丙嗪注射液；

② 用有机溶剂将主药提取分离。例如鉴别醋酸氢化可的松注射液时，用三氯甲烷提取两次，蒸干，用化学显色反应与红外光谱法联合鉴别。

二、常规检查

注射剂的常规检查项目如下。

(一) 装量检查

为保证注射液的注射用量不少于标示量，《中国药典》制剂通则中规定，注射液及注射用浓溶液应检查装量。标示装量为不大于 2ml 者取供试品 5 支，2ml 以上至 50ml 者取供试品 3 支。开启时注意避免损失，将内容物分别用相应体积干燥注射器及注射针头抽尽，然后注入经标化的量具中（量具的大小应使待测体积至少占其额定体积的 40%），在室温下检视。测定油溶液或混悬液的装量时，应先加温摇匀，再用干燥注射器用注射针头抽尽后，同法操作，放冷，检视。

标示装量为 50ml 以上的注射液及注射用浓溶液照最低装量检查法［《中国药典》2005 年版（二部）附录Ⅹ F］检查，应符合规定。

(二) 装量差异检查

注射用无菌粉末应检查装量差异，以保证含量的均匀性。《中国药典》规定，凡检查含量均匀度的注射用无菌粉末，一般不再检查装量差异。如需检查时，取供试品 5 瓶（支），除去标签、铝盖，容器外壁用乙醇擦净，干燥，开启时注意避免玻璃屑等异物落入容器中，分别迅速精密称定，倾出内容物，容器用水或乙醇洗净，在适宜条件下干燥后，再分别精密称定每一容器的重量，求出每瓶（支）的装量与平均装量。应符合表 14-3 的规定。如有 1 瓶（支）不符合规定，应另取 10 瓶（支）复试，应符合规定。

表 14-3　注射用无菌粉末装量差异限度表

平均装量	装量差异限度	平均装量	装量差异限度
0.05g 及 0.05g 以下	±15%	0.15g 以上至 0.50g	±7%
0.05g 以上至 0.15g	±10%	0.50g 以上	±5%

(三) 可见异物检查

可见异物检查过去称澄明度检查，原按卫生部标准来检查，现按国外药典改称为可见异物。可见异物指存在于注射剂、滴眼剂中，在规定条件下目视可以观测到的不溶性物质，其粒径或长度通常大于 50μm。《中国药典》2005 年版（二部）对判断标准做了较大改动，更加严格，静脉注射液不得检出可见异物，如有 1 支不符合规定，另取 20 支复试，均应符合规定。非静脉注射液以及粉针剂另行公布规定。可见异物检查法有灯检法和光散射法。一般常用灯检法，也可采用光散射法。灯检法不适用的品种（如用有色透明容器包装或液体色泽较深的品种）应选用光散射法，光散射法是采用仪器对可见异物的光散射能量进行测量，使结果更加客观可信。2005 年版《中国药典》（二部）减少了可见异物检查的取样量，原部颁标准取样 200 支，现方法取样 20 支。

除另有规定外，检查方法和结果判定参照《中国药典》附录可见异物检查法检查，应符合规定。

(四) 不溶性微粒检查

在可见异物检查符合规定后，用本法检查溶液型静脉用注射液中不溶性微粒的大小和数量。本法检测的粒度较小，通常为 2～50μm，检测微粒浓度为 0～5000 个/ml，《中国药典》2005 年版（二部）增加对 100ml 以下静脉注射液、静脉注射用无菌粉末及注射用浓溶液中的不溶性微粒检查，限度要求同 USP 和 ph · Eur。检测方法包括光阻法和显微计数法。除另有规定外，测定方法一般先采用光阻法；当光阻法测定结果不符合规定或供试品不适于用光阻法测定时，应采用显微计数法测定。光阻法不适用于黏度过高和易析出结晶的制剂，也不适用于进入传感器时容易产生气泡的注射剂。对于黏度过高，采用两种方法都无法测定的注射液，可用适宜的溶剂经适量稀释后测定。

试验操作环境不得引入微粒，检查用水（或其他适宜溶剂）先经不大于1.0μm的微孔滤膜滤过，光阻法要求每10ml检查用溶剂中含10μm以上的不溶性微粒应在10粒以下，含25μm以上的不溶性微粒应在2粒以下。显微计数法要求每50ml检查用溶剂中含10μm以上的不溶性微粒应在20粒以下，含25μm以上的不溶性微粒应在5粒以下。

除另有规定外，《中国药典》2005年版（二部）规定溶液型静脉用注射液、注射用无菌粉末及注射用浓溶液均应做不溶性微粒检查，检查法和结果判定照《中国药典》2005年版（二部）附录Ⅸ C不溶性微粒检查法执行，应符合规定。

（五）无菌试验

照无菌检查法［《中国药典》2005年版（二部）附录Ⅺ H］检查，应符合规定。

（六）细菌内毒素或热原检查

除另有规定外，静脉用注射剂按各品种项下的规定，照细菌内毒素检查法［《中国药典》2005年版（二部）附录Ⅺ E］或热原检查法［《中国药典》2005年版（二部）附录Ⅺ D］检查，应符合规定。

三、其他检查

酸值、皂化值、碘值和过氧化值的检查　少数以植物油为溶剂的注射液如维生素类、激素类注射液，其注射用溶剂油还需检查植物油的酸值、皂化值、碘值和过氧化物与不皂化物等。《中国药典》2005年版（二部）规定如下：

品　种	酸值（应不大于）	皂化值	碘值	过氧化物的检查 消耗硫代硫酸钠滴定液（0.01mol/L）不得过	不皂化物（不得过）	其　他
大豆油（注射用）	0.1	188～195	126～140	3.0ml	1.0%	重金属、砷、棉籽油、脂肪酸组成和微生物限度
大豆油	0.2	188～200	126～140	10.0ml	1.0%	重金属、棉籽油、脂肪酸组成

极个别情况下还要检查玻璃容器的质量，按国家标准中有关药用玻璃容器的规定进行检查。

四、杂质检查

多数注射剂应检查pH值，例如葡萄糖注射液的pH值应为3.2～5.5。少数注射剂应检查指定杂质和含量均匀度（如塞替派注射液有关杂质检查内容）。例如硫酸罗通定注射液的“溶液的颜色”检查。由于该品遇光或放置易被氧化为黄色的巴马汀，使成品颜色加深，因而需做颜色限度检查。方法为：取本品5ml，与同体积标准比色液比较，不得更深。检查溶液颜色的品种还有安乃近、谷氨酸、硫酸卡那霉素、硫酸庆大霉素等注射液。有关杂质检查内容以原料药葡萄糖及其制剂葡萄糖注射液检查项目为例列于表14-4进行对比。从表14-4可以看出，在注射液生产过程中可能引起pH值变化、可能引入重金属和不溶性微粒、可能产生5-羟甲基糠醛，所以列出专项进行检查。

注射剂的杂质检查一般均是直接取样检查，少数要经过稀释（或浓缩提取）后再检查。用紫外-可见分光光度法检查注射液杂质时，直接取样适量，稀释至一定浓度后，在规定波长处测定吸光度。例如葡萄糖氯化钠注射液中5-羟甲基糠醛的检查：取供试液2ml，置50ml量瓶中，加水稀释至刻度后，于284nm的波长处测定，吸光度不得大于0.25。用规定波长处测定吸光度的方法检查杂质的品种还有碘解磷定、维生素C、葡萄糖和精蛋白胰岛素等注射液。用薄层色谱法检查氯硝西泮中有关物质时，取本品适量，置分液漏斗中用三氯甲烷振摇提取4次，每次5ml，合并三氯甲烷液，置水浴上蒸发至约5ml，加三氯甲烷稀释至10ml作为供试品溶液。取供试品溶液与对照品溶液各50μl，分别点于同一硅胶GF_{254}薄层板上，依法检查。

表14-4　葡萄糖及其注射液检查项目比较

品　种	检　查　项　目
原料药	酸度、溶液的澄清度与颜色、乙醇溶液的澄清度、氯化物、硫酸盐、亚硫酸盐与可溶性淀粉、干燥失重、炽灼残渣、蛋白质、铁盐、重金属、砷盐、微生物限度
注射剂	pH值、5-羟甲基糠醛、重金属、细菌内毒素、其他（通则检查）

五、附加成分的干扰和排除

注射液常用的附加剂可分为助溶剂、抗氧剂、金属配合剂、惰性气体、缓冲剂、抑菌剂、止痛剂、等渗调节剂等。虽然添加了附加成分，但并非都有干扰，各国药典对注射液大多用以下方法进行测定。

注射剂含主药量大且稳定，可直接浓缩（或稀释）后，用重量法或按原料药相同的方法测定。

注射液所含的主药遇热不稳定，可采用有机溶剂提取，然后用紫外-可见分光光度法或高效液相色谱法测定。

例如　维生素B_2注射液的含量测定。维生素B_2原料及注射剂均用紫外-可见分光光度法测定含量。

方法如下　避光操作，精密量取本品适量（约相当于维生素B_2 10mg），置1000ml量瓶中，加10%醋酸溶液2ml与14%醋酸钠溶液7ml，加水稀释至刻度，摇匀，在444nm的波长处测定吸光度，按$C_{17}H_{20}N_4O_6$的吸收系数$E_{1cm}^{1\%}$为323计算，即得。

在维生素B_2注射液中含有附加剂烟酰胺、乌拉坦和苯甲醇，在444nm波长处附加剂无吸收，不干扰主药的含量测定，所以可直接取注射液经稀释后测定。维生素B_2注射液和附加剂的紫外吸收曲线见图14-4所示。

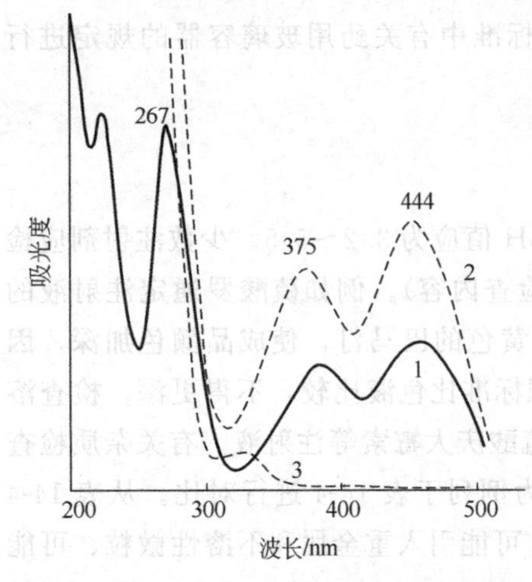

图14-4　维生素B_2注射液的紫外吸收曲线
1—维生素B_2；2—维生素B_2注射液；3—附加剂（烟酰胺、乌拉坦和苯甲醇）

常见附加剂对含量测定的干扰及排除方法如下。

（一）酸或碱

酸、碱为注射液常用的助溶剂，为增加主药溶解度，可加酸、碱生成可溶性的盐，或加入酸或碱来调节酸碱度，这样对含量测定有时就会产生干扰，例如一些有机酸类或生物碱类盐的注射剂，如在配制时用盐酸调节过酸度就不能用银量法进行测定。一般可针对具体品种通过调节 pH 值来排除，但注意不要引入新杂质。

（二）抗氧剂

注射剂中常加入亚硫酸钠、亚硫酸氢钠、焦亚硫酸钠和硫代硫酸钠、维生素 C 等作为抗氧剂，这些物质的存在，对测定有干扰时，可分别用以下方法处理。

若有亚硫酸钠、亚硫酸氢钠存在，如用碘量法、银量法、铈量法或亚硝酸钠法测定主药含量时，可加入丙酮作掩蔽剂，以消除干扰，其反应如下：

$$(CH_3)_2C{=}O + NaHSO_3 \longrightarrow CH_3{-}C(CH_3)(OH){-}SO_3Na$$

有焦亚硫酸钠存在时，对碘量法或溴量法等有干扰，可采用以下方法排除干扰。例如安乃近注射液含有焦亚硫酸钠，可加入甲醛掩蔽。其反应如下：

$$Na_2S_2O_5 + OH^- \longrightarrow 2NaHSO_3$$

$$HCHO + NaHSO_3 \longrightarrow H{-}CH(OH){-}SO_3Na$$

有维生素 C 存在时，其紫外吸收峰可影响紫外-可见分光光度法对主药的含量测定。可在不同波长处，选择一个合适的波长进行测定。如盐酸氯丙嗪注射液中添加有维生素 C 作抗氧剂。本品在紫外区的 254nm 和 306nm 波长处有两个最大吸收峰，而维生素 C 的最大吸收峰为 243nm，在 254nm 波长处也有吸收，但在 306nm 波长处没有吸收，所以可在 306nm 处测定注射液中氯丙嗪的含量，而维生素 C 则不干扰。

盐酸普鲁卡因胺注射液，其分子中含有芳伯氨基，可用亚硝酸钠法测定。但由于加入了抗氧剂亚硫酸氢钠或焦亚硫酸钠，因而消耗亚硝酸钠滴定液，使结果偏高。其反应如下：

$$NaHSO_3 + 2NaNO_2 + 2HCl \longrightarrow NaHSO_4 + 2NaCl + 2NO + H_2O$$
$$Na_2S_2O_5 + 4NaNO_2 + 4HCl \longrightarrow 2NaHSO_4 + 4NaCl + 4NO + H_2O$$

为了消除抗氧剂的干扰，加入盐酸迅速煮沸，使亚硫酸氢钠和焦亚硫酸钠分解，然后再用亚硝酸钠法测定含量。

$$NaHSO_3 + HCl \longrightarrow NaCl + H_2O + SO_2$$
$$Na_2S_2O_5 + HCl \longrightarrow 2NaCl + H_2O + 2SO_2$$

（三）等渗溶液

注射液中往往加入氯化钠、葡萄糖等，使成等渗，由于等渗溶液的存在，有时会干扰主药的含量测定，当等渗液干扰主药的含量测定时，应设法予以排除。如右旋糖酐氯化钠注射液的含量测定，因右旋糖酐具有旋光性，所以采用的是旋光度法测定含量，而氯化钠无旋光性，不会干扰测定。《中国药典》2000 年版（二部）对复方乳酸钠葡萄糖注射液的含量测定采用的是排除干扰的方法，该注射液中含有氯化钠，当用离子交换法测定乳酸钠时，氯化钠会有干扰，其反应式如下：

$$\underset{\text{强酸性阳离子交换树脂}}{R{-}SO_3H} + \underset{\text{乳酸钠}}{CH_3CHOHCOONa} \longrightarrow R{-}SO_3Na + CH_3{-}CH(OH){-}COOH$$

$$RSO_3H + NaCl \longrightarrow RSO_3Na + HCl$$

$$\left.\begin{matrix} CH_3CHOHCOOH \\ HCl \end{matrix}\right\} + 2NaOH \longrightarrow \begin{matrix} CH_3CHOHCOONa \\ NaCl \end{matrix} + 2H_2O$$

所以，必须用银量法测定氯化钠的含量，由所消耗的氢氧化钠物质的量减去氯化钠所消耗的硝酸银物质的量，再乘以乳酸钠的摩尔质量，就可求出供试品中的主药含量。因本法比较复杂，《中国药典》2005年版（二部）对该品种含量测定方法进行了改进，均用原子吸收分光光度法测定制剂中氯化钾、氯化钠、氯化钙的含量，用氧化还原法测定乳酸钠的含量。

(四) 溶剂油（大豆油）

对于脂溶性的药物，其注射液需制成油溶液，大豆油是常用的油溶剂。大豆油为经精制、脱色脱臭的淡黄色澄明液体。《中国药典》2005年版（二部）正文品种第二部分大豆油的检查项目包括了过氧化物和不皂化物，大豆油因含脂肪酸甘油酯等物质，该类物质有紫外吸收，会对含量测定产生影响。消除影响的方法如下。

(1) 有机溶剂稀释法　对某类主药含量较高，测定方法中取样量较少的品种，可经溶剂稀释后，使油溶液的干扰减小。

(2) 萃取法　可选择适当的溶剂，将药物提出后再进行测定。

(3) 柱色谱法　经溶剂简单提取分离后，再经柱色谱或薄层色谱法洗脱得较纯的组分后再进行测定。

例如丙酸睾酮、已烯雌酚等激素类注射液均为油溶液，测定时按《中国药典》2005年版（二部）的方法，先用乙醚（后者用乙醇）稀释，再用甲醇提取主药，将溶剂油全部去掉后用HPLC法进行含量测定。

又如黄体酮注射液的含量测定　黄体酮注射液为黄体酮的灭菌油溶液，《中国药典》2005年版（二部）采用高效液相色谱法进行测定，测定时先用乙醚洗涤和稀释，因样品易溶于甲醇，故用甲醇分次振摇提取，并在振摇后离心15min，以分离除去油溶剂，消除其干扰。测定时，还可在色谱柱之前连接一预柱，进一步消除干扰、保护分析柱。

(五) 助溶剂

注射液中常添加有帮助主药溶解而使注射液比较稳定的助溶剂。助溶剂的存在也会影响主药的含量测定。如二巯丙醇注射液加入苯甲酸苄酯为助溶剂，由于本品为油溶液，黏度大，所以药典规定需用三氯甲烷-无水乙醇（1∶3）稀释减小黏度后，用碘量法测定。

(六) 溶剂水的干扰和排除

注射剂一般为水溶剂，当主药含量测定采用非水滴定法时，溶剂水对非水滴定会造成干扰。当主药对热比较稳定时，一般直接取注射液蒸干，用原料药的方法进行测定。如磷酸可待因注射液和乳酸钠注射液等的含量测定。当主药对热不稳定，直接加热温度过高将导致主药分解时，则用有机溶剂提取蒸干后再测定。如盐酸氯胺酮注射液和氢溴酸烯丙吗啡注射液等的含量测定。

六、含量计算

注射剂的含量测定结果用标示百分含量表示。

$$标示量（\%）=\frac{c_{实测}}{c_{标示}}\times 100\%$$

注射剂的含量计算公式因所用方法不同而有区别。具体请参考本书第六章第四节。

第四节　复方制剂的含量测定

凡含有两种或两种以上有效成分的制剂称复方制剂。《中国药典》2005年版（二部）共收载复方制剂40余种，品名列于表14-5中。本节讲授复方片剂和注射剂的分析。

表14-5　《中国药典》2005年版二部中的部分复方制剂

品　　名	品　　名	品　　名
复方十一烯酸锌软膏(不测十一烯酸)	复方乳酸钠葡萄糖注射液	复方樟脑酊
复方己酸羟孕酮注射液	复方炔诺孕酮片	复方磺胺甲噁唑口服混悬液
复方门冬维甘滴眼液	复方炔诺孕酮滴丸	复方磺胺甲噁唑片
复方甘草口服溶液	复方炔诺酮片	小儿复方磺胺甲噁唑片
复方甘草片	复方炔诺酮膜	复方磺胺嘧啶片
复方左炔诺孕酮片	复方氢氧化铝片	葡萄糖氯化钠注射液
复方左炔诺孕酮滴丸	复方盐酸阿米洛利片	安钠咖注射液
复方卡托普利片	复方莪术油栓	右旋糖酐20葡萄糖注射液
复方甲苯咪唑片	复方铝酸铋片	右旋糖酐20氯化钠注射液
复方地芬诺酯片	复方铝酸铋胶囊	右旋糖酐40葡萄糖注射液
复方地塞米松乳膏	复方氯化钠注射液	右旋糖酐40氯化钠注射液
复方克霉唑乳膏	复方氯化钠滴眼液	右旋糖酐70葡萄糖注射液
复方呋塞米片	复方酮康唑乳膏	右旋糖酐70氯化钠注射液
复方泛影葡胺注射液	复方碘口服溶液	维生素AD胶丸
复方阿米三嗪片	复方新霉素软膏	维生素AD滴丸

复方制剂的分析较原料药和单方制剂的分析复杂得多，不仅要考虑辅料对测定有效成分的干扰，而且要考虑有效成分之间的相互干扰。若无干扰，可不经分离直接测定。如有干扰，则应根据各成分的理化性质进行定量分离，然后分别测定含量。测定方法也可用原料药的方法，当制剂中某一成分的含量少，浓度低时，则应选用灵敏和专属性较高的测定方法。

复方制剂的含量测定，一般可采用以下几种方法。

1. 不经分离分别测定各成分

不经分离分别测定各成分时，一般应选用专属性较强，不受干扰，可分别测定各成分的方法。紫外-可见分光光度法和高效液相色谱法的发展为复方制剂的测定提供了灵敏快速、准确简便的分析方法，使复方制剂不经分离即可分别测出各成分的含量。《中国药典》用不受干扰的化学分析法可直接测定复方阿司匹林片、复方对乙酰氨基酚片、葡萄糖氯化钠注射液的含量。复方地芬诺酯片中含有盐酸地芬诺酯和硫酸阿托品两种成分，测定时用HPLC法，十八烷基硅烷键合硅胶为填充剂，用不同流动相分别对盐酸地芬诺酯和硫酸阿托品进行测定。

2. 经分离后分别测定含量

去痛片的分析　去痛片中含有氨基比林、苯巴比妥、非那西丁和咖啡因4种成分，需经分离后再分别测定各成分的含量。

3. 只测定主要成分

如复方制剂所含成分难于逐个测定，或某些成分尚无适当测定方法，可只测定其中主要成分的含量。如盖胃平片只测定氢氧化铝的含量；复方维生素B片只测维生素B_1、维生素B_2和烟酰胺的含量（不测维生素B_6和右旋泛酸钙的含量）；大黄碳酸氢钠片，只测碳酸氢钠的含量。

本节以葡萄糖氯化钠注射液、复方阿司匹林片、氨咖黄敏片和阿莫西林克拉维酸钾片的分析为例，讲述不经分离直接测定含量的方法。

（一）葡萄糖氯化钠注射液的含量测定

本品是葡萄糖与氯化钠的灭菌水溶液。钠离子是维持细胞外液容量和渗透压的主要因素，与体内水分平衡、血液循环等有密切关系。与葡萄糖合用，通过静脉滴注，作为体液补充药，用于脱水症和调节体内水与电解质的平衡以及补助营养。

两种成分之间无干扰可用银量法和旋光法分别测定氯化钠和葡萄糖的含量。

(1) 氯化钠的测定　精密量取本品20ml，加水30ml、加糊精溶液（1→50）5ml、2.5％硼砂溶液2ml与荧光黄指示液5～8滴，用硝酸银滴定液（0.1mol/L）滴定即可。每1ml的硝酸银滴定液（0.1mol/L）相当于5.844mg的氯化钠。本法中加入糊精溶液可使氯化银保持胶体状态，具有较大表面，增强了对指示剂的吸附。加入硼砂溶液可使溶液保持弱碱性，可促使荧光黄电离，以增加荧光黄阴离子的有效浓度，使终点颜色变化更加敏锐。

(2) 葡萄糖的含量测定　葡萄糖的分子结构中五个碳都是手性碳原子，具有旋光性。测定方法为：精密量取本品适量［约相当于葡萄糖10g，其体积为V(ml)］，置100ml量瓶中，加氨试液2ml（葡萄糖含量10％或10％以下者可直接取样测定），用水稀释至刻度，摇匀，静置10min。依法测定旋光度，测出的旋光度与2.0852相乘，即得$c_{实测}$［供试品100ml中含有的$C_6H_{12}O_6 \cdot H_2O$的重量（g）］。

由于药用葡萄糖是D-葡萄糖，有α和β两种互变异构体，α-D-葡萄糖比旋度为＋113.4°，β-D-葡萄糖比旋度为＋19.7°。这二者达到互变平衡时，成为比旋度＋52.5°至＋53.0°的平衡体系。因此比旋度以＋52.75°来换算。新配制的葡萄糖溶液由于未达平衡，旋光度不稳定，加入少量氨试液，从而促使变旋加速达到平衡。计算公式为：

因为
$$[\alpha]_D^t=\frac{100\alpha}{lc}$$

所以
$$c_{实测}=\frac{100\alpha}{l[\alpha]_D^t}=\frac{100\alpha}{1\times 52.75}\times\frac{含水葡萄糖的摩尔质量}{无水葡萄糖的摩尔质量}$$
$$=\frac{100\alpha}{52.75}\times\frac{198.16}{180.16}=\alpha\times 2.0852$$

$$标示量(\%)=\frac{c_{实测}}{c_{标示}}\times 100\%$$

(二) 复方阿司匹林片的含量测定

复方阿司匹林片简称APC片，收载于部颁标准（1989年）。含阿司匹林、非那西丁和咖啡因3种主要成分，可分别用中和法、亚硝酸钠法和碘量法测定其含量。

【处方】		
	阿司匹林	220g
	非那西丁	150g
	咖啡因	35g
	制成	1000片

本品每片中含阿司匹林($C_9H_8O_4$)与非那西丁($C_{10}H_{13}NO_2$)均应为标示量的95.0％～105.0％，含咖啡因（$C_8H_{10}N_4O_2 \cdot H_2O$）应为标示量的90.0％～110.0％。

取本品20片，精密称定，研细备用。

(1) 阿司匹林　精密称取本品研细的片粉适量（约相当于阿司匹林0.4g），用三氯甲烷提取。合并三氯甲烷液、蒸干，残渣用中性乙醇溶解，用氢氧化钠滴定液滴定。

阿司匹林结构中具有羧基，呈酸性，可用碱滴定液滴定。非那西丁是中性物质，咖啡因是弱碱性物质，对阿司匹林的测定无干扰。但是APC片中除主要成分外尚含有枸橼酸、酒石酸等稳定剂，以及阿司匹林本身水解所产生的少量水杨酸和醋酸。这些在滴定中均消耗碱滴定液，如果直接滴定会使测定结果偏高。用三氯甲烷提取，则可将辅料和水溶性的酸分离。如果游离水杨酸的量偏高，提取法测定含量也会偏高。可采用阿司匹林片的含量测定法（加碱回流使阿司匹林水解，用酸回滴剩余碱）测 APC 片中的阿司匹林。

（2）非那西丁　精密称取本品研细的片粉适量（约相当于非那西丁 0.3g），加稀硫酸，加热回流、冷却后滤过，加溴化钾 3g，溶解后用亚硝酸钠滴定液滴定，永停法指示终点。

非那西丁具有潜在的芳伯氨基，水解后在酸性条件下进行芳伯氨重氮化反应，用亚硝酸钠滴定法测定。由于氨基对位上的乙氧基的影响，使重氮化速度减慢，所以加入溴化钾催化增加反应速度。滤过时将辅料和析出的水杨酸除掉。咖啡因不干扰重氮化反应。重氮化反应随温度的升高而加快，但温度过高生成的亚硝酸来不及作用，就从溶液中逸出而多消耗亚硝酸钠滴定液。另外温度过高重氮盐分解产生酚类，发生以下反应：

$$C_6H_5N_2Cl + H_2O \longrightarrow C_6H_5OH + HCl + N_2\uparrow$$

$$C_6H_5OH \xrightarrow{NaNO_2} HO\text{-}C_6H_4\text{-}NO$$

也过多消耗亚硝酸钠滴定液，所以实验时，一般控制温度在 15～30℃。且将滴定管的尖端插入液面下 2/3 处进行滴定，快到终点时，将滴定管的尖端提出液面，继续缓缓滴定至终点。反应的酸度应严格控制，酸度低会发生重氮盐与未作用的芳香胺偶合；但酸度太高则亚硝酸分解：

$$2HNO_2 \longrightarrow H_2O + NO + NO_2$$

（3）咖啡因　精密称取本品研细的片粉适量（约相当于咖啡因 50mg），加稀硫酸溶解滤过。滤液加碘滴定液 25ml，并用水稀释至刻度，滤过，取续滤液 25ml，用硫代硫酸钠滴定液滴定，并同时做空白试验。

咖啡因系生物碱类药物，在酸性条件下可与碘定量地生成沉淀，因此采用剩余碘量法测定其含量。测定时，片剂中存在的非那西丁和淀粉都有干扰，故应先加稀硫酸充分振摇使咖啡因溶解。过滤时将辅料、阿司匹林和非那西丁滤除。滤液再用碘量法测定，生成碘化物复盐，剩余碘用硫代硫酸钠滴定液回滴。

（4）复方阿司匹林片其他分析法　卫生部药品标准收载的化学测定法是法定的方法，但操作较繁，需时较长，药物分析工作者不断寻求简单快速的分析方法测定其含量。有以下几种方法。

① 柱分配色谱法测定 APC 片的含量　根据 APC 片中 3 种物质的化学性质，设计两根色谱柱，当 APC 片粉的乙醚-三氯甲烷液通过柱Ⅰ时，阿司匹林留于柱内，PC 流出。将 PC 洗脱液经柱Ⅱ，咖啡因被保留，非那西丁流出。用适当的溶剂将柱Ⅰ的阿司匹林和柱Ⅱ的咖啡因洗脱出来，用紫外-可见分光光度法或其他方法分别测出阿司匹林、咖啡因、非那西丁的含量。

② 双波长分光光度法测定 APC 片的含量　用酒石酸乙醇液配制样品溶液，每 1ml 约含阿司匹林 0.008g。置 1cm 石英池中，在 $\lambda_2=219nm$、$\lambda_1=274nm$ 波长处测定其吸光度差，在 $\lambda_2=256nm$、$\lambda_1=286nm$ 波长处测定其吸光度差。分别由阿司匹林和非那西丁标准曲线计算两者的含量。PC 两者吸收曲线互相重叠，可根据吸光度加和性原理，分别在 250nm 和 275nm 测得吸光度后，通过计算求得咖啡因的含量。

③ 高效液相色谱法测 APC 片的含量

色谱条件　柱 Zipax Scx（Shimadzu-Du. Pont 填充柱），长 500mm，内径 2.1mm；流动相：水；流速：0.6ml/min；柱入口压力：5060kPa；柱温：25℃；检测器：UV 254nm；吸光度量程：满度 0.04A；纸速 10mm/min。

操作　精密称取细粉适量，加乙醇溶解，滤过，取续滤液用 5% 乙醇制成供试液。进样，得色谱图（见图 14-5）。另取咖啡因纯品适量，制成内标溶液，进样得色谱图（见图 14-6）。测量各组分峰高，以非那西丁的色谱峰为参考峰，计算咖啡因的含量。再以咖啡因为内标，计算阿司匹林和非那西丁的含量。

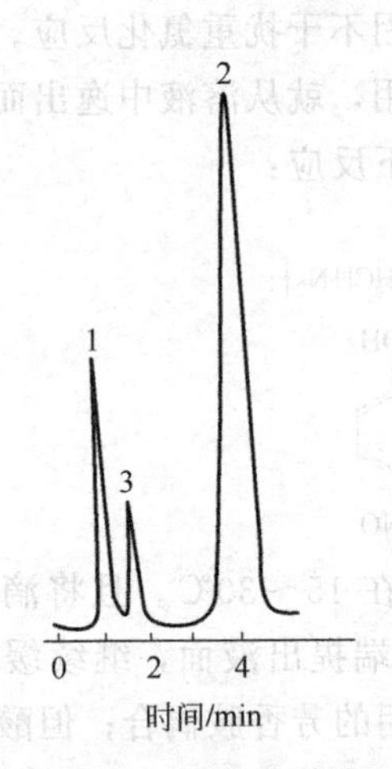

图 14-5　样品色谱图

1—阿司匹林；2—非那西丁；3—咖啡因

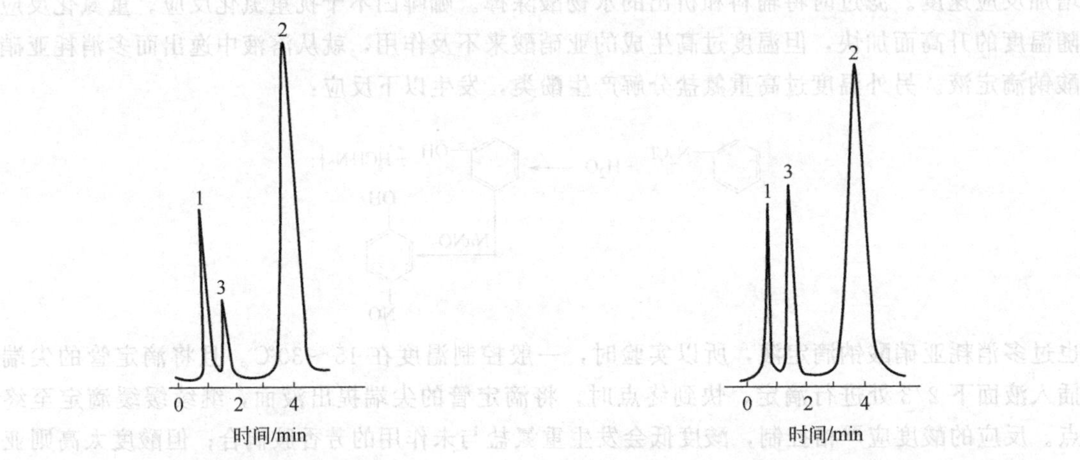

图 14-6　样品中加入纯品咖啡因色谱图

1—阿司匹林；2—非那西丁；3—咖啡因

（三）氨咖黄敏片的含量测定

氨咖黄敏片收载于局颁标准（2002 年）第三册，为复方制剂，其组分为每片含对乙酰氨基酚 250mg、咖啡因 15mg、马来酸氯苯那敏 1mg、人工牛黄 10mg。每片含乙酰氨基酚（$C_8H_9NO_2$）应为标示量的 93.0%～107.0%；含咖啡因（$C_8H_{10}N_4O_2 \cdot H_2O$）应为标示量的 90.0%～110.0%。可分别用亚硝酸钠法和碘量法测定其含量。

【处方】		
	对乙酰氨基酚	250g
	咖啡因	15g
	马来酸氯苯那敏	1g
	人工牛黄	10g
	制成	1000 片

本品为淡黄色片。抗感冒药，用于感冒引起的鼻塞、头痛、咽喉痛、发烧等。曾用名为速效伤风片。

取本品 30 片，精密称定，研细，备用。

（1）对乙酰氨基酚的测定　精密称取适量（约相当于对乙酰氨基酚 0.30g），加稀盐酸 50ml，加热回流 1h，冷却至室温，加水 50ml 与溴化钾 3g，将滴定管的尖端插入液面下约 2/3 处，用亚硝酸钠滴定液（0.1mol/L）迅速滴定，随滴随搅拌，至近终点时，将滴定管的尖端提出液面，用少量水将尖端洗涤，洗液并入溶液中，继续缓缓滴定至用玻璃棒蘸取溶液少许，划过涂有含锌碘化钾淀粉指示液的白瓷板上，即显蓝色的条痕时，停止滴定，5min 后，再蘸取溶液少许划过一次，如仍显蓝色条痕，即为终点。每 1ml 的亚硝酸钠滴定液

(0.1mol/L) 相当于15.12mg的$C_8H_9NO_2$。

(2) 咖啡因的测定　精密称取上述细粉适量(约相当于咖啡因150mg)置分液漏斗中，加稀硫酸20ml，振摇数分钟时咖啡因溶解，用三氯甲烷提取4次(40ml、30ml、20ml、10ml)，合并三氯甲烷液，置于水浴上蒸干，残渣加稀硫酸30ml，加热回流1h，放冷后移入100ml容量瓶中，用水稀释至刻度，摇匀，过滤。精密量取续滤液40ml置100ml容量瓶中，精密加碘滴定液(0.1mol/L) 50ml，用水稀释至刻度，摇匀，在约25℃避光放置15min，滤过，弃去初滤液。精密量取续滤液50ml，用硫代硫酸钠滴定液(0.1mol/L)滴定，至近终点时，加淀粉指示液2ml，继续滴定至蓝色消失，并将滴定的结果用空白试验校正即得。每1ml碘滴定液(0.1mol/L)相当于5.305mg的$C_8H_{10}N_4O_2 \cdot H_2O$。

(四) 阿莫西林克拉维酸钾片的含量测定

青霉素类药是过去多年来首选的抗感染药，系以青霉烷酸为母体的β-内酰胺类抗生素，此类药物用后易在使用者体内产生耐药菌株，对β-内酰胺酶不够稳定，易发生分解。阿莫西林为青霉烷酸母体上6位连有2-氨基-(4-羟基-苯乙酰氨基)，即氨苄基上加了一个羟基，是新型的半合成广谱青霉素，对肠球菌、大肠杆菌、痢疾杆菌等感染有效。口服吸收好，但使用后一样产生耐药性。阿莫西林克拉维酸钾片(奥格门汀片)为新型的抗感染复方制剂，解决了重症感染或易过敏而不能使用抗生素的患者的用药问题，本品中克拉维酸钾是β-内酰胺酶的抑制剂，可与细菌β-内酰胺酶的羟基、氨基等亲核基团发生不可逆的酰化反应，使β-内酰胺酶彻底失活。因此，克拉维酸钾属于具有自杀机制的酶抑制剂。抗菌活性微弱，但可与多数β-内酰胺酶结合并生成不可逆的结合物，为重要的β-内酰胺酶抑制剂，临床常与β-内酰胺类抗生素制成复方制剂使用。如阿莫西林克拉维酸钾片，本品可显著提高青霉素和头孢菌素的抗菌活性、减少用药剂量，同时减少了药物的毒性，也使用药成本大大降低，大幅度提高了疗效。

《中国药典》2005年版(二部)中本品有2∶1或4∶1或7∶1(阿莫西林与克拉维酸钾标示量之比)三种剂型，含量测定方法及有关物质的检查均照高效液相色谱法[《中国药典》2005年版(二部)附录Ⅴ D]进行测定(见图14-7)。

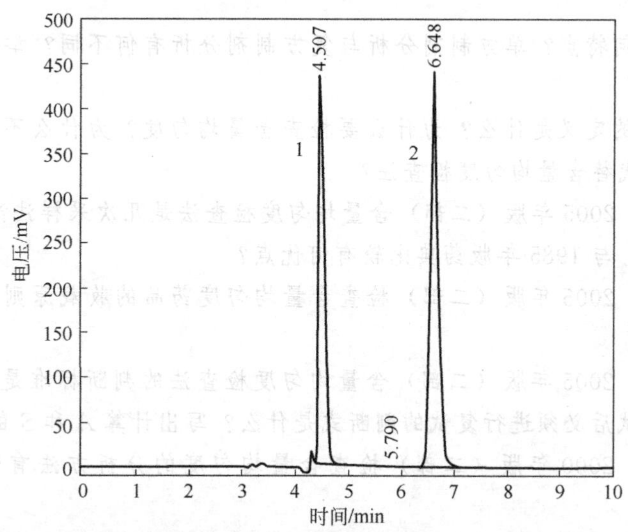

图14-7　阿莫西林克拉维酸钾片的高效液相色谱图

1—克拉维酸钾峰 t_R=4.507min；2—阿莫西林峰 t_R=6.648min

含量测定的色谱条件与系统适用性试验　用十八烷基硅烷键合硅胶为填充剂；以磷酸盐缓冲液（pH=6.0）-乙腈（96∶4）为流动相；检测波长为220nm。理论板数按阿莫西林峰计算不低于2000，阿莫西林峰与克拉维酸峰的分离度应大于3.5。

测定法　取本品10片，研细，精密称取适量（约相当于1片的量），加水溶解并定量稀释成每1ml中含阿莫西林1.0mg的溶液，滤过，精密量取续滤液10μl，注入液相色谱仪，记录色谱图。另取阿莫西林对照品和克拉维酸对照品各适量，加水溶解并定量制成与供试品溶液相同浓度的混合溶液作为对照品溶液，同法测定。按外标法以峰面积分别计算供试品中$C_{16}H_{19}N_3O_5S$和$C_8H_9NO_5$的含量。

结果计算：

$$\text{阿莫西林标示量}(\%)=\frac{c_X\times\text{平均片重}}{c_{\text{供}}\times\text{标示量}}\times100\%$$

$$=\frac{c_R\dfrac{A_X}{A_R}\times\text{平均片重}}{c_{\text{供}}\times\text{标示量}}\times100\%$$

式中　c_X——供试品的测定浓度；

$c_{\text{供}}$——供试品的配制浓度；

c_R——对照品的浓度；

A_X——供试品的峰面积或峰高；

A_R——对照品的峰面积或峰高。

$$\text{克拉维酸钾标示量}(\%)=\frac{c_X\times\text{平均片重}}{c_{\text{供}}\times\text{标示量}}\times100\%=\frac{c_R\dfrac{A_X}{A_R}\times\text{平均片重}}{c_{\text{供}}\times\text{标示量}}\times100\%$$

式中各符号意义同上。

习　题

一、简答题

1. 制剂分析有何特点？单方制剂分析与复方制剂分析有何不同？举例说明制剂分析的指导原则。

2. 含量均匀度的定义是什么？为什么要检查含量均匀度？为什么不能用重（装）量差异检查和含量测定代替含量均匀度检查法？

3.《中国药典》2005年版（二部）含量均匀度检查法是几次采样法？以什么为参照值？属于哪类抽检方案？与1985年版药典比较有何优点？

4.《中国药典》2005年版（二部）检查含量均匀度药品的收载原则是什么？举例说明各条原则。

5.《中国药典》2005年版（二部）含量均匀度检查法的判断标准是什么？初、复试的判断式是什么？初试后必须进行复试的判断式是什么？写出计算A和S的公式来。

6.《中国药典》2000年版（二部）检查含量均匀度的分析方法有哪几种？哪种用得最多？

7. 什么叫做溶出度？为什么要测定溶出度？符合哪些原则的药物应测定溶出度？

8.《中国药典》2005年版（二部）测定溶出度的方法有几种？试述其仪器装置概况和

操作方法。

9. 溶出度测定法的结果判断标准是什么？它属于几次抽样法？它属于计数抽检方案还是计量抽检方案？

10. 与2000年版药典比较，2005年版药典对溶出度的规定是否更严格？举例说明。

11. 测定溶出度时，所用溶剂为什么要经脱气处理？为什么取样后必须在30s内滤完？

12. 为什么不能用崩解时限检查来代替溶出度测定法？

13. 片剂鉴别试验有什么特点？若辅料对鉴别试验有干扰应如何消除？

14. 有些片剂的鉴别试验不采用原料药的鉴别方法，原因何在？

15. 用非水滴定法测定片剂含量时，硬脂酸镁有何干扰？如何消除其干扰作用？

16. 用配位测定法测定葡萄糖酸钙片的含量时，辅料有何干扰？如何消除？

17. 注射剂的分析有何特点？常见附加成分有哪些？

18. 检查注射剂的杂质时，何种成分有干扰？

19. 注射剂用氧化还原滴定法测定含量时，如何消除抗氧剂的干扰？举例说明并写出反应式。

20. 复方制剂的分析有何特点？

21. 试述测定APC片中的阿司匹林和咖啡因含量时，如何消除干扰物的影响？

22. 银量法测定葡萄糖氯化钠注射液中的氯化钠时，为何加入糊精溶液和硼砂溶液？

23. 测定葡萄糖氯化钠注射液中葡萄糖的含量计算公式中为什么要乘“2.0852”？

二、选择题

（一）A型题(最佳选择题)

1. 检查热原的制剂是：

A. 片剂　B. 胶囊剂　C. 软膏剂　D. 颗粒剂　E. 注射剂

2. 硬脂酸镁对下列哪种含量测定方法有干扰：

A. 非水溶液滴定法　B. 旋光法　C. 碘量法　D. 亚硝酸钠滴定法　E. 汞量法

3. 《中国药典》规定，凡检查含量均匀度的制剂，可不再检查：

A. 主药含量　B. 释放度　C. 崩解时限　D. 溶出度　E. 重(装)量差异

4. 《中国药典》2005年版(二部)规定，凡检查溶出度的制剂，可不再进行：

A. 崩解时限检查　B. 主药含量测定　C. 热原试验

D. 含量均匀度检查　E. 重(装)量差异检查

5. 维生素C注射液中抗氧剂亚硫酸钠对碘量法有干扰，能排除其干扰的掩蔽剂是：

A. 硼酸　B. 草酸　C. 丙酮　D. 酒石酸　E. 丙醇

6. 《中国药典》2005年版(二部)用碘量法测定加有亚硫酸氢钠的维生素C注射液，在滴定前应加入：

A. 乙醇　B. 草酸　C. 盐酸　D. 氯化钠　E. 丙酮

（二）X型题(多选题)

1. 片剂常规检查项目有：

A. 均匀度　B. 溶出度　C. 重量差异　D. 崩解时限　E. 释放度

2. 抗氧剂对测定方法干扰的排除方法有：

A. 加入掩蔽剂　B. 加酸分解　C. 加入还原剂　D. 加入弱氧化剂　E. 加碱

分解

3. 片剂中应检查的项目有：

A. 澄明度　B. 应重复原料药的检查项目　C. 应重复辅料的检查项目

D. 检查生产、贮存过程中引入的杂质　E. 重量差异

4. 用非水滴定法测定片剂中主药的含量时，排除硬脂酸镁的干扰可采用：

A. 有机溶剂提取法　B. 加入还原剂法　C. 加入掩蔽剂法　D. 加入氧化剂法

E. 生物碱盐以水提取，碱化后，再用三氯甲烷提取，蒸干三氯甲烷后，采用非水滴定法

5. 当注射剂中含有 $NaHSO_3$、Na_2SO_3 等抗氧剂干扰测定时，可以用：

A. 加入丙酮作掩蔽剂　B. 加入甲酸作掩蔽剂　C. 加入甲醛作掩蔽剂

D. 加盐酸酸化，加热使分解　E. 加入氢氧化钠，加热使分解

6. 当注射剂中加有抗氧剂亚硫酸钠时，可被干扰的方法是：

A. 配合滴定法　B. 紫外-可见分光光度法　C. 铈量法　D. 碘量法　E. 亚硝酸钠法

三、计算题

1. 取标示量为2mg的奋乃静片10片，按药典规定检查含量均匀度。分别将每片配成50ml溶液，再将此溶液稀释10倍后作为供试品溶液，按分光光度法在258nm波长处测定吸光度，分别为0.3312、0.3312、0.3680、0.3864、0.4048、0.4232、0.3864、0.3312、0.3312和0.3680。另取奋乃静对照品配成每1ml中含4.0μg的对照品溶液，在同一波长处测得吸光度为0.3680。计算其含量均匀度是否符合规定？应怎样处理？

2. 取炔诺酮标示量为0.6mg的复方炔诺酮片10片检查含量均匀度，各片的含量分别为0.54mg、0.55mg、0.56mg、0.54mg、0.55mg、0.54mg、0.64mg、0.64mg、0.65mg和0.66mg。按含量差异限度为±20%，判断该片剂的含量均匀度是否符合规定？

3. 取标示量为25mg的盐酸氯丙嗪片6片，用转篮法测定溶出度，溶剂体积为1000ml，溶出30min时，取溶液10ml滤过，精密量取滤液5ml，稀释为25ml后，在254nm波长处测得各片的吸光度分别为0.384、0.393、0.366、0.375、0.403和0.382，按 $C_{17}H_{19}ClN_2S$ 的吸收系数（$E_{1cm}^{1\%}$）为915计算每片的溶出量和6片的平均溶出量，并判断该片剂的溶出度是否符合规定（本品的溶出限度为70%）？

4. 取标示量为0.25g碳酸锂片6片，按药典方法测定溶出度。溶剂为水900ml，溶出30min时，取溶液25ml滤过，精密量取滤液20ml，用盐酸滴定液（0.01mol/L）滴定至终点。6片分别消耗11.43ml、11.92ml、10.78ml、9.02ml、11.43ml和14.27ml。每1ml盐酸滴定液（0.01mol/L）相当于0.3695mg的 Li_2CO_3，计算每片的溶出量、6片的平均溶出量，判断该片剂的溶出度是否符合规定（该片剂的溶出限度为65%）？

5. 乳酸钙片的含量测定为：精密称取本品10片，重量为6.0322g，研细，精密称取片粉0.3589g，按药典规定进行测定，用去乙二胺四醋酸二钠滴定液（0.05mol/L）18.94ml。每1ml乙二胺四醋酸二钠滴定液（0.05mol/L）相当于15.42mg的 $C_6H_{10}CaO_6 \cdot H_2O$，求乳酸钙的标示百分含量（本品规格为0.5g）？

6. 氨茶碱片中乙二胺的含量测定为：精密称取该片细粉0.5548g，按药典规定进行测定，耗盐酸滴定液（0.1070mol/L）19.81ml，每1ml盐酸滴定液（0.1mol/L）相当于3.005mg的 $C_2H_8N_2$。计算乙二胺的标示百分含量（本品平均片重为0.1115g，氨茶碱的标

示量为 0.1g)?

7. 氨茶碱片中无水茶碱的含量测定为：精密称取该片 0.5542g，于 50ml 量瓶中，按药典规定，溶解并稀释至刻度，滤过。精密量取续滤液 25ml，按药典方法测定。精密加入硝酸银滴定液（0.1016mol/L）20ml，用硫氰酸铵滴定液（0.1014mol/L）回滴至终点时用去 9.36ml。每 1ml 的硝酸银滴定液（0.1mol/L）相当于 18.02mg 的 $C_7H_8N_4O_2$，计算无水茶碱的标示百分含量（本品平均片重为 0.1115g，氨茶碱的标示量为 0.1g)?

8. 呋喃唑酮片的含量计算，精密称取该片细粉 0.0182g 于 250ml 量瓶中，按部颁标准规定溶解、滤过。精密吸取续滤液 10ml 于 100ml 量瓶中，稀释至刻度，摇匀，于 367nm 波长处测得吸光度为 0.461。已知 $E_{1cm}^{1\%}$ 为 750，计算本品标示百分含量（本品平均片重 0.1140g，规格 0.1g)?

9. 去痛片的含量测定为：精密称取本品 60 片，总重 31.8627g，研细。本品每片含氨基比林 0.15g，苯巴比妥 0.015g，非那西丁 0.15g，咖啡因 0.05g。氨基比林含量测定为：精密称取该片细粉 1.6290g，置 100ml 量瓶中，按药典规定进行测定。精密吸取续滤液 50ml，用盐酸滴定液（0.1mol/L）滴定至与对照液的颜色一致，用去 10.22ml。对照液用去 0.20ml。每 1ml 盐酸滴定液（0.1mol/L）相当于 23.13mg 的 $C_{13}H_{11}N_3O$，求其标示百分含量?

10. 维生素 B_6 片的含量测定为：精密称取标示量为 10mg 的本品 20 片，总重为 1.6098g，精密称取本品细粉 0.2100g 定容为 100ml，按药典规定进行测定。取续滤液 5ml，置 100ml 量瓶中，稀释至刻度，在 291nm 波长处测定吸光度为 0.556。已知 $E_{1cm}^{1\%}$ 为 427，计算其标示百分含量?

11. 精密量取维生素 C 注射液（规格 5ml∶0.5g）2ml，按药典规定进行测定。用碘滴定液（0.1021mol/L）滴定至终点时用去 21.83ml，每 1ml 碘滴定液（0.1mol/L）相当于 8.806mg 的 $C_6H_8O_6$，计算其标示百分含量?

12. 精密量取维生素 B_6 注射液（规格 2ml∶0.1g）2ml 置 500ml 量瓶中，按药典规定进行测定。精密量取稀释液 5ml，置 100ml 量瓶中，加 0.1mol/L 盐酸溶液稀释至刻度，在 291nm 波长处测定吸光度为 0.413。已知 $E_{1cm}^{1\%}$ 为 427，计算维生素 B_6 注射液的标示百分含量?

13. 复方阿司匹林片的含量测定：精密称取本品 20 片，总重量为 9.5050g，研细，备用。阿司匹林的含量测定为：精密称取上述细粉 0.9881g，按照药典规定进行测定。提取蒸干的残渣用氢氧化钠滴定液（0.1016mol/L）滴定至终点时用去 23.62ml。每 1ml 氢氧化钠滴定液（0.1mol/L）相当于 18.02mg 的 $C_9H_8O_4$。计算其标示百分含量（标示量为 0.22g)?

14. 盐酸安他唑啉片的含量测定：取本品（规格 0.1g/片）20 片，精密称重为 2.6123g，研细，精密称取 0.09397g，置 200ml 量瓶中，加 0.1mol/L 盐酸溶液约 160ml，振摇，温热使溶解，放冷，用 0.1mol/L 盐酸溶液稀释至刻度，摇匀，滤过，精密量取续滤液 2.0ml，置 100ml 量瓶中，加 0.1mol/L 盐酸溶液至刻度，摇匀，照紫外-可见分光光度法[《中国药典》2005 年版（二部）附录ⅣA]在 241nm 的波长处测得吸光度为 0.403；另精密称取盐酸安他唑啉对照品 0.05012g，置 100ml 量瓶中，加 0.1mol/L 盐酸溶液溶解并稀释至刻度，摇匀，精密量取 1.0ml，置 50ml 量瓶中，加 0.1mol/L 盐酸溶液至刻度，摇匀，同法测得吸光度 0.575，计算本片的含量?

（霍燕兰）

药物分析技术实验指导

药物分析实验是药物分析技术课的重要组成部分，实验教学时数占教学总时数的一半。根据教学大纲的规定，通过本课程的学习，使学生具有按照药品质量标准的规定和要求，独立完成药物的性状观测、鉴别、杂质检查和含量测定工作，掌握常规理化检验、常规仪器分析的职业技能；达到药物分析工中级工的水平，成为有较强实践能力的职业技术人才。

实验内容的编写，是以《中国药典》2005年版（二部）和现行局（部）颁标准的内容为依据，加强了技能训练，全书根据药物分析工应知应会的要求设置实验项目。选出较为典型的药物及方法为实例，共安排了17个实验项目。为了对药物外观性状的检测引起重视，增加了药物的外观性状检查的实验。注意加强滴定分析、紫外-可见分光光度法和高效液相色谱法的训练，重点培养分析原料药、注射剂和片剂的实际操作技术。此外还适当学习气相色谱法、薄层色谱法和红外图谱识别法，注重培养学生独立完成药品检验工作的实际操作能力。

为了保证实验的顺利进行，要求学生上实验课前必须认真预习，明确实验目的，了解实验内容和方法，熟悉实验的基本原理。实验过程中要有严肃认真的态度和实事求是的科学作风。要严格遵守实验室规章制度，听从指导，注意安全。要精操细作，仔细观察实验现象，做好原始记录。实验报告按规定的格式书写。

实验一　药物的外观性状检查和电子天平的称量练习

一、实验目的

1. 掌握阿司匹林、青霉素钠、枸橼酸钠、维生素C片、磺胺类原料药、葡萄糖注射液、维生素 B_{12} 注射液等药品的外观性状检查。

2. 掌握水杨酸盐、丙二酰脲、托烷生物碱、芳香第一胺鉴别原理和方法，并掌握相应药物的结构与鉴别反应的关系。

3. 掌握电子天平的基本称量方法。

4. 了解电子天平的称量原理。

二、实验原理

1. 电子天平的基本结构

（1）载荷接受与传递装置　称量盘，盘支承，平行导杆等。

（2）载荷测量与补偿控制装置　示位器，补偿线圈，电力转换器的永久磁铁，以及控制电路等。

（3）称量原理　电子装置能记忆加载前示位器的平衡位置。所谓自动调零就是能记忆和识别预先调定的平衡位置，并能自动保持这一位置。称量盘上的任何变化都会被示位器察觉并立即向控制单元发出信号。当天平盘加载后，示位器发生位移并引起补偿线圈接通电源，线圈内就产生垂直的力，这种力作用于称量盘上，使示位器准确地回到原来的平衡位置。载荷越大线圈中通过电流的时间越长。整个称量过程均由微处理器进行计算和调控。这样当称量盘上加载后，即接通了补偿线圈，产生了电流，计算机就开始计算冲击脉冲，达到平衡后就自动显示出载荷的质量值。

2. 电子天平在称量前应预热 1h。电子天平具有一般称量、去皮称量、增量称量、减重称量、差重称量等多种功能。

3. 仪器与试剂

电子天平、称量瓶、氯化钠、阿司匹林、青霉素钠、枸橼酸钠、维生素 C 片、磺胺类原料药、葡萄糖注射液、维生素 B_{12} 注射液。

三、实验步骤

(一) 阿司匹林、青霉素钠、枸橼酸钠、维生素 C 片、磺胺类原料药、葡萄糖注射液、维生素 B_{12} 注射液等药品的外观性状检查

分取阿司匹林、青霉素钠、枸橼酸钠、维生素 C 片、磺胺类原料药、葡萄糖注射液、维生素 B_{12} 注射液等药品约 5g(ml)，进行外观性状检查；各品种的外观性状应符合《中国药典》2005 年版（二部）正文项下的要求。

1. 阿司匹林

本品为白色结晶或结晶性粉末；无臭或微带醋酸臭，味微酸；遇湿气即缓缓水解。在乙醇中易溶，在三氯甲烷或乙醚中溶解，在水或无水乙醚中微溶；在氢氧化钠溶液或碳酸钠溶液中溶解，但同时分解。

2. 青霉素钠

本品为白色结晶性粉末；无臭或微有特异性臭；有引湿性；遇酸、碱或氧化剂等即迅速失效，水溶液在室温放置易失效。在水中极易溶解，在乙醇中溶解，在脂肪油或液状石蜡中不溶。

3. 枸橼酸钠

本品为无色结晶或白色结晶性粉末；无臭，味咸、凉；在湿空气中微有潮解性，在热空气中有风化性。在水中易溶，在乙醇中不溶。

4. 维生素 C 片

维生素 C 原料药为白色结晶或结晶性粉末；无臭，味酸；久置色渐变微黄；水溶液显酸性反应。在水中易溶，在乙醇中略溶，在三氯甲烷或乙醚中不溶。

片剂本品为白色或略带淡黄色片。

5. 磺胺嘧啶

本品为白色或类白色的结晶或粉末；无臭，无味；遇光色渐变暗。在乙醇或丙酮中微溶，在水中几乎不溶；在氢氧化钠试液或氨试液中易溶，在稀盐酸中溶解。略溶于冰醋酸中，溶解度受温度等因素影响。

取磺胺嘧啶 2.0g，加氢氧化钠试液 10ml 溶解后，加水至 25ml，溶液应澄清无色。如显色，与黄色 3 号标准比色液［按《中国药典》2005 年版（二部）附录Ⅸ A 第一法］比较，不得更深。

6. 葡萄糖注射液

本品为无色或几乎无色的澄明液体；味甜。

7. 维生素 B_{12} 注射液

本品为粉红至红色的澄明液体。

(二) 称量练习

称量范围　要求称量氯化钠样品 0.5g(±10%)，两份。

电子天平的使用方法

(1) 按 ON 键开机，微机自检，当电子天平的屏幕显示 0.0000g，说明电子天平自检完毕；预热 1h。

(2) 按 TAR 键（此键称为去皮键或回零键）回零，用右手轻轻打开天平的右侧门，用右手把称量纸放在天平盘中央，关上天平门（如要记录称量纸的质量，待屏幕上的数据稳定下来后，记录此数据，即为称量纸的质量），按 TAR 键，电子天平的屏幕显示 0.0000g，说明电子天平已把皮重消除，用药匙往称量纸上加所需样品，按 TAR 键，取出称量纸，把样品倒进接收容器里，把称量纸放回天平盘上，关闭天平门，待屏幕上的数据稳定下来后，把数据前的负号去掉，即为样品的质量，记录此数据。

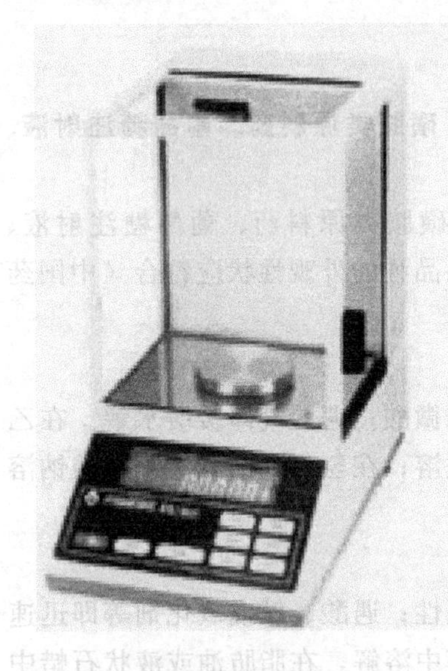

图 1　电子天平实物图

(3) 如需记录称量纸和样品的总重，在从天平盘上取出称量纸和样品之前按 TAR 键回零，然后把称量纸从天平盘上移开，此时，屏幕上所显示的数据把负号去掉后即为称量纸和样品的总重，记录此数据，即得。

(4) 如需称量两份或两份以上样品的质量，重复 (2) 的操作。称量完毕，按 OFF 键关闭电源。

(5) 用毛扫清洁电子天平，盖上防尘罩。

电子天平实物图见图 1。

四、注意事项

1. 称量前必须戴上手套。
2. 称量时注意关闭天平门。
3. 加样时不要用药匙敲击称量瓶。
4. 加样时样品不要溅到天平盘上，如溅到天平盘上应及时清除干净，以免称量产生误差。

五、思考题

1. 分析天平的减重法与电子天平的称量有何异同？
2. 当称量的样品质量超出了称量范围，应怎样处理？
3. 称量过程中为何必须关闭天平门？如果不关闭天平门，对称量有什么影响？

实验二　药物的一般鉴别试验

一、实验目的

掌握水杨酸盐、丙二酰脲、有机氟化物托烷生物碱、芳香第一胺鉴别原理和方法，并掌握相应药物的结构与鉴别反应的关系。

二、实验步骤

（一）水杨酸盐的鉴别

（1）取5%水杨酸钠1滴，加水稀释为5ml，加三氯化铁试液1滴，则显紫色。

（2）取5%水杨酸钠溶液2ml置于离心管中，加稀盐酸（9.5%～10.5%）8滴，即析出水杨酸白色沉淀。离心沉降，弃去上清液，逐滴加入醋酸铵试液，用细玻璃棒搅拌观察是否溶解。

（二）丙二酰脲类的鉴别

（1）取苯巴比妥约0.1g，加碳酸钠试液1ml与水10ml，振摇2min，滤过。滤液中逐滴加入硝酸银试液（0.1mol/L），即发生白色沉淀。振摇，沉淀即溶解，继续滴加过量的硝酸银试液，沉淀不再溶解（注：苯巴比妥用量可酌减）。

（2）取苯巴比妥约50mg，加吡啶溶液（1→10）5ml溶解后，加铜吡啶试液1ml，即显紫色或产生紫色沉淀（注：苯巴比妥用量可酌减）。

（三）有机氟化物的鉴别（氧瓶燃烧法）

取醋酸氟轻松约7mg，照氧瓶燃烧法进行有机破坏，用水20ml与氢氧化钠溶液（0.01mol/L）6.5ml为吸收液，待燃烧完毕后，充分振摇。取吸收液2ml，加茜素氟蓝试液0.5ml，再加12%醋酸钠的稀醋酸溶液0.2ml，用水稀释至4ml，加硝酸亚铈试液0.5ml，即显蓝紫色。参见图1。

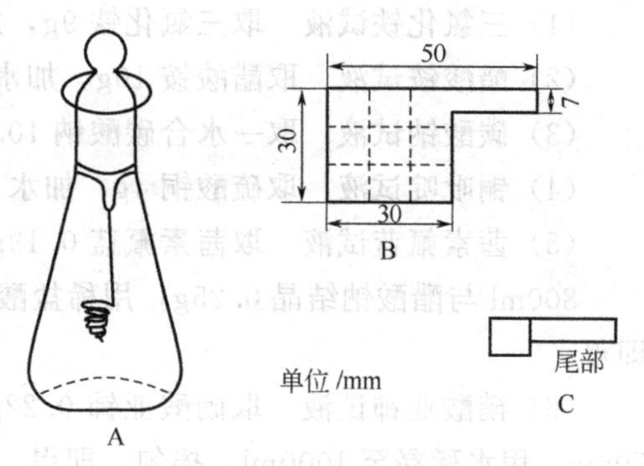

图1　氧瓶燃烧法示意图

A—燃烧瓶；B，C—滤纸折叠示意图

（1）氧瓶燃烧法操作　将称取的样品置于无灰滤纸（图1B）的中央，按虚线折叠成图1C形式后，固定于铂丝下端的网内（图1A），使尾部露出。另在燃烧瓶内加入水20ml与氢氧化钠溶液（0.01mol/L）6.5ml为吸收液，并将瓶颈用水湿润，小心急速通入氧气1～2min（通气管应接近液面，使瓶内空气排尽），立即用表面皿覆盖瓶口，将瓶移至有防护设备的橱内。点燃包有供试品的滤纸尾部，取下表面皿，迅速放入燃烧瓶中，按紧瓶塞，用少量水封闭瓶口。待燃烧完毕后（应无黑色颗粒）充分振摇，使生成的烟雾完全吸入吸收液中，放置15min，用少量水冲洗瓶塞及铂丝，合并洗液及吸收液，然后按“取吸收液2ml，加茜素氟蓝试液0.5ml……”继续操作。

（2）操作注意事项

① 折叠滤纸包住样品时不可包得过紧，否则易燃烧不完全。

② 滤纸包要用胶纸固定于铂丝上，否则在燃烧过程中脱落而导致实验失败。

③ 通氧气时附近不得有火源，燃烧点应远离氧气瓶。

④ 为防止爆炸可用毛巾将燃烧瓶包住，防护橱用有机玻璃遮挡。

⑤ 瓶塞不易打开时可将燃烧瓶微微加热。

⑥ 操作时手不可直接触及滤纸。

（四）托烷生物碱类的鉴别

取硫酸阿托品约10mg，加发烟硝酸5滴，置水浴上蒸干，即得黄色的残渣。放冷，加乙醇2～3滴湿润，加固体氢氧化钾一小粒，即显深紫色（注：硫酸阿托品用量可酌减）。

（五）芳香第一胺的鉴别

取磺胺甲噁唑约50mg，加稀盐酸1ml，必要时缓缓煮沸使溶解，放冷。加0.1mol/L亚硝酸钠溶液数滴，滴加碱性β-萘酚试液数滴，生成橙红色沉淀（注：磺胺甲噁唑的用量可酌减）。

三、说明

（一）无原料药时试样的处理

若无苯巴比妥原料药，可取其片剂细粉约0.9g，加无水乙醇20ml，充分振摇，滤过，滤液置水浴上蒸干，取残渣进行实验，也可到试剂商店购买相应试剂进行实验。其他类别的药物同样可取片粉做相应的处理后进行鉴别。硫酸阿托品可按剧毒药物购买办法，到指定试剂商店购买。

有机氟化物也可取地塞米松磷酸钠注射液，或取醋酸地塞米松片按药典规定进行鉴别。

（二）试液配制

（1）三氯化铁试液　取三氯化铁9g，加水使溶解成100ml，即得。

（2）醋酸铵试液　取醋酸铵10g，加水溶解使成100ml，即得。

（3）碳酸钠试液　取一水合碳酸钠10.5g，加水使溶解成100ml，即得。

（4）铜吡啶试液　取硫酸铜4g，加水90ml溶解后，加吡啶30ml，即得。

（5）茜素氟蓝试液　取茜素氟蓝0.19g，加氢氧化钠溶液（1.2→100）12.5ml，加水800ml与醋酸钠结晶0.25g，用稀盐酸调节pH值约为5.4，用水稀释至1000ml，摇匀，即得。

（6）硝酸亚铈试液　取硝酸亚铈0.22g，加水50ml使溶解，加硝酸0.1ml与盐酸羟胺50mg，用水稀释至1000ml，摇匀，即得。

（7）氨试液　取浓氨溶液400ml，加水使成1000ml，即得。

（8）碱性β-萘酚试液　取β-萘酚0.25g，加氢氧化钠溶液（1→10）10ml使溶解，即得。本液应临用新制。

四、思考题

1. 写出水杨酸盐与三氯化铁的反应式。
2. 写出苯巴比妥与硝酸银的反应式。
3. 写出硫酸阿托品与硝酸的反应式，其反应产物与氢氧化钾的反应式。
4. 写出磺胺甲噁唑与亚硝酸钠的反应式，反应产物与β-萘酚的反应式。
5. 进行氧瓶燃烧试验时，应注意哪些问题？

实验三　药品的熔点测定

一、实验目的

1. 通过熔点的测定，掌握熔点测定的仪器构造和一般测定方法。

2. 掌握熔点测定的操作技术和判断药品纯度的方法。

二、实验原理

熔点为固体有机药物重要的物理常数，测定药物或其指定衍生物的熔点可作为简单而可靠的鉴别手段和判断纯度情况的依据。纯的结晶性药物熔点十分敏锐，熔距一般不超过0.5℃，可根据熔点测定初步鉴定化合物或判断其纯度。若受杂质影响，熔点下降，熔距增大。构型不同，熔点也异。《中国药典》规定：“熔点系指一种物质由固体熔化成液体的温度，熔融同时分解的温度，或在熔化时自初熔至全熔的一段温度。”

物质受热后，从开始熔化到全部熔完的温度差称作熔点距（或熔程）。《中国药典》的法定方法是毛细管测定法。药物熔点测定要严格按药典所规定的要求操作。

三、实验步骤

（一）药品、仪器

布洛芬（或其他药典正文项下需测定熔点的原料药）；100℃或200℃温度计；熔点管；长玻璃管（60cm）；铁架台、表面皿（中号）、锉刀、橡皮圈；硬质高型玻璃烧杯；可控温电磁搅拌器或酒精喷灯、环型搅拌捧。

（二）测定法

布洛芬熔点测定法采用测定易粉碎的固体药品的第一法。《中国药典》规定本品熔点为74.5～77.5℃。照本书第三章图3-5或图3-6所示安装测定仪器，毛细管附在温度计上的位置按本书第三章图3-7所示，应符合要求。

取供试品1g，研成细粉，置在五氧化二磷减压干燥器中干燥至恒重。分取供试品适量，置熔点测定用毛细管（简称毛细管，由中性硬质玻璃管制成，长9cm以上，内径0.9～1.1mm，壁厚0.10～0.15mm，分割成长10cm以上；最好将两端熔封，临用时再割开其一端；以保证毛细管内洁净干燥。当所用温度计浸入传温液在6cm以上时，管长应适当增加，使露出液面3cm以上）中，轻击管壁或借助长短适宜的洁净玻璃管，垂直放在表面皿或其他适宜的硬质物体上，将毛细管自上口放入使自由落下，反复数次，使粉末紧密集结在毛细管的熔封端。装入供试品的高度为3mm。另将温度计（分浸型，具有0.5℃刻度，经熔点测定用对照品校正）放入盛装传温液（熔点在80℃以下，用水；熔点在80℃以上的，用硅油或液状石蜡）的容器中，使温度计汞球部的底端与容器的底部距离2.5cm以上（用内加热的容器，温度计汞球与加热器上表面距离2.5cm以上）；加入传温液以使传温液受热后的液面适在温度计的分浸线处。将传温液加热，待温度上升至较规定的熔点低限约低10℃时，将装有供试品的毛细管浸入传温液，贴附在温度计上（可用橡皮圈或毛细管夹固定），位置需使毛细管的内容物部分适在温度计汞球中部；继续加热，调节升温速率为每分钟上升1.0～1.5℃，加热时需不断搅拌使传温液温度保持均匀，记录供试品在初熔至全熔时的温度，重复测定3次，取其平均值，即得。

“初熔”系指供试品在毛细管内开始局部液化出现明显液滴时的温度。

“全熔”系指供试品全部液化时的温度。

熔点的判断见本书第三章图 3-4 所示。

四、注意事项

1. 样品要研细、装填紧密均匀，使热量传导迅速均匀。

2. 加热用容器　应使用硬质高型玻璃烧杯，或可放入内热式加热器的大内径圆底玻璃管，供盛装传温液用。

3. 搅拌器　使用电磁搅拌器，或用垂直搅拌的环型玻璃搅拌棒，用于搅拌加热的传温液，使温度均匀。

4. 传温液　熔点在 80℃以下的，用水；熔点在 80℃以上的，用硅油或液状石蜡。应用不同传温液测定药物熔点时，供试品所得的结果不一定会一致，所以应按药典规定选用传温液。

5. 毛细管　中性硬质玻璃管，长 9cm 以上；内径 0.9～1.1mm，壁厚 0.10～0.15mm，分割成长 10cm 以上；最好将两端熔封，临用时再割开其一端（用于第一法）或两端（用于第二法），以保证毛细管内洁净干燥。毛细管的大小应十分注意，内径大了，会使装入的供试品的量改变，全熔温度会偏高 0.2～0.4℃，故毛细管的内径必须按药典规定。第一法中毛细管装入供试品的高度应为 3mm，按第三章图 3-7 所示操作。

6. 升温速度　1～1.5℃/min；对熔融同时分解的品种：2.5～3℃/min。

7. 温度计　0.5℃刻度的分浸型温度计，分浸线的高度宜在 50～80mm 之间，且经熔点测定用对照品校正。控制升温速度，开始稍快，接近熔点时渐慢。

8. 每个样品测三次（粗测一次，细测两次）。

9. 注意观察温度计的温度。

10. 安装正确，操作严谨。

11. 药品熔点测定需用油浴时，油浴温度下降 30℃以下时更换另一根管。

五、思考题

1. 什么是熔点？测定熔点有何意义？

2. 何为熔程？纯净的固体药品的熔程是多少？药物不纯时熔点及熔程有何变化？

3. 测熔点时样品为什么要研细、装实、紧密均匀？

实验四　药品旋光度和吸收系数的测定

一、实验目的

1. 通过旋光度和吸收系数的测定，掌握药品重要物理常数测定的仪器构造和一般测定方法。

2. 掌握葡萄糖旋光度的测定和维生素 B_1 片吸收系数的测定。

3. 掌握比旋度和吸收系数的计算方法。

二、实验原理

（一）旋光度的测定

当一束单色光通过起偏镜产生的偏振光通过旋光性物质时，偏振面会发生偏转。根据旋光性物质溶液的浓度和厚度，可计算出比旋度。根据旋光性物质的比旋度和溶液的厚度可计算出溶液的浓度。

（二）吸收系数的测定

维生素 B_1 在紫外光区具有特征吸收峰，它随溶液的 pH 值而变化，在 pH 为 2 的溶液中，其在 246nm 的波长处有最大吸收。通过测出的吸光度可求维生素 B_1 的吸收系数，并与药典规定值相比可求片剂的标示百分含量。该片剂的溶液经干燥滤纸滤过，辅料不再干扰测定。

三、实验步骤

（一）葡萄糖旋光度的测定

取本品约 10g，精密称定，置 100ml 量瓶中，加水适量与氨试液 0.2ml，溶解后，用水稀释至刻度，摇匀，放置 10 分钟，在 25℃时，依法测定［《中国药典》2005 年版（二部）附录Ⅵ E］。先将装有蒸馏水的 1dm 旋光管放于旋光计中调节零点，按复测键，反复按放 3 次，取平均值为仪器的零点。然后用 25℃的供试品溶液淋洗旋光管 2～3 次。将该溶液注入旋光管，盖好并旋紧管盖，将管外擦干，放于旋光计中。按下复测键，反复按放 3 次，测出停点，取 3 次平均值再扣除空白溶液的读数即为供试品的旋光度。按干燥品计算，比旋度为 +52.5°至 +53.0°。

$$[\alpha]_{D}^{t}=\frac{100\alpha}{lc}$$

式中 $[\alpha]$——比旋度；

D——钠光谱的 D 线；

t——测定时的温度；

l——测定管长度，dm；

α——测得的旋光度；

c——每 100ml 溶液中含有被测物质的重量（按干燥品或无水物计算），g。

（二）维生素 B_1 的吸收系数

取本品 20 片，精密称定，研细。精密称取（标示量为 10mg 的维生素 B_1 片）约 0.19g（约相当于维生素 B_1 25mg）置于 100ml 量瓶中，加盐酸（9→1000）约 70ml，振摇 15min 使维生素 B_1 溶解。加盐酸溶液（9→1000）稀释至刻度，摇匀。用干燥滤纸滤过，弃去初滤液，精密量取续滤液 5ml，置另一 100ml 量瓶中，再加盐酸溶液（9→1000）稀释至刻度，摇匀。照紫外-可见分光光度法在 246nm 波长处测定吸光度，按 $C_{12}H_{17}ClN_4OS \cdot HCl$ 的吸收系数 $E_{1cm}^{1\%}$ 为 421 计算，即得。

所取的体积：　$V=100ml$；

稀释倍数：　$D=\frac{100}{5}=20$ 倍

$$E_{1cm测定}^{1\%}=\frac{A}{cl}=\frac{A\times 1\%\times V\times D}{m_S}=\frac{A\times 1\%\times 100\times \frac{100}{5}}{m_S}$$

$$维生素B_1标示量(\%)=\frac{E_{测定}}{E_{理论}}\times\frac{平均片重}{标示量}\times 100\%$$

$$=\frac{\frac{A\times 1\%}{E_{1cm理论}^{1\%}}\times V\times D}{m_S}\times\frac{平均片重}{标示量}\times 100\%$$

$$=\frac{\frac{A\times 1\%}{E_{1cm}^{1\%}}\times 100\times 20}{m_S}\times\frac{平均片重}{标示量}\times 100\%$$

四、说明

(一) 旋光计的使用

1. 每次测定前都应以溶剂为空白校正旋光仪，测定后再校正一次，以确定在测定时零点有无变动。如有变动，则应重新测定旋光度。

2. 配制溶液及测定时，均应调节温度至（20±0.5)℃（或该药品项下规定的温度)。

3. 供试液或固体物质的溶液应不显浑浊或含有混悬的小颗粒，否则应预先滤过，并弃去初滤液。

4.《中国药典》2005年版（二部）规定，测定旋光度时，用读数至0.01°并经过检定的旋光计；旋光计的检定可用标准石英旋光管按药典附录规定进行。如没有规定精度的旋光计时也可用小型圆盘旋光仪进行练习。

5. 氨试液的配制　取浓氨溶液400ml，加水使成1000ml，即得。

6. WZZ-2型自动旋光仪的使用方法

(1) 操作前准备　如测定对温度有严格要求的供试品，在测定前应将仪器及供试品置规定温度的恒温室内至少2h，使温度恒定。

未接通电源前应检查样品室内应无异物，电源开关和示数开关应放在关的位置，为了便于钠光灯起辉，应将钠光灯置于交流电路处，并检查仪器旋转位置是否合适，钠光灯起辉后，不许再搬动仪器，以免损坏钠光灯。

(2) 接通电源　将仪器电源插头插入220V交流电源插座上，并接好地线，如使用的交流电压变化较大，可通过1kW电子稳压器使电压达到规定电压值，便于钠灯的起辉。

开启电源开关，钠光灯经辉光放电，瞬时起辉点燃，但发光不稳。至少经15min，等钠光灯呈现稳定的橙黄色光后，将钠光灯开关扳向直流，如钠光灯熄灭，可能是预热时间不够，可将直流开关上下重复扳动1～2次，使点燃。测定时应使钠光灯在直流下点燃。

(3) 测定操作　按一下调零按钮，显示屏上应显示0.0000。按下复测按钮，使指示值偏离零点，放开复测按钮，显示屏上的数值应能回到0.0000的位置，反复以上操作3次，记录3次平均值即为仪器的零点。

将试样管一端螺帽放上皮垫和盖玻片（盖玻片应紧靠试样管）拧紧。从另一端注入水或供试品空白溶液，先洗涤试样管2～3次后注满，将另一盖玻片盖上，放上皮垫，拧紧螺帽，将两端通光面盖玻片用擦镜纸擦干。如有气泡可摇动试样管使气泡浮入凸颈内，按前面所述测定零点或停点。如测定值为停点，则计算时应扣除读数即为零点。

取出试样管，倒出空白溶液，注入供试液少许，冲洗数次后装满溶液，按前面所述测出停点读数，取3次平均值再扣除空白溶液的读数，即为供试品的旋光度。

在放取试样管时，可将示数开关关闭，以免仪器示数转动，但在测定读数时必须开启，如样品超出仪器测量范围，仪器在±45°处能自动停止，此时取出试样管，按一下样品室内的复位开关按钮，仪器即能自动回零。

仪器钠光灯如直流供电产生故障，也可使用交流供电，但稳定性不好，仪器必须按规程检定性能符合要求方可使用，如有异常现象，应随时检测。

(4) 关机　测试结束后，应先将示数开关关闭，然后再关电源，取出试样管洗净晾干，样品室可放硅胶吸湿。并登记使用时间和状况。

(二) 紫外-可见分光光度计的使用

751-GW 型紫外-可见分光光度计见图1所示。

7	8	9	T	样池 CEL
4	5	6	A	打印 PRN
1	2	3	C	制表 TAB
0	0% T	100% T	清除 CE	定时 Time

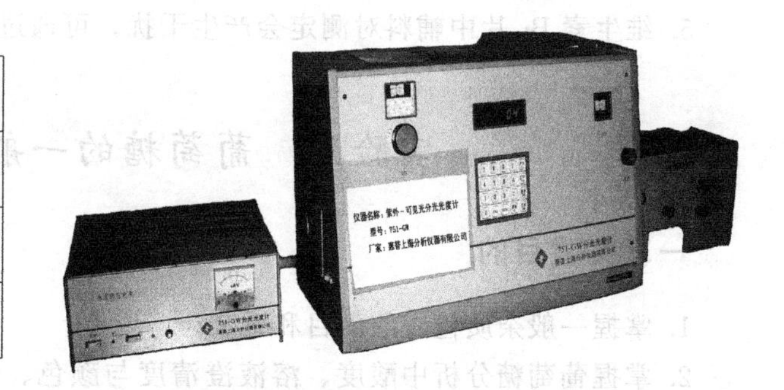

图1 751-GW 型紫外-可见分光光度计

(1) 打开氢灯（钨灯）电源，打开主机电源，预热30min。

(2) 用空白溶液荡洗1号比色杯2～3次，然后装上相当于比色杯高2/3～4/5的空白溶液，用吸水纸吸干比色杯外壁的溶液，打开比色槽暗箱盖，将比色杯放在比色槽的第一格中；依法处理后，将2号比色杯放于比色槽第二格中（注：1号和2号比色杯的方向应一致）；盖上暗箱盖。

(3) 用右手的中指先按下[样池]键，后拇指按下[1]键，然后同时放开，主机显示器的左端显示T，右端显示0.00，如果不显示0.00，则用右手食指按[0% T]键，使显示0.00，仪器即进入工作状态。

(4) 用左手调节波长调节旋钮至指定的测定波长，用右手轻轻拉开光路，然后用右手调节狭缝旋钮至显示器显示的透光率在95%～100%之间，用右手食指按[100% T]键，显示器显示100.0。

(5) 用右手拉出一格比色槽，使2号比色杯进入光路，比较两比色杯透光率的大小，如果1号比色杯的透光率大，则用1号作为参照，并打印2号比色杯的透光率（反之，如果2号比色杯的透光率大，则用2号比色杯作为参照，并打印1号比色杯的透光率）。关闭光路，将比色槽复原（使光路对准1号比色杯）。

(6) 打开暗箱盖，取出透光率小的比色杯（2号），倒掉空白溶液，用待测溶液荡洗3～4次，装上待测溶液，用吸水纸吸干比色杯外壁的溶液，将比色杯放回原比色槽中，盖上暗箱盖，打开光路，按100% T键，调节参照透光率为100.0，拉出比色槽，使2号比色杯进入光路，测定待测溶液，按打印键打印结果。关闭光路，比色槽复原。

(7) 如要测定多个样品，重复(6)步骤。

(8) 测量完毕，取出比色杯并倒掉溶液，用蒸馏水清洗干净。先按样池键，后按清除键，同时放开，仪器退出工作状态，调节狭缝为0.01，波长为625nm，关主机、光源开关。

五、思考题

1. 什么叫比旋度？什么叫旋光度？影响旋光度的因素有哪些？
2. 测定葡萄糖的比旋度和葡萄糖注射液的浓度时，为什么要在溶液中加入少量的氨试液，放置10min后才测定？
3. 提高本实验测定精度的关键是什么？
4. 盐酸（9→1000）表示什么？
5. 维生素 B_1 片中辅料对测定会产生干扰，可通过什么方法消除干扰？

实验五 葡萄糖的一般杂质检查

一、实验目的

1. 掌握一般杂质检查的项目和意义。
2. 掌握葡萄糖分析中酸度、溶液澄清度与颜色、铁盐、重金属、砷盐、干燥失重和炽灼残渣等限度检查法的原理、反应条件、操作方法和杂质限量的计算。

二、实验步骤

(一) 酸度

取本品2.0g，加水20ml溶解后，加酚酞指示液3滴与氢氧化钠滴定液（0.02mol/L）0.20ml，应显粉红色。

(二) 溶液的澄清度与颜色

(1) 溶液的澄清度与颜色标准　取本品5g，加热水溶解后，放冷，用水稀释至10ml，溶液应澄清无色。如显浑浊，与1号浊度标准液比较，不得更浓；如显色，与对照液（取比色用氯化钴液3ml，比色用重铬酸钾液3ml与比色用硫酸铜液6ml，加水稀释成50ml）1.0ml加水稀释为10ml比较，不得更深。

(2) 澄清度检查法　将一定浓度的供试品溶液及浊度标准液分别置于配对的比浊用玻璃管（内径15～16mm，平底具塞，以无色透明、中性硬质玻璃制成）中，液面的高度为40mm。在浊度标准液制备后5min，同置黑色背景上，在漫射光下，从比浊管上方向下观察比较，或垂直于伞棚灯下，照度为1000Lx，从水平方向观察比较，用以检查溶液的澄清度或其浑浊程度。

(3) 溶液颜色检查法　方法之一为：除另有规定外取各药品项下规定量的供试品，加水溶解，置于25ml的纳氏比色管中，加水稀释至10ml。另取规定色调和色号的标准比色液10ml，置于纳氏比色管中。两管同置白色背景上，自上而下透视，或同置白色背景前平视观察，供试品呈现的颜色与对照管比较，不得更深。

（三）乙醇溶液的澄清度

取本品1.0g，加90%乙醇30ml，置水浴上加热回流约10min，溶液应澄清。如显浑浊，与0.5号浊度标准液比较，不得更浓。

（四）氯化物

取本品0.60g，加水溶解使成25ml（溶液如显碱性，可滴加硝酸使成中性），再加稀硝酸10ml（溶液如不澄清，滤过），置50ml纳氏比色管中，加水使成约40ml，摇匀，即得供试品溶液。另取标准氯化钠溶液（每1ml相当于10μg的Cl^-）6.0ml，置50ml纳氏比色管中，加稀硝酸10ml，加水使成约40ml，摇匀，即得对照溶液。于供试品溶液与对照溶液中，分别加入硝酸银试液（0.1mol/L）1ml，用水稀释使成50ml，摇匀，在暗处放置5min，同置黑色背景上，从比色管上方向下观察比较。供试液如发生浑浊，与对照液比较不得更浓（0.010%）。

（五）硫酸盐

取本品2.0g，加水溶解使成约40ml（溶液如显碱性，可滴加硝酸使成中性；溶液如不澄清，滤过），置50ml纳氏比色管中，加稀盐酸2ml，摇匀，即得供试品溶液。另取标准硫酸钾溶液（每1ml相当于100μg的SO_4^{2-}）2.0ml，置50ml纳氏比色管中，加水使成约40ml，加稀盐酸2ml，摇匀，即得对照溶液。于供试溶液与对照溶液中，分别加入25%氯化钡溶液5ml，用水稀释使成50ml，充分摇匀。放置10min，同置黑色背景上，从比色管上方向下观察比较，供试液如发生浑浊，与对照液比较不得更浓（0.010%）。

（六）亚硫酸盐与可溶性淀粉

取本品1.0g，加水10ml溶解后，加碘试液（0.1mol/L）1滴，应即显黄色。

（七）干燥失重

取本品1g，平铺在已于105℃干燥至恒重的扁形称量瓶中，加盖，精密称定。放于烘箱中，将瓶盖取下，置称量瓶旁（或将瓶盖半开），于105℃干燥至恒重。减失重量不得超过9.5%。

（八）炽灼残渣

取本品1g，置已炽灼至恒重的瓷坩埚中，精密称定，缓缓炽灼至完全炭化，放冷。加硫酸0.5～1ml使湿润，低温加热至硫酸蒸气除尽后，在700～800℃炽灼至恒重。残渣重不得超过0.1%。

（九）蛋白质

取本品1.0g，加水10ml溶解后，加磺基水杨酸溶液（1→5）3ml，不得发生沉淀。

（十）铁盐

取本品2.0g于50ml烧杯中，加水20ml溶解后，加硝酸3滴，缓缓煮沸5min，放冷，移入50ml比色管中。用水洗涤烧杯，洗液并入比色管中，加水稀释使成45ml，加硫氰酸铵溶液（30→100）3ml，摇匀。如显色，与标准铁溶液（每1ml相当于10μgFe）2.0ml用同一方法制成的对照液比较，不得更深（0.001%）。

（十一）重金属

取4%硫代乙酰胺水溶液1.0ml，临用前加入5.0ml混合液［由氢氧化钠液（1mol/L）15ml，水5ml及甘油20ml组成］，在沸水浴上加热20s，冷却。此液即为硫代乙酰胺试液。配好后应立即使用。取25ml纳氏比色管2支，甲管中加标准铅溶液（每1ml相当于

10μgPb）与醋酸盐缓冲液（pH3.5）各 2ml 后，加水稀释成 25ml。乙管中加本品 4.0g，水 23ml，振摇溶解，加醋酸盐缓冲液 2ml，摇匀。甲乙两管分别加入硫代乙酰胺试液各 2ml，摇匀。放置 2min，两管同置白纸上，自上面透视。乙管显出的颜色与甲管比较不得更深，含重金属不得过百万分之五。

（十二）砷盐

取本品 2.0g 置 A 瓶中（见本书图 5-2），加水 5ml 溶解后，加稀硫酸 5ml 与溴化钾-溴试液 0.5ml。置水浴上加热约 20min，使保持稍过量的溴存在，必要时，再补加溴化钾-溴试液适量，并随时补充蒸散的水分。放冷，加盐酸 5ml 与水适量使成 28ml，加碘化钾试液 5ml 与酸性氯化亚锡试液 5 滴。在室温放置 10min 后，加锌粒 2g，立即将装有醋酸铅棉花及溴化汞试纸的导气管 C 密塞于 A 瓶上，并将 A 瓶置 25～40℃的水浴中。反应 45min 后，取出溴化汞试纸，将生成的砷斑与用标准砷溶液（每 1ml 相当于 1μgAs）2ml 按同样方法制成的标准砷斑比较，颜色不得更深，含砷量不得过百万分之一（注：醋酸铅棉花要装得疏松，不可塞紧）。

（十三）微生物限度

取本品，依法检查［《中国药典》2005 年版（二部）附录Ⅺ J］，每 1g 供试品中细菌数不得过 1000 个，霉菌数不得过 100 个外，还不得检出大肠杆菌。

三、说明

（1）正文中规定的“澄清”，系指供试品溶液的澄清度相同于所用溶剂，或未超过 0.5 号浊度标准液。有关浊度标准液的配制见《中国药典》2005 年版（二部）附录和本书第五章第三节。有关比色用重铬酸钾液、硫酸铜液、氯化钴液，各种色调色号的配制方法可参阅《中国药典》2005 年版（二部）附录。

（2）测定氯化物用滤纸过滤时，滤纸中如含有氯化物，可预先用含有硝酸的水溶液洗净后再用。

（3）乙醇溶液的澄清度是控制不溶于乙醇的淀粉和糊精的限量。

（4）亚硫酸盐与可溶性淀粉项，如存在亚硫酸盐时碘试液褪色，存在可溶性淀粉时溶液呈蓝色。

（5）砷盐检查项中，加溴化钾-溴试液系进行有机破坏。因砷在分子中可能以有机状态结合，不转化为无机砷，则在检查中不能放出砷化氢气体。加入的氯化亚锡与金属锌作用，在锌粒表面形成锌锡原电池，起去极化作用，从而使氢气均匀而连续发生。同时氯化亚锡还将反应 $AsO_4^{3-}+2I^-+2H^+ \longrightarrow AsO_3^{3-}+I_2+H_2O$ 中产生的 I_2 还原为 I^-，其反应式为

$$I_2+Sn^{2+}+2H^+ \longrightarrow 2HI+Sn^{4+}$$

（6）试液配制

酚酞指示液　取酚酞 1g，加乙醇 100ml 使溶解，即得。

溴化钾-溴试液　取溴 30g 与溴化钾 30g，加水使成 100ml，即得。

碘化钾试液　取碘化钾 16.5g，加水使溶解成 100ml，即得。本试液应临用新制。

酸性氯化亚锡试液　取氯化亚锡 20g，加盐酸使溶解成 50ml，滤过，即得。本试液配成后 3 个月内适用。

四、思考题

1. 药物检查杂质的意义何在？杂质分为几类？什么叫限度检查？

2. 氧化物、硫酸盐对人体无害，为何检查其限量？如何控制其反应条件？

3. 什么是恒重？检查干燥失重和炽灼残渣，各检查什么杂质？

4. 检查重金属的反应原理是什么？如何计算其限量？若样品中含有少量 Fe^{3+} 有何干扰？如何消除干扰？

5. 砷盐检查的原理是什么？导气管中加醋酸铅棉花起什么作用？

实验六　药物的特殊杂质检查

一、实验目的

1. 掌握用目视比色法检查阿司匹林中水杨酸限量的方法。
2. 掌握用薄层色谱法检查盐酸氯丙嗪中的有关物质（薄层色谱法）。
3. 熟悉用紫外-可见分光光度计检查青霉素钠的吸光度。

二、实验步骤

（一）阿司匹林中水杨酸的检查（目视比色法）

取本品 0.10g 于干燥的 50ml 比色管中，加乙醇 1ml 溶解后，加冷水（10℃以下）适量使成 50ml，立即加新制的稀硫酸铁铵溶液［取盐酸溶液（9→100）1ml，加硫酸铁铵液 2ml 后，再加水适量使成 100ml］1ml，摇匀。30s 内如显色，与对照液比较，不得更深（0.1%）（注：一定要用符合规定的阿司匹林原料药，否则紫色偏深）。

对照液的制备　精密称取水杨酸 0.1g，加水溶解后，加冰醋酸 1ml，摇匀。再加水使成 1000ml，摇匀。精密量取 1ml，加乙醇 1ml、水 48ml 与上述新制的稀硫酸铁铵溶液 1ml，摇匀，即得。

（二）盐酸氯丙嗪中有关物质的检查（薄层色谱法）

避光操作。精密称取本品 100mg 于 10ml 干燥量瓶中，加甲醇至刻度，制成每 1ml 中含 10mg 的溶液，作为供试品溶液。精密量取此溶液 1ml 于 100ml 量瓶中，加甲醇稀释成每 1ml 含 0.1mg 的溶液，作为对照溶液。照薄层色谱法试验，用微量进样器吸取上述两种溶液各 10μl，分别点于同一硅胶 GF_{254} 薄层板上（点间距大于 2cm）。将展开剂环己烷-丙酮-二乙胺（80∶10∶10）适量注入层析缸内（液层厚度约为 0.5cm），然后把点有样品的薄层板放入层析缸，盖好缸盖，展开。当溶剂前沿上行至距原点 10cm 以上时，将板取出，晾干，置紫外光灯（254nm）下检视。供试品溶液如显杂质斑点，与对照溶液所显的主斑点比较，不得更深，记录谱图，计算主斑点与杂质斑点的 R_f 值。

薄层板的制备　取硅胶 GF_{254} 4.5g，加水约 15ml 调成浆状，铺成 5cm×20cm 板 3 块（厚度 0.2mm），待自然干燥后，于 105℃活化 1h，放于干燥器中备用。

（三）青霉素钠吸光度的测定（紫外-可见分光光度法）

青霉素钠的青霉胺缩醛酸在紫外光区 280nm 处有吸收峰，通过测定 280nm 波长处的吸光度，可控制该杂质的限量。

取本品，加水制成每 1ml 中含 1.80mg 的溶液，照紫外-可见分光光度法［《中国药典》2005 年版（二部）附录Ⅳ A］，在 280nm 波长处测定吸光度，不得大于 0.10；在 264nm 的波长处有最大吸收，吸光度应为 0.80～0.88。

三、思考题

1. 药物中特殊杂质是怎样引入的？阿司匹林、盐酸氯丙嗪和青霉素钠中的特殊杂质是什么？其限量各为多少？

2. 检查阿司匹林中的水杨酸时，为什么要用干燥比色管？

3. 用薄层色谱法检查有关物质的原理是什么？

实验七　马来酸氯苯那敏片含量均匀度检查

一、实验目的

掌握马来酸氯苯那敏片含量均匀度的操作、计算和结果判断。

二、实验步骤

1. 测定方法

取本品 1 片，置 200ml 量瓶中，用量杯加水 50ml 至量瓶中，振摇 10min，使崩解完全后，用移液管移取稀盐酸 2ml，用水稀释至刻度，摇匀，静置，滤过，弃去初滤液，取续滤液，照紫外-可见分光光度法，在波长 264nm 测定吸光度，按 $C_{16}H_{19}ClN_2 \cdot C_4H_4O_4$ 的吸收系数（$E_{1cm}^{1\%}$）为 217 计算，即得。

2. 结果判断

用上述 10 片测定结果，算出平均标示百分含量、标示量与均值之差 A、标准差 S，含量差异限度定为±15%。

$$每片含量(\%)=\frac{A\times 1\%\times D\times V}{E_{1cm}^{1\%}\times L\times 标示量}\times 100\%$$

$$=\frac{A\times 1\%\times 1\times 200}{217\times 1\times 标示量\ (g)}\times 100\%$$

$$A=|100-\overline{X}|$$

$$S=\sqrt{\frac{\sum(X-\overline{X})^2}{n-1}}$$

式中　X——单剂含量；

$\overline{X}$——平均含量；

n——供试品片数度，初试时为 10，复试时为 30。($n-1$) 为自由度。

如 $A+1.80S\leqslant 15.0$，符合规定。

若 $A+S>15.0$，不符合规定。

若 $A+1.80S>15.0$，同时 $A+S\leqslant 15.0$，应另取 20 片复试。根据初、复试结果，计算 30 片的均值 $\overline{X}$、标准差 S 和标示量与均值之差的绝对值 A：

如 $A+1.45S\leqslant 15.0$，符合规定；

若 $A+1.45S>15.0$，不符合规定。

三、讨论

1. 哪些药品应检查含量均匀度？

2. 检查含量均匀度的制剂是否要检查重（装）量差异？

3. 取出的样品液为何要经滤过才可测定吸光度？

4. 检查马来酸氯苯那敏片含量均匀度时，用什么方法除去辅料的干扰？

实验八　对乙酰氨基酚片溶出度的测定

一、实验目的

1. 掌握用转篮法测定溶出度的操作、结果计算和判别标准。

2. 掌握紫外-可见分光光度计的操作方法。

3. 掌握片剂溶出度测定结果的计算和判别标准。

4. 熟悉溶出度测定仪的使用方法。

二、实验步骤

（一）测定溶出度

照溶出度测定法［《中国药典》2005年版（二部）附录Ⅹ C第一法］测定。

（1）配制溶液　每片供试品均以稀盐酸24ml加水至1000ml为溶出介质（按此比例共配制7000ml溶剂并经脱气处理），预热至37℃。

（2）溶出仪的调试　将6个操作容器安装在溶出仪水浴中，在水浴中加水至离上沿约5cm，开启控温开关，调节水温至（37±0.5）℃。在6个操作容器内，沿器壁分别缓缓注入溶剂1000ml经水浴加热后，调温使溶剂温度达到（37±0.5）℃。将转篮轴装入轴孔内，拧紧，将转篮卡入转篮盖的3个弹簧片内，将转篮降入操作容器中，使转篮底部与容器底部的距离为（25±2）mm。用立柱上的卡环固定此距离，用调速开关调节转篮转速为每分钟100转。

（3）放入供试品准备测定　将转篮提出容器，拔下转篮，在每个篮内各加入1片标示量为0.3g的对乙酰氨基酚片，重新将转篮装到转篮盖上，缓缓放下，使转篮降入操作容器中。注意观察转篮底部与溶剂接触时有无气泡存在，如有可提出溶剂液面，再重新放入，以转篮底部和盖下面无气泡为准。在容器上盖好有机玻璃盖，按下调速开关，立即开始计时。经30min时，在转篮上端到溶剂液面中间，离操作容器壁10mm处的取样点［见本书图14-1（b）所示］取样。用装有针头的注射器吸取溶液5ml，拔下针头，接上装有滤膜的滤器，使溶液经0.8μm滤膜滤过，滤入干燥洁净的容器中，自取样至滤过应在30s内完成。

（4）测定吸光度　精密量取滤液1ml，放入50ml量瓶中，加0.040%氢氧化钠溶液稀释至刻度，摇匀。照紫外-可见分光光度法，在257nm的波长处测定吸光度。按$C_8H_9NO_2$的吸收系数（$E_{1cm}^{1\%}$）为715计算出每片的溶出量，限度为标示量的80%，应符合规定。

$$\text{溶出量}(\%)=\frac{A\times 1\%\times \text{稀释倍数}\times V}{E_{1cm}^{1\%}\times L\times \text{标示量}}\times 100\%=\frac{A\times 500}{715\times \text{标示量}}\times 100\%$$

(二) 结果判断

符合下述条件之一者，可判为符合规定。

(1) 6片（粒、袋）中，每片（粒、袋）的溶出量按标示量计算，均不低于规定限度（Q）。

(2) 6片（粒、袋）中，有1～2片（粒、袋）低于Q，但不低于$Q-10\%$，且其平均溶出量不低于Q。

(3) 6片（粒、袋）中，有1～2片（粒、袋）低于Q，其中仅有1片（粒、袋）低于$Q-10\%$，但不低于$Q-20\%$，且其平均溶出量不低于Q时，应另取6片（粒、袋）复试；初、复试的12片（粒、袋）中有1～3片（粒、袋）低于Q，其中仅有1片（粒、袋）低于$Q-10\%$，但不低于$Q-20\%$，且其平均溶出量不低于Q。

以上结果判断中所示的10%、20%是指相对于标示量的百分率（%）。

三、说明

(1) 溶剂的脱气方法有煮沸脱气、真空脱气或超声脱气。

(2) 滤过时可将滤膜预先装在圆形滤器中，将滤器旋紧，一端接注射器，另一端接取样针头或通向滤液接受器。取样时，将针头插至取样点抽取溶液的同时，使溶液经滤膜滤过。取样器结构示意图见图1。

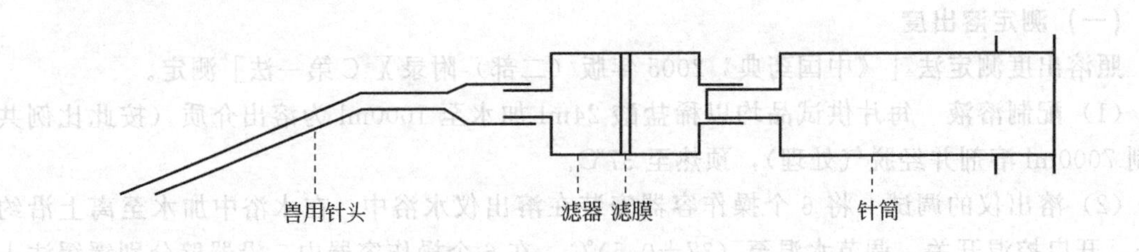

图1　取样器结构示意图

四、仪器操作方法

ZRS-4型智能溶出仪的操作方法

该药物溶出仪用于测定片剂、胶囊剂等药物的溶出度，可用转篮法或桨法同时测定6片（个）。

(1) 开机前先将温度预置插入控制箱后面板插座上，将自来水注入水浴箱中至一定高度，打开开关，使水浴箱内的水循环，然后开启温控开关，调节水温至规定温度。

(2) 向上扳开机头，将搅拌杆插入搅拌轴孔内，顶部平齐，将紧固螺母拧紧，安装溶出操作容器，装上转篮，降下机头，按下搅拌轴，调节转篮底部距操作容器底部25mm，之后用立柱上的卡环定位。然后，向上拉动搅拌轴，使转篮离开操作容器。按下调速开关，使到预定转速，关闭调速开关。

(3) 向操作容器内注入所需的已经脱气处理的水或缓冲溶液，预热至(37±0.5)℃。取下转篮，把需测定的药片或胶囊放进转篮内，装上转篮，按下搅拌杆，把操作容器盖盖上，按下速度开关。

(4) 一定时间后，用取样器快速取样（如果测定制剂的释放度，每次取样后应尽快按取样量补充溶剂）。

(5) 转篮、转轴用毕立即冲洗干净，备用。

(6) 实验完毕，关闭电源；取下转篮、转轴立即冲洗干净，并应妥善保管，不得摔碰；倒掉操作容器里的溶液并洗干净，吸出水浴箱中的水。盖上防尘罩。

(7) 仪器主要参数：转速 50～200r/min；转速精度≤4%；控温精度 (37±0.5)℃；转速、温度均用数字显示。溶出杯、桨、转篮、搅拌轴、搅拌轴与杯中心线同心度、搅拌轴径向跳动的规格尺寸与《中国药典》2005 年版相符。

ZRS-4 型智能溶出仪的结构见图 2 所示。

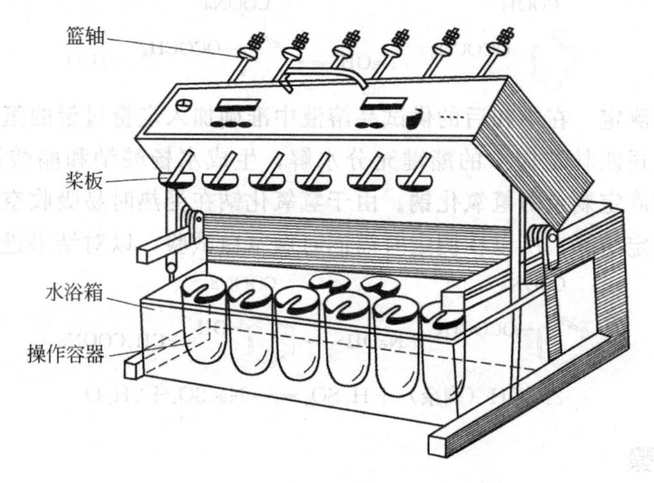

图 2 ZRS-4 型智能溶出仪的结构

五、思考题

1. 哪些药品应测定溶出度？测定溶出度时必须严格控制哪些实验条件？

2. 测定用的溶剂为何要脱气？转篮底部、顶部和丝网上为什么不得附着有气泡？取出的样品液为何要经滤过才可测定吸光度？取样点不同，对测定有何影响？

3. 本实验中溶出量的计算公式中为何乘以 500？

六、提示

如无紫外-可见分光光度计，可改测碳酸锂片的溶出度，用酸碱滴定法测定溶出量。

实验九 阿司匹林肠溶片的含量测定

一、实验目的

掌握用剩余碱量法测定阿司匹林肠溶片含量的原理和方法。

二、实验原理

阿司匹林肠溶片因在制剂过程中加入少量酒石酸或枸橼酸作稳定剂，在制备和贮存过程中还可能发生水解，生成水杨酸和醋酸，若用直接滴定法会使测定结果偏高，因此采用两步加碱剩余碱量法进行测定。

第一步中和　阿司匹林在中性乙醇（对酚酞指示剂显中性）中溶解，加酚酞指示液后用氢氧化钠滴定液滴定至溶液显粉红色。此时，中和了存在的游离酸（水杨酸、枸橼酸、酒石酸、醋酸），同时阿司匹林成为钠盐。

$$\left.\begin{array}{r}\text{水杨酸}\\\text{枸橼酸}\\\text{酒石酸}\\\text{醋酸}\end{array}\right\}+NaOH=\left\{\begin{array}{l}\text{水杨酸钠}\\\text{枸橼酸钠}\\\text{酒石酸钠}\\\text{醋酸钠}\end{array}\right.+H_2O$$

$$C_6H_4(COOH)(OCOCH_3)+NaOH = C_6H_4(COONa)(OCOCH_3)+H_2O$$

第二步水解与测定　在中和后的供试品溶液中准确加入定量过量的氢氧化钠滴定液，置水浴上加热，使阿司匹林结构中的酯键充分水解，生成水杨酸钠和醋酸钠，迅速放冷至室温，用硫酸滴定液滴定剩余的氢氧化钠。由于氢氧化钠在受热时易吸收空气的二氧化碳，用酸回滴时会影响测定结果，所以在测定时需同时做空白试验，以对结果进行校正。

$$C_6H_4(COONa)(OCOCH_3)+NaOH \longrightarrow C_6H_4(COONa)(OH)+CH_3COONa$$

$$2NaOH\text{（剩余）}+H_2SO_4 = Na_2SO_4+2H_2O$$

三、实验步骤

取标示量为 0.3g 的本品 10 片，研细，用中性乙醇 70ml 分数次研磨，并移入 100ml 量瓶中，充分振摇，再用水适量洗涤研钵数次，洗液合并于 100ml 量瓶中，再用水稀释至刻度，摇匀，滤过，精密量取续滤液 10ml（约相当阿司匹林 0.3g），置锥形瓶中，加中性乙醇（对酚酞指示剂显中性）20ml，振摇使阿司匹林溶解，加酚酞指示液 3 滴，滴加氢氧化钠滴定液至溶液显粉红色。再精密加入氢氧化钠滴定液（0.1mol/L）40ml，置水浴上加热 15min 并时时振摇，迅速放冷至室温，用硫酸滴定液（0.05mol/L）滴定，并将滴定的结果用空白试验校正。每 1ml 氢氧化钠滴定液（0.1mol/L）相当于 18.02mg 的 $C_9H_8O_4$。本品含阿司匹林应为标示量的 95.0%～105.0%。结果可按下式计算：

$$\text{标示量}(\%)=\frac{T(V_0-V)F\overline{m}}{m_S\times\text{标示量}}\times100\%$$

式中　T——滴定度，g/ml；

m_S——供试品质量，g；

V_0——空白试验消耗的硫酸滴定液的体积，ml；

V——供试品测定时消耗的硫酸滴定液体积，ml；

$\overline{m}$——平均片重，g；

F——硫酸的浓度校正因子。

四、说明

1. 试液配制

中性乙醇　95%乙醇加酚酞指示液，用氢氧化钠滴定液（0.1mol/L）滴定至微红色，即得。

甲基红-溴甲酚绿混合指示液　取 0.1%甲基红的乙醇溶液 20ml，加 0.2%溴甲酚绿的乙醇溶液 30ml，摇匀，即得。

2. 氢氧化钠滴定液（0.1mol/L）的配制与标定

配制　取澄清的氢氧化钠饱和液 5.6ml，加新沸过的冷水使成 1000ml，即得。

标定　取在 105℃干燥至恒重的基准邻苯二甲酸氢钾约 0.6g，精密称定。加新沸过的冷水 50ml，振摇，使其溶解。加酚酞指示液 2 滴，用待标定的氢氧化钠滴定液滴定至溶液显粉红色，即得。1mmol 氢氧化钠相当于 204.2mg 的邻苯二甲酸氢钾。

$$c_{NaOH}=\frac{m_{KHC_8H_4O_4}}{V_{NaOH}\times 0.2042}$$

3. 硫酸滴定液（0.05mol/L）的配制与标定

配制　取硫酸 3ml 缓缓注入适量水中，冷却至室温。加水稀释至 1000ml，摇匀，即得。

标定　取在 270～300℃干燥至恒重的基准无水碳酸钠约 0.15g，精密称定。加水 50ml 使溶解，加甲基红-溴甲酚绿混合指示液 10 滴，用待标定硫酸滴定液滴定至溶液由绿色转变为紫红色时，煮沸 2min，冷却至室温。继续滴定至溶液由绿色变为暗紫色。53.0mg 的无水碳酸钠相当于 0.05mmol 硫酸。

$$c_{H_2SO_4}=\frac{m_{Na_2CO_3}}{V_{H_2SO_4}\times 0.0530\times 2}$$

五、思考题

1. 测定阿司匹林肠溶片时应如何制供试品溶液？

2. 测定过程中加入乙醇的目的何在？

3. 测定阿司匹林肠溶片第一次用氢氧化钠滴定液滴定到酚酞显粉红色时，哪些基团被中和？再加入氢氧化钠滴定液（0.1mol/L）40ml，并加热 15min 的作用是什么？加热 15min 后，为什么要求迅速放冷至室温？

4. 测定阿司匹林肠溶片的含量时为什么要做空白试验？氢氧化钠滴定液的浓度可否为未知？可否不是 0.1mol/L？

实验十　磺胺嘧啶红外光谱的识别

一、实验目的

1. 掌握用图谱直接对比法和谱线检索表法识别磺胺类药物的红外吸收图谱。

2. 了解用红外分光光度计绘制红外光谱的操作过程。

二、实验原理

分子吸收红外光后，振动能增加。不同化合物中的同种基团，振动频率一般比较接近。在红外光谱图中同种基团吸收峰的位置大致相同，可以利用基团特征吸收峰的位置、强度等对化合物进行鉴别。同种化合物的红外光吸收图谱基本相同。

三、实验步骤

1. 磺胺嘧啶红外光吸收图谱的绘制

取磺胺嘧啶供试品约1mg，置玛瑙研钵中，加200目光谱纯干燥的溴化钾200mg，充分研磨混匀后，移置于直径为13mm的压模中。用冲头将样品铺布均匀，把模具放入油压机，压模与真空泵相连，抽气约2min后，加压至（0.8～1）$\times 10^6$kPa，保持压力2～5min。除去真空，缓缓减压至常压，取下模具，得厚约1mm的透明溴化钾片，用目视检查应均匀无明显颗粒。用镊子将溴化钾样品片置片架上，放于红外分光光度计的测定光路中。另在参比光路中置一按同法制成的空白溴化钾片作为补偿。从波数400～4000cm^{-1}绘制红外光吸收图谱。

2. 磺胺嘧啶红外光吸收图谱的识别

将所得图谱与本书图8-1及表8-6比较，用箭头标明特征吸收峰的位置，按本书第八章第三节的方法，用实验所得图谱编制“谱线检索表”与磺胺嘧啶标准图谱的谱线检索表比较应一致。如不能通过实验绘制红外光吸收图谱，也可用本实验教材提供的图1练习磺胺嘧啶红外光吸收图谱的识别。

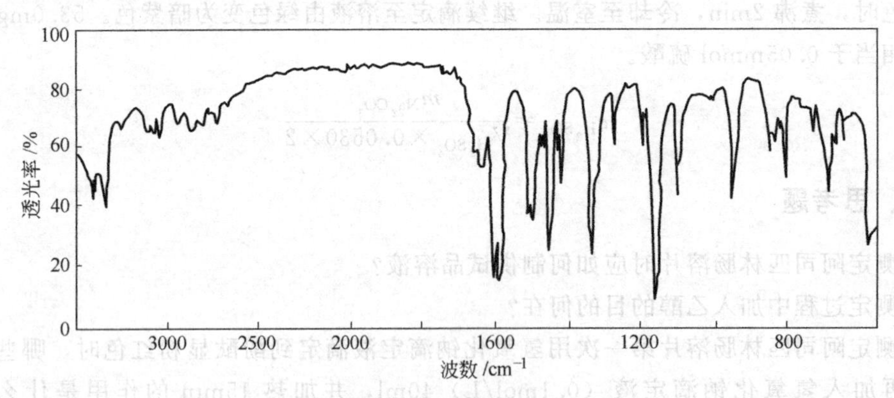

图1 磺胺嘧啶的红外光吸收图谱

四、说明

（1）对溴化钾的质量要求是：用溴化钾制成空白片，以空气作参比，录制光谱图，基线应大于75%透光率。除在3440cm^{-1}及1630cm^{-1}附近因残留或附着水而呈现一定的吸收峰外，其他区域不应出现大于基线3%透光率的吸收谱带。

（2）样品的纯度应大于98%，且不应含有水分，否则杂质和水的吸收峰将干扰红外吸收图谱。

（3）由于溴化钾片有吸湿性，所以室内的湿度要小，可在室内放置干燥剂或安置抽湿机。

（4）压片模具用过以后，要用干燥洁净的绸布将各部分擦拭干净，置干燥器中保存。

（5）样品片的制备和图谱的绘制应按照药典委员会编订的《药品红外光谱集》（2005年版）的规定进行。

（6）由于各种型号的仪器性能不同，样品晶型变化、样品制备时研磨程度的差异或吸水程度不同等原因，均会影响光谱的形状。核对图谱时应要求与标准图谱基本一致，不宜要求完全相同，必要时可用对照品同样绘制图谱，在消除了测定条件的差异之后，再进行对比。

实验十一　维生素A胶丸的含量测定

本品系取合成的维生素A，加鱼肝油或精炼食用植物油（在0℃左右脱去固体脂肪）溶解和调整浓度后制成。每丸含维生素A应为标示量的90.0%以上。

一、实验目的

掌握紫外-可见分光光度法测定维生素A含量的基本原理及校正公式的应用，学习胶丸制剂分析的基本操作。掌握胶丸制剂分析的基本操作程序。

二、测定原理

维生素A醋酸酯的环已烷溶液在328nm波长处有最大吸收，其$E_{1cm}^{1\%}=1530$，而其所含杂质的不相关吸收在316～340nm之间为一条直线，因此采用三点校正法测其含量可消除杂质的干扰。

三、实验步骤

1. 胶丸内容物平均重量的测定

取标示量为25000IU的维生素A胶丸20粒，精密称定。逐个用清洁干燥的注射器将内容物抽出备用，再将其置于培养皿中，用镊子夹住，用刀片切开丸壳，用乙醚逐个洗涤丸壳3次，直至将丸壳内的油洗净；将丸壳置通风处，使乙醇挥尽。精密称定丸壳的重量，由20粒胶丸的总重量与丸壳重量之差求出胶丸内容物的平均重量。

2. 供试品溶液的制备和含量测定

用清洁干燥的滴管吸取上述内容物约1g，置于50ml烧杯中。用减重法精密称取维生素A胶丸内容物约0.3g置于100ml量瓶中，用环已烷稀释至刻度，摇匀。精密量取2ml于另一个100ml量瓶中，加环已烷稀释至刻度（稀释50倍），制成每1ml中含9～15IU的供试品溶液。配制3份供试品溶液，照紫外-可见分光光度法，分别测定其吸收峰的波长，并在下列各波长处测定吸光度。计算在波长328nm处各吸光度的比值和波长328nm处的$E_{1cm}^{1\%}$值。数据如下：

波长/nm	300	316	328	340	360
吸光度比值	0.555	0.907	1.000	0.811	0.299

如果吸收峰波长在326～329nm之间，且所测得各波长吸光度比值不超过上表中规定比值的±0.02，可用下式计算含量。

每1g供试品中含有的维生素A的单位$=E_{1cm}^{1\%}(328nm)\times1900$

如果吸收峰波长在326～329nm之间，但所测得的各波长吸光度比值超过上表中规定比值的±0.02，则按下式求出校正后的吸光度，然后再计算含量。

$$A_{328nm(校正)}=3.52\times(2A_{328nm}-A_{316nm}-A_{340nm})$$

如果在328nm处的校正吸光度与未校正吸光度相差不超过±3.0%，则不用校正吸光度，仍以未校正的吸光度计算含量。

$$标示量\%=\frac{每1g内容物含维生素A的单位数\times平均装量}{标示量}\times100\%$$

如果校正吸光度与未校正吸光度相差在－15％～＋3％之间，则以校正吸光度计算含量。

按上述方法计算3次测定结果，求出平均含量。

如果校正吸光度超过未校正吸光度的－15％～－3％的范围，或者吸收峰波长不在326～329nm之间，则供试品需按皂化提取法进行（参照本书第九章第二节）。

四、说明

(1) 维生素A遇光易氧化变质，故操作应在半暗室中快速进行，测定中所用的乙醚必须不含过氧化物。

(2) 本实验系按计算分光光度法选用三点校正测定，316nm和340nm均在本品吸收曲线的陡峭部分。若仪器波长不够精确时，即会带入较大误差，故测定前应对所用仪器进行精细校正和检定。

(3) 所用注射器及刀片必须清洁干燥，用后应以乙醇洗涤干净，不得沾污。

(4) 测定中所用溶剂环己烷在300～360nm之间的吸光度不得超过0.05，用前应进行检查。

五、思考题

1. 紫外-可见分光光度法测定维生素A胶丸含量时，干扰物质有哪些？如何除去干扰？

2. 含量计算中“1900”和$E_{1cm}^{1\%}$（328nm）的物理含义是什么，如何导出？维生素A胶丸内容物的$E_{1cm}^{1\%}$（328nm）和维生素A的$E_{1cm}^{1\%}$（328nm）有何不同？

3. 本实验中所用乙醚为何不能含有过氧化物？如何除去乙醚中的过氧化物？

4. 本实验所用环己烷为何在300～360nm之间不得有特殊吸收？

实验十二　维生素E片的气相色谱测定

一、实验目的

1. 掌握气相色谱仪的一般操作技术和用气相色谱法测定维生素E片的方法。熟悉用气相色谱法测定维生素E片含量的原理和操作方法。

2. 熟悉从气相色谱图中读取样品峰和内标物峰的保留时间、峰响应值，并能计算理论板数、分离度、校正因子和样品含量。

二、实验原理

在一定温度下，流动相载气携带样品通过固定相时，样品中各成分在两相中分配系数不同，经多次分配后各成分彼此分离，用检测器检测各成分并测定含量。

三、维生素E片含量测定

1. 操作条件

(1) 色谱柱　2m×4mm（内径）玻璃管色谱柱；以硅酮（OV-17）为固定相，涂布于经酸洗并硅烷化处理的硅藻土或高分子小球上，涂布浓度为2％；或以HP-1毛细管柱（100％二甲基聚硅氧烷）为分析柱；柱温为265℃；理论板数（n）按维生素E峰计算应不低于500（填充柱）或5000（毛细管柱）；如果测得理论板数低于500，应改变色谱柱条件

（柱长、内径、担体性质或固定液涂布量等），使理论板数达到要求。《中国药典》2005年版（二部）规定维生素E峰与内标物峰的分离度应大于1.5。

（2）检测器　氢火焰离子化检测器（FID），温度275～285℃。

（3）气化室　温度275℃。

（4）气体流量　以氢气为燃气，空气为助燃气，氮气为载气；N_2，50ml/min；H_2，50ml/min；空气，500ml/min。

（5）纸速　10mm/min。

（6）内标溶液　取正三十二烷，精密称定，加正己烷溶解并稀释成每1ml中含1.0mg的溶液，摇匀。

（7）进样量　1～3μl。

2. 操作步骤

（1）标准溶液的制备　取维生素E对照品约20mg，精密称定，置棕色具塞锥形瓶中，精密加入内标溶液10ml，密塞，振摇使溶解。

（2）供试品溶液的制备　取本品10片，精密称定，研细。精密称取粉末适量（约相当于维生素E20mg），置棕色具塞锥形瓶中，精密加入内标溶液10ml，密塞。振摇使维生素E溶解，静置，取上清液作为供试品溶液。

（3）取标准溶液和供试品溶液，分别注入色谱仪，每次1～3μl，共测3～5次，记录色谱图（见第九章图9-1）。测出内标物、对照品和供试品的保留时间、峰面积，计算理论板数、分离度和校正因子，并用3～5次实验的平均值计算供试品的含量。

3. 计算

（1）系统适用性试验

理论板数：
$$n=5.54\left(\frac{t_R}{W_{h/2}}\right)^2$$

分离度：
$$R=\frac{2(t_{R2}-t_{R1})}{W_1+W_2}$$

校正因子：
$$f=\frac{\frac{A_S}{m_S}}{\frac{A_R}{m_R}}$$

（2）含量测定

$$维生素E标示量(\%)\frac{f\frac{A_X}{A_S'}m_S'\times平均片重}{m_X\times标示量}\times100\%$$

式中 A_S——内标物的峰面积；

A_R——对照品的峰面积；

A_X——供试品的峰面积；

m_S——加入内标物的质量；

m_R——加入对照品的质量；

m_X——供试品的含量。

$$标示量(\%)=\frac{(m_X/V_X)\times1000\times10\times1/1000\times平均片重}{m_S\times标示量}\times100\%$$

式中，平均片重和标示量均以毫克为单位，m_X/V_X为每1μl供试品溶液中所含维生素E的微克数，10为供试品溶液总体积（ml），乘1/1000将微克换算为毫克，乘1000将每微升中的微克换算为每 1ml 中的微克数。

四、说明

1. 使用气相色谱仪时应严格遵守操作规程。

2. 安放气相色谱仪的实验室及氢气钢瓶附近严禁烟火。

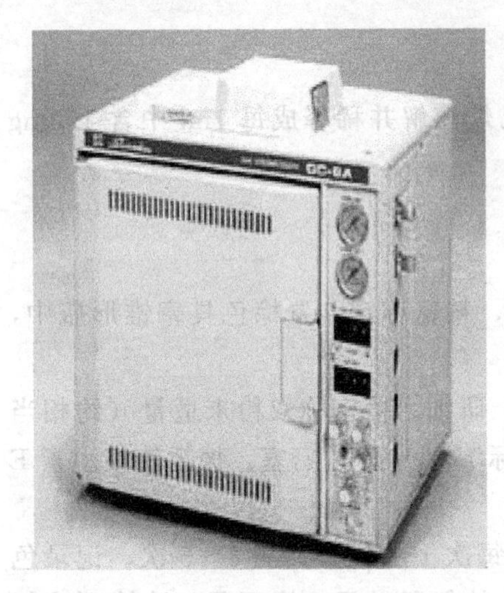

图 2　GC-8A 气相色谱仪

3. 实验完毕，待载气、氢气的流量降至零位时，最后关闭钢瓶上的减压阀及主机的稳压阀门。

4. 用微量注射器进样时，用手捏住针头以防弯折，同时进样的速度要快。

5. GC-8A 气相色谱仪操作规程

GC-8A 气相色谱仪见图 2。

（1）载气 N_2　开启载气钢瓶总阀，调节减压阀至瓶阀的次级压力为 700～800kPa；然后调节仪器的载气即氮气总压力调节阀，使主压力表（PRIMARY）显示 600kPa，并调节载气流量控制阀至所需的载气流量。

（2）设定所需的 INJ/DET 及 COL 温度。

（3）开启气相色谱仪电源开关，并通过温度读出（TEMP READOUT）监控各部件的温度情况，并证实温度已稳定于预设值。

（4）供空气和 H_2 至 FID 检测器　先后开启空气压力控制旋钮调节空气及 H_2 至所需的压力。

（5）FID 点火　分别调节色谱仪的空气压力表为 10～20kPa，H_2 压力为 90kPa，然后用点火器在 FID 顶部点火，并用光亮的金属表面在 FID 顶部检查有无水蒸气形成（如有，表示已点火）。

（6）调节空气及氢气气流计　点火后，分别调节空气及 H_2 至分析时所需的压力［一般为 40～60kPa（约相当 400～600ml/min）］，将仪器预热约 1h。

（7）设定 FID 控制点的极性、范围及衰减至分析的适合位置。

（8）开启 C-R6A 数据处理机电源开关（如电源电压不稳，需接电源稳压器，并确证电压为 220V±22V）。

（9）通过数据处理和键盘的操作检查色谱零点，移动记录笔至原点，设定有关参数，并列参数值：

① 检查色谱原点　依次按 PRINT CTRL LEVEL ENTER 键打印出色谱零点（CTRL LEVEL：在按下 CTRL 键时，按 LEVEL 键；并在释放 LEVEL 键后释放 CTRL 键），色谱零点的偏离值应在－1000～5000 的范围，否则应使用仪器的零调旋钮进行调节。

② 依次按 SHIFT DOWN LIST WIDTH ENTER 键，列出参数组。

（10）进样分析　用微量注射器把定量的样品注入，按下 START 键，数据处理和开始记录色谱图，在分析完后，按 STOP 键，数据处理机停止色谱记录，并按面积归一化法打印出计算结果。

（11）分析操作完成后，依次操作如下：关闭数据处理机电源；关 H_2 钢瓶总阀；设定初始温度至20℃，按RESET，打开柱室门；设定INJ/DET温度至0℃；在确认INJ/DET及COL的温度降至100～150℃后关主机电源；关闭空气、N_2及H_2气流（把各种气体钢瓶的阀门及仪器中各气路的旋钮处于关闭位置）。

（12）注意事项

① 仪器应有熟悉业务的专人维护保养，操作人员应事先熟悉仪器性能并确定仪器处于正常情况下才可使用。使用后，每次应做好使用记录。

② 仪器气路密封性能要良好，其气路的各接口要严格检查、试漏。由于分析操作需使用H_2气，要特别注意安全，操作期间仪器室必须保持通风良好。

③ 检品必须在一定温度下得到气化才检测。

④ 进样口的密封橡胶粒，经进样几十次后，应注意更换。

⑤ 检测室温度应高于柱温，不得低于150℃，以防止水气凝结，有高沸点组分时，温度必须高于组分的最高沸点，以防在管路凝聚。

⑥ 气体钢瓶压力低于0.7MPa，应停止使用。

⑦ 分析操作完毕后，要切断电源，检查仪器的各个开关设置是否正确。

⑧ 仪器应定期进行检定。

五、思考题

1. 气相色谱定量的方法有哪几种？内标法有何优点？

2. 如果色谱柱的理论板数低于要求值，应改变哪些条件才可改善柱的性能？

3.《中国药典》1977年版原用铈量法测定维生素E含量，而《中国药典》1995年版、2000年版和2005年版改用气相色谱法测定维生素E，这样改进的优点是什么？

4.《中国药典》1985年版测定维生素E时用十六酸十六醇酯作内标。而《中国药典》1995年版、2000年版和2005年版改用正三十二烷作内标，这样改进的优点是什么？

5. 根据实验记录，计算每1ml标准溶液或供试品溶液中含内标物、维生素E对照品各多少微克？

6. 在本实验中用标准溶液记录的气相色谱图上标明形成各色谱峰的物质名称、保留时间、峰宽、峰高、半峰宽和蜂面积，并依此计算理论板数、分离度和校正因子，判断系统适用性试验是否符合规定。

7. 在本实验中用供试品溶液记录的气相色谱图上，标明形成各色谱峰的物质名称、保留时间、峰宽、峰高和峰面积，分别用峰高和峰面积计算供试品的含量。《中国药典》2005年版规定用峰高还是用峰面积计算含量？

实验十三　注射用青霉素钠的鉴别和含量测定

一、实验目的

掌握青霉素钠的鉴别和含量测定方法。

二、测定原理

青霉素的β-内酰胺环在碱性溶液中水解，生成青霉噻唑酸，进一步水解生成青霉胺。在

pH4.6的条件下，青霉胺可与汞离子（Hg^{2+}）按1：1的比例生成络合物。按1：1配合后，发生电位突跃，指示到达终点。绘制*E-V*曲线、一阶导数和二阶导数滴定曲线，根据曲线即可确定滴定终点。

三、实验步骤

1. 鉴别［此部分按《中国药典》2005年版（二部）］

鉴别 （1）在含量测定项下记录的色谱图中，供试品溶液主峰的保留时间应与对照品溶液主峰的保留时间一致。

（2）本品的红外吸收图谱应与对照的图谱（光谱集222图）一致。

（3）本品显钠盐的火焰反应［《中国药典》2005年版（二部）附录Ⅲ］。

2. 检查

结晶性 取本品少许，依法检查［《中国药典》2005年版（二部）附录Ⅸ D］，应符合规定。

酸碱度 取本品，加水制成每1ml中含30mg的溶液，依法测定［《中国药典》2005年版（二部）附录Ⅵ H］，pH值应为5.0～7.5。

溶液的澄清度与颜色 取本品5份，各0.3g，分别加水5ml使溶解，溶液应澄清无色；如显浑浊，与1号浊度标准液［《中国药典》2005年版（二部）附录Ⅸ B］比较，均不得更浓；如显色，与黄色或黄绿色1号标准比色液［《中国药典》2005年版（二部）附录Ⅸ A第一法］比较，均不得更浓。

吸光度 取本品，加水制成每1ml中含1.80mg的溶液，照紫外-可见分光光度法［《中国药典》2005年版（二部）附录Ⅳ A］，在280nm的波长处测定吸光度，不得大于0.10；在264nm的波长处有最大吸收，吸光度应为0.80～0.88。

青霉素聚合物 照分子排阻色谱法［《中国药典》2005年版（二部）附录Ⅴ H］测定。

色谱条件与系统适用性试验 用葡聚糖凝胶G-10（40～120μm）为填充剂，玻璃柱内径1.3～1.6cm，柱高度30～40cm。以pH7.0的0.1mol/L磷酸盐缓冲液［0.1mol/L磷酸氢二钠溶液－0.1mol/L磷酸二氢钠溶液（61：39）］为流动相A，以水为流动相B；流速为每分钟1.5ml；测定波长为254nm。分别以流动相A、B为流动相，取0.1mg/ml蓝色葡聚糖2000溶液200μl，注入色谱仪，理论板数按蓝色葡聚糖2000峰计算均不得低于700。拖尾因子均应小于2.0。在两种流动相系统中蓝色葡聚糖2000峰的保留时间的比值应在0.93～1.07之间，对照溶液主峰和供试品溶液中聚合物峰与相应色谱系统中蓝色葡聚糖2000峰的保留时间的比值均应在0.93～1.07之间。另以流动相B为流动相，精密量取对照品溶液200μl，连续进样5次，峰面积的相对标准偏差应不大于5.0%。

对照溶液的制备 取青霉素对照品约20mg，精密称定，加水溶解并定量稀释制成每1ml中约含0.1mg的溶液。

测定法 取本品约0.4g，精密称定，置10ml量瓶中，加水溶解并稀释至刻度，摇匀，立即精密量取200μl，注入色谱仪，以流动相A为流动相进行测定，记录色谱图；另精密量取对照溶液200μl，注入色谱仪，以流动相B为流动相，同法测定。按外标法以峰面积计算，含青霉素聚合物以青霉素计不得过0.08%。

水分 取本品，照水分测定法［《中国药典》2005年版（二部）附录Ⅷ M第一法A］测定，含水分不得过0.5%。

细菌内毒素 取本品，依法检查［《中国药典》2005年版（二部）附录Ⅺ E］，每100

青霉素单位中含内毒素的量应小于 0.01EU。

无菌 取本品，用青霉素酶法灭活后或用适宜溶剂溶解后，转移至不小于 500ml 的 0.9%无菌氯化钠溶液中，用薄膜过滤法处理后，依法检查［《中国药典》2005 年版（二部）附录Ⅺ H］，应符合规定。

（1）取标示量为 0.24g 的供试品 1 瓶，除去瓶盖，倾出一半的内容物置试管中，加水 50ml 溶解后，加稀盐酸，即发生白色沉淀。将沉淀分为 5 份，分别加入醋酸戊酯、乙醇、乙醚、三氯甲烷和过量的盐酸，振摇，均应溶解（注：供试品用量可酌减）。

（2）本品的红外光吸收图谱应与《药品红外光谱集》(2005) 对照的图谱一致。

按照红外光谱集第 222 图，找出吸光度最大的前 10 个吸收峰，按吸光度由大到小的顺序列出相应的吸收峰波数和形成这些吸收的有关基团。

（3）本品显钠盐的火焰反应。取铂丝，用盐酸湿润后，蘸取供试品，在无色火焰中燃烧，火焰即显持久的鲜黄色。

3. 含量测定

（1）《中国药典》1995 年版和 2000 年版（二部）青霉素钠含量测定方法用硝酸汞滴定。

取标示量为 0.24g 的供试品 5 瓶，除去铝盖，倾出内容物，测定平均装量，混匀后，作为供试品。精密称定本品约 50mg 于 150ml 烧杯中，加水 5ml 溶解后，加 1mol/L NaOH 溶液 5ml，摇匀，放置 15min，加 1mol/L HNO_3 溶液 5ml，醋酸盐缓冲液（pH4.6）20ml 及水 20ml，摇匀。

将烧杯置电磁搅拌器上，浸入铂电极作为指示电极，汞-硫酸亚汞电极为参比电极，搅拌，装置见图 1、图 2 所示。在 35～40℃，自滴定管中分次滴加 $Hg(NO_3)_2$ 滴定液（0.02mol/L），缓慢滴加（控制滴加过程约为 15min），不计第一个等当点，滴定至近终点前（第二等当点），则应每次加入少量，搅拌并记录电位，至突跃点已过，仍应继续滴加几次滴定液，并记录 $V_{Hg(NO_3)_2}$ 和电位。每 1ml $Hg(NO_3)_2$ 滴定液（0.02mol/L）相当于 7.128mg 的总青霉素（按 $C_{16}H_{12}N_2NaO_4S$ 计算）。

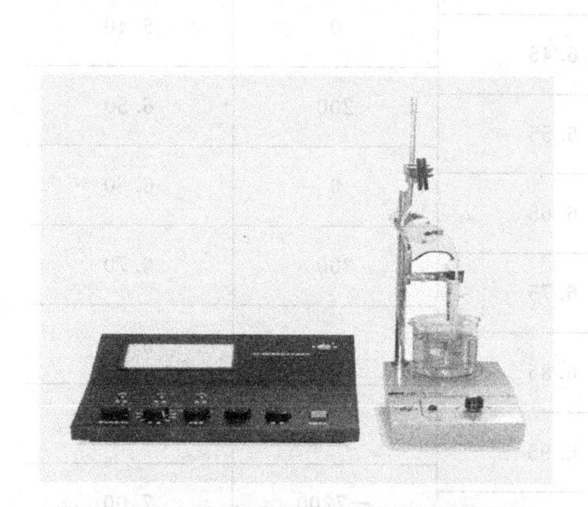

图 1 用 pH 计进行电位滴定的实物图

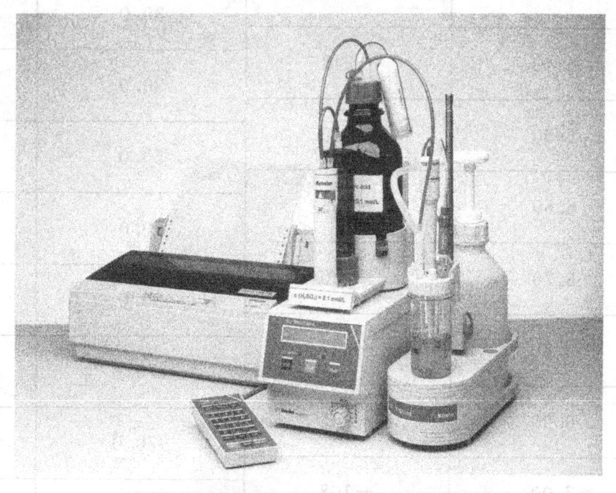

图 2 Metrohm-716 电位滴定仪

另取本品约 0.5g，精密称定，加水与上述醋酸盐缓冲液各 25ml，振摇使完全溶解，在室温下立即用 $Hg(NO_3)_2$ 滴定液（0.02mol/L）滴定。终点判断方法同上。每 1ml $Hg(NO_3)_2$ 滴定液（0.02mol/L）相当于 7.128mg 降解物（按 $C_{16}H_{12}N_2NaO_4S$ 计算）。每 1mg 的 $C_{16}H_{12}N_2NaO_4S$ 相当于 1670 青霉素单位。

按上法平行测定三次，求出平均值。

用电位滴定法测定终点时，通常以一阶导数的极大值对应的体积确定滴定终点，或以二阶导数过零时的体积确定终点，可以用绘图法或内插法求出终点体积，有关终点附近的数据处理见表 1。以表 1 中①、②栏数据绘制 E-V 曲线，以③、④栏数据绘制 $\Delta E/\Delta V$-$\overline{V}$曲线，以⑤、⑥栏数据绘制 $\Delta^2 E/\Delta V^2$-$\overline{V}^1$ 曲线。有关滴定曲线见图 3。

用内插法计算终点的公式为：

$$V=V_{上}+\frac{\left(\frac{\Delta^2 E}{\Delta V^2}\right)_{上}}{\left(\frac{\Delta^2 E}{\Delta V^2}\right)_{上}-\left(\frac{\Delta^2 E}{\Delta V^2}\right)_{下}}\times (V_{下}-V_{上})$$

表 1　硝酸汞电位滴定法测定青霉素含量的数据

① 滴定液体积 V/ml	② 电位 E/mV	③ 一阶导数($\Delta E/\Delta V$)	④ $\overline{V}$/ml	⑤ 二阶导数 ($\Delta^2 E/\Delta V^2$)	⑥ $\overline{V}^1$/ml
1.00	−357				
		0	1.50		
2.00	−357			−13	2.00
		13.0	2.50		
3.00	−370			86	3.00
		73.0	3.50		
4.00	−297			−52	4.00
		21.0	4.50		
5.00	−276			−2	5.00
		19.0	5.50		
6.00	−257			210	5.78
		40.0	6.05		
6.10	−253			−25	6.12
		35.0	6.20		
6.30	−246			−50	6.28
		30.0	6.35		
6.40	−243			0	6.40
		30.0	6.45		
6.50	−240			200	6.50
		50.0	6.55		
6.60	−235			0	6.60
		50.0	6.65		
6.70	−230			300	6.70
		80.0	6.75		
6.80	−222			900	6.80
		170.0	6.85		
6.90	−205			8000	6.90
		970.0	6.95		
7.00	−108			−7200	7.00
		250.0	7.05		
7.10	−83			−610	7.15
		67.0	7.25		
7.40	−63				

① E-V 曲线法　以滴定液体积（V）为横坐标，电位（E 或 pH）为纵坐标，得 E-V 曲

线。曲线突跃部分的转折中心点（拐点）为滴定终点［见图 3（a）］。

② $\Delta E/\Delta V$-$\bar{V}$ 曲线法（一阶导数法） 以滴定液平均体积（$\bar{V}$）为横坐标，前后两次滴定的电位差（ΔE 或 ΔpH）和滴定液体积差（ΔV）之比为纵坐标，得 $\Delta E/\Delta V$-V 曲线。曲线的极大值对应的体积即为滴定终点［见图 3（b）］。

③ $\Delta^2 E/\Delta V^2$-$\bar{V}^1$ 曲线法（二阶导数法） 以滴定液体积（$\bar{V}^1$）为横坐标，前后两次滴定的 $\Delta E/\Delta V$（ΔpH/ΔV）之差和滴定液体积差（ΔV）之比（$\Delta^2 E/\Delta V^2$）为纵坐标，得 $\Delta^2 E/\Delta V^2$-$\bar{V}^1$ 曲线。曲线中 $\Delta^2 E/\Delta V^2=0$ 处的体积即为滴定终点［见图 3（c）］。

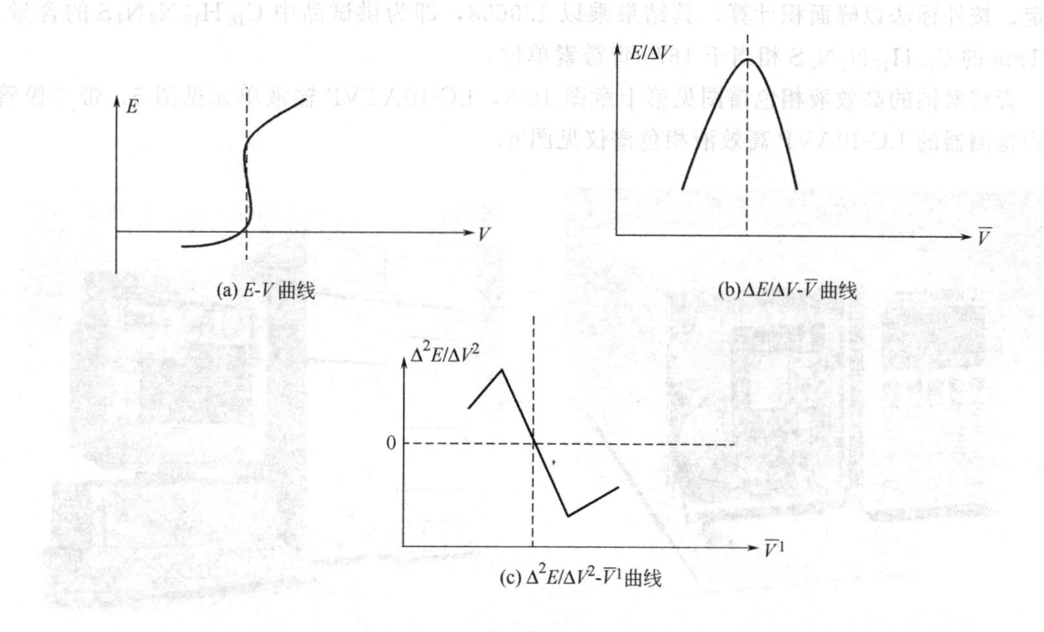

图 3 E-V 曲线、$\Delta E/\Delta V$-$\bar{V}$ 曲线及 $\Delta^2 E/\Delta V^2$-$\bar{V}^1$ 曲线

图 4 为按第十章表 10-1 的数据画出的一阶导数和二阶导数滴定曲线图。

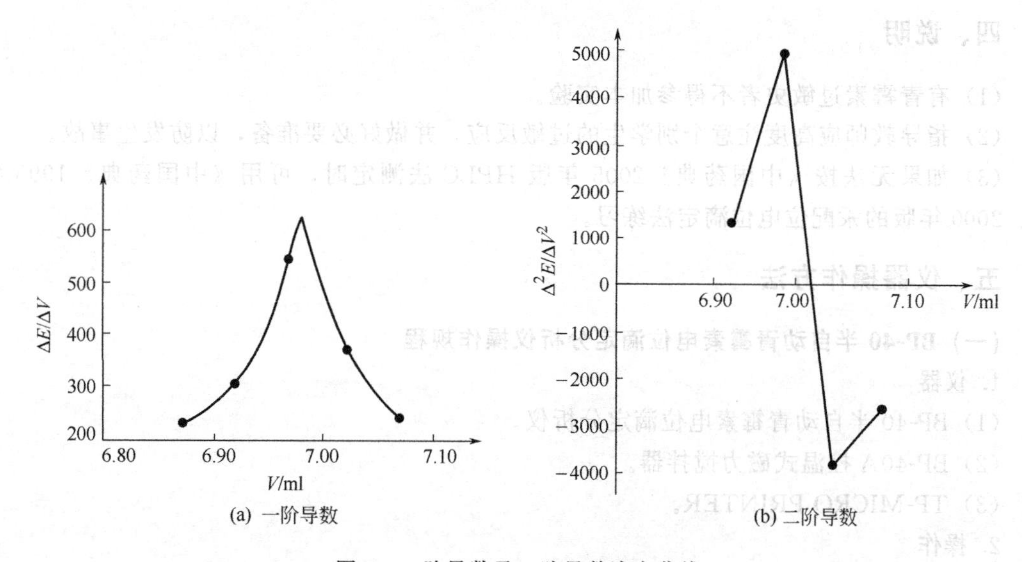

图 4 一阶导数及二阶导数滴定曲线

(2)《中国药典》2005 年版（二部）青霉素钠含量测定方法改用高效液相色谱法。

色谱条件与系统适用性试验　用十八烷基硅烷键合硅胶为填充剂；以 0.1mol/L 磷酸二氢钾溶液（用磷酸调节 pH 值至 2.5）-乙腈（70：30）为流动相；检测波长为 225nm；流速为每分钟 1ml。取青霉素对照品和 2-苯乙酰胺各适量，加水制成每 1ml 中含各约 0.2mg 的混合溶液，取 20μl 注入液相色谱仪，记录色谱图，色谱峰流出顺序为 2-苯乙酰胺、青霉素，两峰之间的分离度应不小于 2.0。理论板数按青霉素峰计算不低于 1600。

测定法　取本品适量，精密称定，加水溶解并定量稀释制成每 1ml 中约含 0.5mg 的溶液，摇匀，精密量取 10μl，注入液相色谱仪，记录色谱图；另取青霉素对照品适量，同法测定。按外标法以峰面积计算，其结果乘以 1.0658，即为供试品中 $C_{16}H_{17}N_2N_4S$ 的含量。每 1mg 的 $C_{16}H_{17}N_2N_4S$ 相当于 1670 青霉素单位。

青霉素钠的高效液相色谱图见第十章图 10-3，LC-10ATVP 输液单元见图 5，带二极管阵列检测器的 LC-10AVP 高效液相色谱仪见图 6。

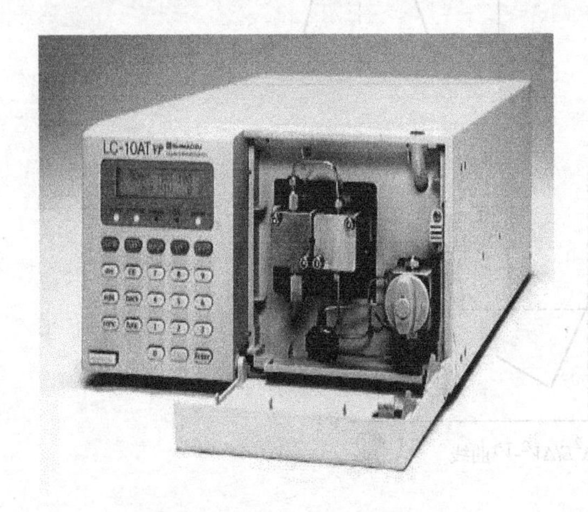

图 5　LC-10ATVP 输液单元

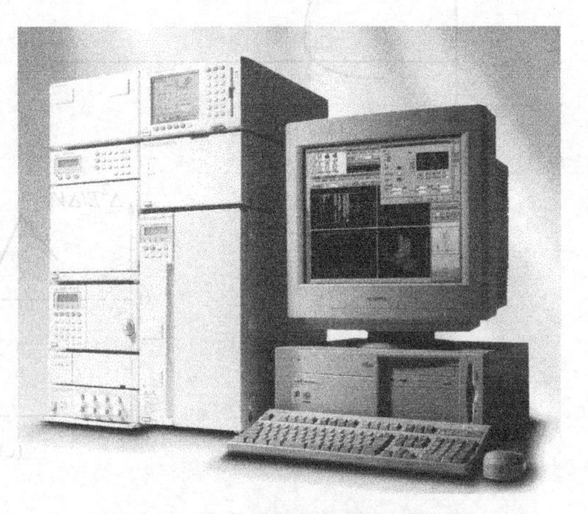

图 6　带二极管阵列检测器的 LC-10AVP 高效液相色谱仪

四、说明

(1) 有青霉素过敏史者不得参加本实验。

(2) 指导教师应高度注意个别学生的过敏反应，并做好必要准备，以防发生事故。

(3) 如果无法按《中国药典》2005 年版 HPLC 法测定时，可用《中国药典》1995 年版、2000 年版的汞配位电位滴定法练习。

五、仪器操作方法

（一）BP-40 半自动青霉素电位滴定分析仪操作规程

1. 仪器

(1) BP-40 半自动青霉素电位滴定分析仪。

(2) BP-40A 控温式磁力搅拌器。

(3) TP-MICRO PRINTER。

2. 操作

(1) 连接好线路，把水注入水浴恒温槽。

（2）打开电源开关，按下 set 按键，设定水浴槽温度（38±1）℃。

（3）安装电极。

（4）调节磁力搅拌器的旋转速度，把用小烧杯装好的试样放在搅拌器上，放进搅拌子，把电极插入溶液中，打开搅拌器开关。

（5）打开 BP-40 半自动青霉素电位滴定分析仪开关。

（6）上电后，按 复位 + C 键，按 功能选择 键选择测定（测定灯亮）。

（7）按 输入 键，输入下列所需的数据

子相目号	内容	输入位数
01	年	XX
02	月、日	XX XX
03	时间	XXXX
04	检测人员代号	XX
05	检验代号	XX
06	滴剂浓度 c	0.0XXXX
07	批号	最多八位
08	样品重量 W（mg）	XX.XXX

（8）输毕，进行电位值的测定

① 按 运行 键，则 运行 、 滴定 、 电位 指示灯亮。

② 加入滴定液，输入每次滴定液的体积，按 输入 键。

③ 完成所有滴定后，按 打印选择 键，选择 停止 指示灯亮，按 停止 键，随即给出结果，上排窗口显示终点体积，下排窗口显示百分含量。

④ 如果要打印结果，按 打印选择 键至 图文 指示灯亮，按 停止 键，打印结果。

（9）实验完毕后，关闭仪器电源开关；清洗电极；倒掉水浴槽的水；盖上防尘罩。

（二）SP8800 型高效液相色谱仪的操作方法

1. 仪器组成及电源

仪器组成　本仪器由 SP8800 三元梯度泵、Spectra100 型 UV-Vis 检测器和 SP4270 型积分仪组成，3 个部件均各有电源插头。

接通电源　将电源插头分别插入插座后，依次打开泵、检测器、积分仪的电源开关。

2. SP8800 泵参数设定

打开排液阀按〔PURGE〕键，进行冲洗泵的操作，待无气泡逸出后，按〔STOP〕键停泵。

用“EDIT”编辑文件

按〔EDIT〕键，显示 File　Max　PSI Min PSI

1　6000　0

逐项输入最高和最低压力值，并按〔ENTER〕键，接着显示：

Time	%A	%B	%C	Flow
0.0	100	0.0	0.0	0.0

按实验所要求的梯度设置依次输入并按〔ENTER〕键，若作等度分析时，可将 A、B、

C 任一项下输入 100，Flow 项下输入流量即可，按〔STATUS〕键结束编辑。

依次按［INITIALIZE］、［X］（文件号，数字）、［ENTER］键，启动泵，对色谱柱进行平衡，待［READY］指示灯亮，表示柱压已稳定，可开始测定操作。

3. Spectra100 型紫外检测器参数设定

手动设定所选用的检测波长。设定提升时间（rise time）通常用 1s。检测器可按规定接记录仪或积分仪。使用记录仪时，设定量程（Ra 柱冲洗），调零。必要时按说明书方法检查 D_2 灯能量。

4. SP4270 型积分仪基本参数设定

SP4270 型积分仪具三功能键盘，每个键下方为功能，左上方为数字及标点符号，右上方为字母，操作时根据需要按〔SHIFT〕键变换功能。

积分仪自动打印出 DATE 和 TIME 字样后，按 MO/DA/YR（月/日/年）及 HH：MM：SS（时：分：秒）的格式输入日期和时间，输入完毕后按〔ENTER〕键。

色谱系统平衡后，按〔LEVEL〕键，打印出的数字应在 1000±2 左右，如超过，可按检测器的调零键使达到，如仍不能达到，则按积分仪的〔Zero〕键，或等待色谱系统稳定后，再按〔LEVEL〕键。

按〔PTEVAL〕键，50s 后打印出 PT＝XX，为峰阈值，此值应在 12～200 之间，过大表示基线漂移，或在该时间内有峰流出，或检测器灵敏度太高。

按〔ATTEN〕键，输入色谱图衰减值，再按〔ENTER〕键。

按〔CHT SP〕键，输入色谱图纸速，再按〔ENTER〕键。

以上输入的参数与积分仪内存中的其他参数预设值，可以满足一般的液相色谱分析要求。如欲进行大量同一样品的自动分析或自动计算，则可按〔DIALOG〕键，通过人机对话方式输入所需参数。

5. 测定操作

检测器置零，进样阀手柄置 LODA 位置，将供试溶液注入进样阀。进样阀手柄转到 INJECT 位置，进样。立即按积分仪〔JNJA〕键，若是做梯度分析则立即依次按泵的〔RUN/PROG〕键，积分仪〔INJA〕键，开始采集色谱数据。出峰完毕后，再按〔INJA〕键，结束采集色谱数据。

6. 关机操作

全部测定完毕后，按规定用适当溶剂冲洗泵、进样器、柱和检测器。关各部件电源开关，并拔下各插头，做好使用登记。

六、思考题

1. 根据青霉素钠的结构与性质，说明用稀盐酸和有关溶剂鉴别该药的原理。

2. 用汞配位电位滴定法测定青霉素钠的含量时，为什么要加氢氧化钠溶液？为什么要放置 15min？为什么要调节 pH 为 4.6？为什么要在 35～40℃滴定？为什么滴定过程要控制为 15min？

3. 用 HPLC 色谱法测定青霉素钠的含量时，应注意什么？

4. 通常青霉素钠原料药中降解物的百分含量大约是多少？

5. 按实验结果计算每 1 瓶供试品的效价为多少？

实验十四 高效液相色谱法测定头孢拉定胶囊的含量

一、实验目的

掌握用反相高效液相色谱法（外标法）测定头孢拉定胶囊含量的原理和方法，并掌握用该法检查头孢氨苄限量的原理和方法。

实验仪器 高效液相色谱仪，微量进样器等仪器。

实验药品及试剂 头孢拉定胶囊、头孢拉定对照品、头孢氨苄对照品等。

二、实验原理

头孢拉定胶囊中含头孢拉定（$C_{16}H_{19}N_3O_4S$）应为标示量的90.0%～110.0%；所含头孢氨苄按外标法测定不得超过头孢拉定和头孢氨苄总量的6%。由于头孢氨苄的极性比头孢拉定的极性大，在反相柱色谱中，头孢氨苄的保留时间短，头孢拉定的保留时间长。

三、实验步骤

（一）测定平均装量

取本品20粒，精密称定总质量。倾出内容物（不得损失囊壳）；硬胶囊用小刷或其他适宜的用具拭净。再精密称定囊壳总质量。求出胶囊的平均装量。

（二）头孢拉定的测定

1. 色谱条件与系统适用性试验

用十八烷基硅烷键合硅胶为填充剂；水-甲醇-3.86%醋酸钠溶液-4%醋酸溶液（1565：400：30：6）为流动相，流速为每分钟0.7～0.9ml；检测波长为254nm。色谱图衰减参数AT＝32，纸速：0.5cm/min，峰阈值PT＝200。取头孢拉定对照品溶液10份和头孢氨苄对照贮备液（0.4mg/ml）1份，混匀，取10μl注入高效液相色谱仪测定。头孢拉定峰和头孢氨苄峰的分离度应大于2.0；计算数次进样结果，其相对标准差（RSD）不得过2.0%。理论板数按头孢拉定峰计应不小于2500。

2. 对照溶液的制备

取头孢拉定对照品约35mg，精密称定，置于50ml量瓶中，加流动相溶解并稀释至刻度，摇匀，即得。

3. 供试品溶液的制备与测定

取本品约70mg，精密称定，置于100ml量瓶中，加流动相溶解并稀释至刻度，摇匀，滤过，精密量取续滤液10μl注入高效液相色谱仪，定量环为10ml，进样量为定量环的5倍，即为进样50ml。记录色谱图（见第十章图10-6或本实验图1），同时用上述头孢拉定对照品溶液按此法同样测定作对照，计算出供试品中头孢拉定（$C_{16}H_{19}N_3O_4S$）的标示百分含量。

（三）头孢氨苄的限量检查

（1）对照品溶液的制备 取头孢氨苄对照品约20mg，精密称定，置于50ml量瓶中，加流动相约30ml，置超声波浴中使溶解，再加流动相稀释至刻度，摇匀（为贮备液），精密量取5ml，置另一个50ml量瓶中，加流动相稀释至刻度，摇匀作对照品溶液。

（2）色谱条件与系统适用性试验 与头孢拉定测定中所述相同。

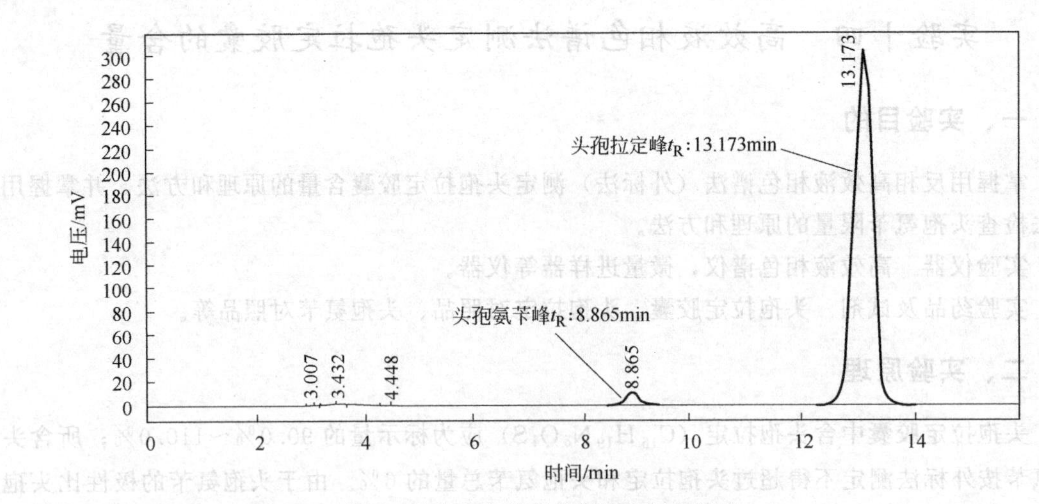

图 1　头孢拉定胶囊的高效液相色谱图

(3) 供试品溶液的制备　与头孢拉定测定中所述相同。

(4) 供试品中头孢氨苄的限量检查　精密量取供试品溶液 10μl 注入高效液相色谱仪，记录色谱图，同时用头孢氨苄对照品溶液按此法同样测定作对照，计算出供试品中头孢氨苄的标示百分含量。

结果计算

理论板数：$n=5.54\left(\frac{t_R}{W_{h/2}}\right)^2$

$$头孢拉定标示量(\%)=\frac{\frac{A_X}{A_R}\times c_R\times 平均片重}{c_{供}\times 标示量}\times 100\%$$

$$头孢氨苄标示量(\%)=\frac{\frac{A_X}{A_R}\times c_R\times 平均片重}{c_{供}\times 标示量}\times 100\%$$

实验十五　HPLC 法测定阿莫西林克拉维酸钾片的含量

一、实验目的

1. 掌握用 HPLC 法测定阿莫西林克拉维酸钾片的含量。
2. 熟练用外标法进行药品各成分的含量计算。

二、实验原理

高效液相色谱法系采用高压输液泵将规定的流动相泵入装有填充剂的色谱柱进行分离测定的色谱方法。注入的供试品，由流动相带入柱内，各成分在柱内被分离，并依次进入检测器，由记录仪、积分仪或数据处理系统记录色谱信号。

三、实验步骤

《中国药典》2005 年版（二部）中本品有 2∶1 或 4∶1 或 7∶1（阿莫西林与克拉维酸钾

标示量之比）三种剂型。规格为：

(1) 0.375g（$C_{16}H_{19}N_3O_5S$ 0.25g 与 $C_8H_9NO_5$ 0.125g）

(2) ①0.625g（$C_{16}H_{19}N_3O_5S$ 0.5g 与 $C_8H_9NO_5$ 0.125g）

②0.3125g（$C_{16}H_{19}N_3O_5S$ 0.25g 与 $C_8H_9NO_5$ 0.0625g）

(3) ①0.457g（$C_{16}H_{19}N_3O_5S$ 0.4g 与 $C_8H_9NO_5$ 0.057g）

②1.0g（$C_{16}H_{19}N_3O_5S$ 0.875g 与 $C_8H_9NO_5$ 0.125g）

含阿莫西林（$C_{16}H_{19}N_3O_5S$）和克拉维酸（$C_8H_9NO_5$）均应为标示量的90.0%～110.0%。

含量测定方法　照高效液相色谱法［《中国药典》2005年版（二部）附录Ⅴ D］进行测定。

色谱条件与系统适用性试验　用十八烷基硅烷键合硅胶为填充剂；以0.01mol/L磷酸二氢钾溶液（用2mol/L氢氧化钠溶液调节pH值至6.0)-乙腈（96∶4）为流动相；检测波长为220nm。理论板数按阿莫西林峰计算不低于2000，阿莫西林峰与克拉维酸峰的分离度应大于3.5。

测定法　取本品10片，研细，精密称取适量（约相当于1片的量），加水溶解并定量稀释成每1ml中含阿莫西林1.0mg的溶液，滤过，精密量取续滤液10μl，注入液相色谱仪，记录色谱图。另取阿莫西林对照品和克拉维酸对照品各适量，加水溶解并定量制成与供试品溶液相同浓度的混合溶液作为对照品溶液，同法测定。按外标法以峰面积分别计算供试品中$C_{16}H_{19}N_3O_5S$和$C_8H_9NO_5$的含量。

阿莫西林克拉维酸钾片的高效液相色谱图见第十四章图14-7。

四、结果计算

$$\text{阿莫西林标示量}(\%)=\frac{c_X\times\text{平均片重}}{c_{供}\times\text{标示量}}\times100\%=\frac{c_R\dfrac{A_X}{A_R}\times\text{平均片重}}{c_{供}\times\text{标示量}}\times100\%$$

式中　c_X——供试品的测定浓度；

$c_{供}$——供试品的配制浓度；

c_R——对照品的浓度；

A_X——供试品的峰面积或峰高；

A_R——对照品的峰面积或峰高。

$$\text{克拉维酸钾标示量}(\%)=\frac{c_X\times\text{平均片重}}{c_{供}\times\text{标示量}}\times100\%=\frac{c_R\dfrac{A_X}{A_R}\times\text{平均片重}}{c_{供}\times\text{标示量}}\times100\%$$

式中各符号意义同上。

实验十六　复方阿司匹林片的含量测定

一、实验目的

熟悉复方制剂含量测定的特点，掌握阿司匹林片中各成分含量的测定原理及操作方法。

二、处方［部颁标准（1989年）］

复方阿司匹林片简称APC片，收载于部颁标准（1989年）。含阿司匹林、非那西丁和咖啡因3种主要成分，可分别用中和法、亚硝酸钠法和碘量法测定其含量。

【处方】		
	阿司匹林	220g
	非那西丁	150g
	咖啡因	35g
	制成	1000片

本品每片中含阿司匹林（$C_9H_8O_4$）与非那西丁（$C_{10}H_{13}NO_2$）均应为标示量的95.0%～105.0%，含咖啡因（$C_8H_{10}N_4O_2 \cdot H_2O$）应为标示量的90.0%～110.0%。

三、测定原理

阿司匹林易溶于三氯甲烷，可用提取中和法测定其含量，非那西丁和咖啡因对此测定无干扰。用三氯甲烷从供试品中提取出阿司匹林后，用中和法测定其含量，从而避免了水溶性酸及辅料的干扰。阿司匹林的中和反应为：

$$C_6H_4(COOH)(OCOCH_3) + NaOH = C_6H_4(COONa)(OCOCH_3) + H_2O$$

非那西丁经水解后，用亚硝酸钠法测定其含量。水解过程中生成的水杨酸和不溶性辅料经滤过除去。供试品中的可溶性物质及其他成分不干扰非那西丁的测定。其反应为：

$$C_2H_5O\text{-}C_6H_4\text{-}NHCOCH_3 + H_2O \xrightarrow[\triangle]{\text{稀 } H_2SO_4} C_2H_5O\text{-}C_6H_4\text{-}NH_2 + CH_3COOH$$

$$2\,C_2H_5O\text{-}C_6H_4\text{-}NH_2 + 2NaNO_2 + 2H_2SO_4 \longrightarrow \left[C_2H_5O\text{-}C_6H_4\text{-}N^+\equiv N\right]_2 SO_4 + Na_2SO_4 + 4H_2O$$

终点指示反应为：

$$2I^- + NO_2^- + 2H^+ \longrightarrow I_2 + NO + H_2O$$

用稀硫酸溶解咖啡因，将不溶性辅料滤除。取滤液用碘量法测定咖啡因的含量，其他成分无干扰。其测定反应为（以B代表$C_8H_{10}N_4O_2 \cdot H_2O$）：

$$2B + 4I_2 + 3KI + H_2SO_4 \longrightarrow 2B \cdot HI \cdot I_4 \downarrow + K_2SO_4$$

$$I_2\ (\text{剩余}) + 2S_2O_3^{2-} \longrightarrow 2I^- + S_4O_6^{2-}$$

四、实验步骤

取本品20片，精密称定，算出平均片重，研细备用。

1. 阿司匹林含量测定

精密称取上述细粉约0.86～0.90g（约相当于阿司匹林0.4g），置100ml分液漏斗中，加水15ml，摇匀。用三氯甲烷振摇提取4次（第一次20ml，以后每次10ml），三氯甲烷液用同一份水 10ml 洗涤（即取 10ml 水先后洗 4 次三氯甲烷提取液）。合并三氯甲烷液于 100ml 烧杯中，置水浴上蒸干，残渣加中性乙醇 20ml 溶解后，加酚酞指示液 3 滴，用氢氧化钠滴定液（0.1mol/L）滴定即得。每 1ml 氢氧化钠滴定液（0.1mol/L）相当于 18.02mg 的 $C_9H_8O_4$。

$$标示量(\%)=\frac{TVF\times平均片重}{m_S\times标示量}\times100\%$$

$$=\frac{0.01802\times V_{NaOH}\times\frac{c_{实际}}{c_{规定}}\times平均片重}{m_S\times标示量}\times100\%$$

2. 非那西丁含量测定

精密称取上述细粉 0.95～0.99g（约相当于非那西丁 0.3g）置 250ml 锥形瓶中，加稀硫酸 25ml，加玻璃珠数粒，瓶口放一小漏斗（或附回流冷凝管），置石棉网上缓缓加热回流 40min，放冷至室温。将析出的水杨酸等经滤纸滤过，滤液收集在 200ml 烧杯中，滤渣及锥形瓶用盐酸（1→2）40ml 分数次洗涤，每次 5ml。合并滤液及洗液，加溴化钾 3g 溶解后，用永停滴定法测定（电流计的灵敏度改用 10^{-8}/格）。也可用外指示剂法。当用外指示剂法时，将滴定管尖端插入液面下约 2/3 处，在不高于 20℃ 的温度下，用亚硝酸钠滴定液（0.1mol/L）滴定，随加随搅拌。至近终点时，将滴定管尖端提出液面，用少量水将滴定管尖端洗净，洗液并入溶液中，继续缓缓滴定。用细玻璃棒蘸取少许溶液，在涂有含锌碘化钾淀粉指示液的白瓷板上划过，立即显蓝色条痕，停止滴定。3min 后，再蘸取少许溶液，再划一次，如仍能立即显蓝色条痕，即为已至终点。每 1ml 亚硝酸钠滴定液（0.1mol/L）相当于 17.92mg 的 $C_{10}H_{13}O_2N$。

$$标示量(\%)=\frac{TVF\times平均片重}{m_S\times标示量}\times100\%$$

$$=\frac{0.01792\times V_{NaNO_2}\times\frac{c_{实际}}{c_{规定}}\times平均片重}{m_S\times标示量}\times100\%$$

3. 咖啡因含量测定

精密称取上述细粉 0.68～0.71g（约相当于咖啡因 50mg），加稀硫酸 5ml，振摇数分钟使咖啡因溶解。用快速滤纸滤过，滤液置 50ml 量瓶中，滤器和滤渣用水洗涤 3 次，每次 5ml，合并滤液与洗液。精密加碘滴定液（0.1mol/L）25ml。用水稀释至刻度，摇匀，在 25℃避光放置 15min，用干燥滤纸滤过。弃去初滤液，精密量取续滤液 25ml，置 100ml 锥形瓶中，用硫代硫酸钠滴定液（0.05mol/L）滴定。至近终点时，加淀粉指示液 2ml，继续滴定至蓝色消失，同时做空白试验。每 1ml 碘滴定液（0.05mol/L）相当于 2.653mg 的 $C_8H_{10}N_4O_2\cdot H_2O$。

$$标示量(\%)=\frac{T(V_{空}-V_{样})F\times平均片量}{m_S\times\frac{25}{50}\times标示量}\times100\%$$

$$=\frac{0.002653\times(V_{空}-V_{样})\times\frac{c_{实际}}{c_{规定}}\times平均片重}{m_S\times\frac{25}{50}\times标示量}\times100\%$$

五、说明

1. 实验时药片应尽量研细，使所取样品均匀。

2. 测定阿司匹林时，分离出的三氯甲烷液中不得有水珠，盛放三氯甲烷提取液的100ml烧杯也应干燥，滴定应迅速。

3. 碘量法测定咖啡因含量的主要影响因素是溶液的酸度和碘液的浓度。碘和咖啡因作用后，碘的剩余浓度应在0.015mol/L左右，低于此浓度时测定结果会偏高。沉淀咖啡因时，加硫酸液（0.5mol/L）5ml较为适宜，酸度过高则结果偏高。

4. 过滤咖啡因与碘形成的沉淀时，需用干燥的滤纸，最初的滤液应弃去10～15ml，弃去过少时会影响碘的浓度，同时应注意防止碘的挥发。

六、思考题

1. 压制复方阿司匹林片时，除主药外还用哪些辅料？用重氮化法测定复方阿司匹林片中的非那西丁时怎样消除其他成分和辅料的干扰？稀硫酸溶液中的咖啡因对测定有无干扰？为什么要加入溴化钾？

2. 测定复方阿司匹林片中的咖啡因时，怎样消除其他成分和辅料的干扰？用硫代硫酸钠滴定剩余碘液时为什么要做空白试验？如何进行？

3. 测定复方阿司匹林片中的阿司匹林含量时怎样消除同时溶于三氯甲烷的非那西丁和咖啡因的影响？怎样消除辅料的干扰？为什么要用同一份水洗涤三氯甲烷提取液？分离出的三氯甲烷提取液中为何不得有水珠？所用100ml烧杯为何必须干燥？用碱液滴定残渣时为何速度要快？

4. 根据本实验的操作方法说明为什么能用给出的3个公式计算出供试品中各种成分的含量？

5. 配制碘滴定液（0.1mol/L）500ml需碘多少克？实验中用的碘滴定液为0.1mol/L，计算含量时为什么不给出碘滴定液（0.1mol/L）的滴定度，而只给出0.05mol/L碘滴定液的滴定度。

6. 测定复方阿司匹林片中阿司匹林的含量时，称取供试品0.86～0.90g，即相当于阿司匹林0.4g。根据本实验中给出的处方和本题数据计算每1000片复方阿司匹林片中含有辅料多少克？

实验十七　氨咖黄敏片的含量测定

一、实验目的

1. 掌握氨咖黄敏片中各成分含量测定的原理及操作方法。

2. 熟练计算复方制剂中各成分的含量。

二、处方［局颁标准（2002年）］

【处方】		
	对乙酰氨基酚	250g
	咖啡因	15g
	马来酸氯苯那敏	1g
	人工牛黄	10g
	制成	1000片

每片含乙酰氨基酚（$C_8H_9NO_2$）应为标示量的 93.0%～107.0%；含咖啡因（$C_8H_{10}N_4O_2 \cdot H_2O$）应为标示量的 90.0%～110.0%。可分别用亚硝酸钠法和碘量法测定其含量。

三、实验步骤

含量测定　取本品 30 片，精密称定，研细，备用。

（1）对乙酰氨基酚的测定　精密称取适量（约相当于对乙酰氨基酚 0.30g），加稀盐酸 50ml，加热回流 1h，冷却至室温，加水 50ml 与溴化钾 3g，将滴定管的尖端插入液面下约 2/3 处，用亚硝酸钠滴定液（0.1mol/L）迅速滴定，随滴随搅拌，至近终点时，将滴定管的尖端提出液面，用少量水将尖端洗涤，洗液并入溶液中，继续缓缓滴定至用玻璃棒蘸取溶液少许，划过涂有含锌碘化钾淀粉指示液的白瓷板上，即显蓝色的条痕时，停止滴定，5min 后，再蘸取溶液少许划过一次，如仍显蓝色条痕，即为终点。每 1ml 的亚硝酸钠滴定液（0.1mol/L）相当于 15.12mg 的 $C_8H_9NO_2$。

（2）咖啡因的测定　精密称取上述细粉适量（约相当于咖啡因 150mg）置分液漏斗中，加稀硫酸 20ml，振摇数分钟时咖啡因溶解，用三氯甲烷提取 4 次（40ml、30ml、20ml、10ml），合并三氯甲烷液，置于水浴上蒸干，残渣加稀硫酸 30ml，加热回流 1h，放冷后移入 100ml 容量瓶中，用水稀释至刻度，摇匀，过滤。精密量取续滤液 40ml 置 100ml 容量瓶中，精密加碘滴定液（0.1mol/L）50ml，用水稀释至刻度，摇匀，在约 25℃ 避光放置 15min，滤过，弃去初滤液。精密量取续滤液 50ml，用硫代硫酸钠滴定液（0.1mol/L）滴定，至近终点时，加淀粉指示液 2ml，继续滴定至蓝色消失，并将滴定的结果用空白试验校正即得。每 1ml 碘滴定液（0.1mol/L）相当于 5.305mg 的 $C_8H_{10}N_4O_2 \cdot H_2O$。

四、结果计算

$$对乙酰氨基酚标示量(\%)=\frac{TVF\times 平均片重}{m_S\times 标示量}\times 100\%$$

$$F=\frac{c_{实测浓度}(mol/L)}{c_{规定浓度}(mol/L)}$$

式中　T——滴定度；

V——滴定液的体积，ml；

m_S——供试品的质量，g；

F——所用滴定液的浓度与药典规定不同时 V 的校正系数。

$$咖啡因标示量(\%)=\frac{T(V_{空}-V_{样})\times F\times 平均片重}{\dfrac{\dfrac{m_S}{100}\times 40}{100}\times 50\times 标示量}\times 100\%$$

$$=\frac{T(V_{空}-V_{样})\times F\times 平均片重}{m_S\times 0.2\times 标示量}\times 100\%$$

式中　$V_{空}$——空白试验校正消耗的硫代硫酸钠滴定液的体积；

$V_{样}$——供试品试验消耗的硫代硫酸钠滴定液的体积；

其余各符号意义同上。

（霍燕兰）

附录1　中华人民共和国专业标准ZBC10001～10007—89，《药品检验操作标准汇编》中有关样品和取样的规定

1. 取样系指从一批产品中，按取样规则抽取一定数量具有代表性的样品；样品系指为了检验药品的质量，从整批产品中采取足够检验用量的部分。

2. 药品生产所抽取的样品，应包括进厂原料、中间体（半成品）及成品。

3. 取样量：按批取样。设批总件数（桶、袋、箱）为X，当$X\leqslant 3$时逐件取样；当$X\leqslant 300$时按$\sqrt{X}+1$取样量随机取样；当$X>300$时按$\frac{\sqrt{X}}{2}+1$取样量随机取样。取样要有代表性（全批取样，分部位取样），一次取得的样品最少可供3次化验用量。

4. 取样时应先检查品名、批号、数量及包装情况等，确认无误后方可取样。取样用容器应清洁、干燥，在使用或贮藏过程中能防止受潮和异物混入。

5. 取样时必须填写取样记录，内容应包括品名、规格、批号、数量、来源、编号、取样日期，必要的取样说明和取样人签名等。每件取样容器和被取样包装上都应贴有取样标志。

6. 样品处理：一般样品不经制备，等量混合后直接用于检验。

7. 样品保管：凡检验后的样品，必须按规定要求按批留样。留样应贴好标签，写清品名、批号、日期、留样人等，并根据药品性质特点，分别在不同贮存条件下保存。一般药品留样保存期限至少为一年，有“失效期”或有“厂负责期”的药品保存至失效期或“厂负责期”为止。

附录 2　药品检验记录

检验编号：　　　　　　　　　　　　　　　　　　检验日期：　　年　　月　　日

<table>
<tr><td>品　　名</td><td colspan="3"></td><td>批　　号</td><td></td></tr>
<tr><td>规格</td><td colspan="3"></td><td>生产单位</td><td></td></tr>
<tr><td>检验依据</td><td colspan="3"></td><td>平均装量</td><td></td></tr>
<tr><td>温度</td><td></td><td>湿度</td><td></td><td>标示量</td><td></td></tr>
<tr><td rowspan="4">检验记录</td><td>称样量/g</td><td colspan="4"></td></tr>
<tr><td>吸光度</td><td colspan="4"></td></tr>
<tr><td colspan="5">计算过程：</td></tr>
<tr><td>标示量/%</td><td colspan="4"></td></tr>
<tr><td>结论</td><td colspan="5"></td></tr>
<tr><td>备注</td><td colspan="5"></td></tr>
</table>

检验员：　　　　　　　　　　　　　　班别：　　　　　　　　　　学号：

质量监督人员：　　　　　　　　　　　复核人：

附录3 成品检验报告书（示例）

编号：001

品　　名　阿司匹林　　包装规格　25kg/袋（本国品）

出厂批号　20017359　　生产批次（检号）

数　　量　25kg×40＝1000kg　　取样日期　2005年7月2日

负责期限　　报告日期　2005年7月2日

依　　据　《中华人民共和国药典》2005年版

检验结果：

鉴　　别：呈正反应

外观色泽：合格

含　　量：100.0　%

熔　　点：138～139　℃

游离水杨酸：＜0.015　%（优级、合格）

干燥失重：0.01　%

灼烧残渣：0.02　%

氯化物：＜0.005　%

硫酸盐：＜0.02　%

重金属：＜0.0005　%

溶液外观：合格

易炭化物：合格

碳酸钠溶液中不溶物：合格

毛点：5个/3g

异物：合格

判定：

符合《中华人民共和国药典》2005年版标准

质检科长　　复核员　　检验员

附录4 原料检验报告书

检验号：

品　　名＿＿＿＿＿＿＿＿ 包装规格＿＿＿＿＿＿＿＿

进厂编号＿＿＿＿＿＿＿＿ 厂牌来源＿＿＿＿＿＿＿＿

数　　量＿＿＿＿＿＿＿＿ 取样日期＿＿＿＿年＿＿月＿＿日

依　　据＿＿＿＿＿＿＿＿ 用料车间＿＿＿＿＿＿＿＿

检验结果：

判定：

质检科长　　　　复核员　　　　检验员

附录5 标准液配制及标定记录

名称________________配制数量________配制日期________年______月______日

基准试剂名称__________标定温度________标定日期________年______月______日

指示剂名称___________复标温度________复标日期________年______月______日

配制方法：

配制人

标定记录：

标定人

附录6　原辅料检验记录

检验号：

品　　名________________________包装规格________________________

进厂编号________________________厂牌来源________________________

数　　量________________________取样日期______年______月______日

取样件数________________________报告日期______年______月______日

依　　据________________________用料车间________________________

判定：

复核人　　　　检验人

填写检验记录注意事项：

1. 依次填写题头和下款。中间空白填写项目检验、测定数据、结果及计算检验结果的写法与药典规定相一致。

2. 书写要求：记录完整、无缺页损角，有检验数据，有计算式，字迹清晰、色调一致、书写准确，无涂改，有判定依据，无漏项。

填写检验报告注意事项：

1. 依次填写题头和下款，中间空白处填写检验结果。

2. 书写要求：报告完整，无缺页损角；有检验数据，有计算单位，有检验者，复核者、负责人签章；字迹清晰、色调一致、书写正确，无涂改；有依据、有判定、有单位公章，无漏项。

3. 检验报告是对药品质量检验结果的证明书，判定必须明确、肯定、有依据。检验记录和检验报告的计量单位一律采用《中华人民共和国法定计量单位》。所以检验记录、报告书均要用墨水笔书写，不得用圆珠笔、铅笔等。

附录7　药品检验所检验报告单示例

药品检验所检验记录纸

编号 No. ____

检验者：　　　　　　　　　　　　　　　　日期：　　　　年　　月　　日

校对者：　　　　　　　　　　　　　　　　室温：

原始记录书写要求：

1. 检验人员接受检品时，要仔细查对检品标签内容与检品卡项目是否相符，逐一记录有关项目。

2. 检验依据为《中国药典》、部颁标准、地方标准或国外药典时，只需写明标准的名称、版次、页数。检验项目的名称应按有关药品标准的术语书写。

3. 检验原始记录用蓝黑墨水或碳素笔书写，做到记录原始、数据真实、资料完整。检验过程中的一切项目，实验现象和原始数据均应及时记录完整，严禁事先记录或事后补记或转抄。检验原始记录应由局一级药师或室主任指定人员核对，签名。

4. 检验结果无论成败，均应详细记录，失败的应及时总结分析，并在原始记录上注明。如发现有误，可在原处加斜线划去，但原处字迹必须清晰可辨。

附录8 ____________药品检验所

检品卡

检品编号：　　　　　　　　　　　　　　　　　　　　报告书编号：

检品名称：	原始记录号：
规格：	有效期：
包装：	检品数量：
批号：	剩余检品量：
生产单位或产地：	收验日期：
供样单位：	报告日期：
检验目的：	检验收费：
检验依据：	

抽验	送验	审批	质考
优考	复核	仲裁	出口

附录9 检验结果

检验项目	检验资料	标准规定	检验结论	检验科室	检验者

检验结论：

检验者：　　　　　　　　校对者：　　　　　　　　室主任：

业务技术科（室）：

所长：

附录 10 ________药品检验所检验报告书

检验编号：　　　　　　　　　　　　　　　　　　　报告书编号：

检品名称：	规格：
生产单位或产地：	批号：
供样单位：	检品数量：
包装：	有效期：
检验目的：	收验日期：
检验日期：	报告日期：

检验结果：

检验项目　　　　　　检验数据　　　　　　标准规定　　　　　　项目结论

结论：

________药品检验所

附录11　配合检验报告书

检品收号＿＿＿＿＿

送检科室　　　　　　　　　　　　　　　　　　编　　号

检品名称		批号	
规格		有效期	
生产单位 （或国别厂名）		送检数量	
检验目的		包装	

结果及结论：

备注：

检验用量：　　　　　　　　取样　　　　　　　　其余退回

收检日期	检验日期	申请室主任审核	检验室主任审核
年　月　日	月　日	月　日	月　日

填写检验结果和检验报告书的要求

1. 药检人员应本着严肃、负责、实事求是的态度认真填写，做到数据完整、书写清晰、用语规范、结论明确。

2. 检验项目一般可分为【性状】、【鉴别】、【检查】和【含量测定】4大项，每项下再分注小项目。

3. 每个检验项目必须列出项目名称、检验数据、标准规定、检验结论、检验科室及检验者等6项内容。

4. 名称应按检验依据中的用语，检验资料要准确有效（无效数据不必罗列）。标准规定指检验依据中的规定，检验结论指单项结论。如需用文字描述检验结果，则用语应简洁、确切。

5. 检验报告书中的结论应包括检验依据和检验结果。如：

本品按《××药典》××年版检验，结果符合规定（或不符合规定）。

本品按《××药典》××年版检验上述项目，结果符合规定（或不符合规定）。

本品按《××药典》××年版检验，除××××项目未检，其他项目结果符合规定（或不符合规定）。

6. 检验报告书结论只列检验结果、检验依据和是否符合规定。处置意见不在报告书中列出，可另行文提出建议。

附录12 检验结果（示例）

按中国药典2005年版（二部）检验“盐酸氯丙嗪”

检验项目	检验资料	标准规定	检验结论	检验科室	检验者
【性状】					
外观	白色结晶性粉末	白色或乳白色结晶性粉末	符合规定	化药室	×××
溶解度	本品在水、乙醇或三氯甲烷中易溶，在乙醚或苯中不溶	本品在水、乙醇或三氯甲烷中易溶，在乙醚或苯中不溶	符合规定	化药室	×××
熔点	195℃	194～198℃	符合规定	化药室	×××
【鉴别】					
(1) 颜色反应			呈正反应	化药室	××××
(2) 吸光度	A=0.47	A约为0.46	符合规定	化药室	××
(3) 氯化物			呈正反应	化药室	×××
【检查】					
溶液的澄清度与颜色			符合规定	化药室	×××
有关物质			符合规定	化药室	×××
干燥失重	0.3%	＜0.5%	符合规定	化药室	×××
炽灼残渣	0.05%	＜0.1%	符合规定	化药室	×××
【含量测定】	含盐酸氯丙嗪 $C_{17}H_{19}ClN_2S \cdot HCl$ 99.5%	＞99.0%	符合规定	化药室	×××

结论：本品按《中国药典》2005年版检验，结果符合规定。

全国医药中等职业技术学校教材可供书目

	书　名	书号	主　编	主　审	定　价
1	中医学基础	7876	石　磊	刘笑非	16.00
2	中药与方剂	7893	张晓瑞	范　颖	23.00
3	药用植物基础	7910	秦泽平	初　敏	25.00
4	中药化学基础	7997	张　梅	杜芳麓	18.00
5	中药炮制技术	7861	李松涛	孙秀梅	26.00
6	中药鉴定技术	7986	吕　薇	潘力佳	28.00
7	中药调剂技术	7894	阎　萍	李广庆	16.00
8	中药制剂技术	8001	张　杰	陈　祥	21.00
9	中药制剂分析技术	8040	陶定阑	朱品业	23.00
10	无机化学基础	7332	陈　艳	黄　如	22.00
11	有机化学基础(第二版)	17684	柯宇新		29.80
12	药物化学应用技术	18053	李玉华	牛四清	36.00
13	药物化学基础	8043	叶云华	张春桃	23.00
14	生物化学	7333	王建新	苏怀德	20.00
15	仪器分析	7334	齐宗韶	胡家炽	26.00
16	药用化学基础(一)(第二版)	04538	常光萍	侯秀峰	22.00
17	药用化学基础(二)	7993	陈　蓉	宋丹青	24.00
18	药物分析技术	7336	霍燕兰	何铭新	30.00
19	药品生物测定技术	7338	汪穗福	张新妹	29.00
20	化学制药工艺	7978	金学平	张　珩	18.00
21	现代生物制药技术	7337	劳文艳	李　津	28.00
22	药品储存与养护技术	7860	夏鸿林	徐荣周	22.00
23	职业生涯规划(第二版)	04539	陆祖庆	陆国民	20.00
24	药事法规与管理(第二版)	04879	左淑芬	苏怀德	28.00
25	医药会计实务(第二版)	06017	董桂真	胡仁昱	15.00
26	药学信息检索技术	8066	周淑琴	苏怀德	20.00
27	药学基础(第二版)	09259	潘　雪	苏怀德	30.00
28	药用医学基础(第二版)	05530	赵统臣	苏怀德	39.00
29	公关礼仪	9019	陈世伟	李松涛	23.00
30	药用微生物基础	8917	林　勇	黄武军	22.00
31	医药市场营销	9134	杨文章	杨　悦	20.00
32	生物学基础	9016	赵　军	苏怀德	25.00
33	药物制剂技术	8908	刘娇娥	罗杰英	36.00
34	药品购销实务	8387	张　蕾	吴闿云	23.00
35	医药职业道德	00054	谢淑俊	苏怀德	15.00
36	药品 GMP 实务	03810	范松华	文　彬	24.00
37	固体制剂技术	03760	熊野娟	孙忠达	27.00
38	液体制剂技术	03746	孙彤伟	张玉莲	25.00
39	半固体及其他制剂技术	03781	温博栋	王建平	20.00
40	医药商品采购	05231	陆国民	徐　东	25.00
41	药店零售技术	05161	苏兰宜	陈云鹏	26.00
42	医药商品销售	05602	王冬丽	陈军力	29.00
43	药品检验技术	05879	顾　平	董　政	29.00
44	药品服务英语	06297	侯居左	苏怀德	20.00
45	全国医药中等职业技术教育专业技能标准	6282	全国医药职业技术教育研究会		8.00

参考文献

1 国家药典委员会编．中华人民共和国药典．1995年版（二部）．北京：化学工业出版社，1995

2 国家药典委员会编．中华人民共和国药典．2000年版（二部）．北京：化学工业出版社，2000

3 国家药典委员会编．中华人民共和国药典．2005年版（二部）．北京：化学工业出版社，2005

4 国家药典委员会编．国家药品标准（化学药品地方标准上升国家标准）．第一册至第十三册．2002

5 国家药典委员会编．国家药品标准（化学药品地方标准上升国家标准）．第十四册至第十六册．2003

6 国家药典委员会编．药品红外光谱集第二卷．北京：化学工业出版社，2000

7 国家药典委员会编．药品红外光谱集第三卷．北京：化学工业出版社，2005

8 中华人民共和国卫生部药典委员会编．中华人民共和国药品标准（化学药品及制剂）．第一册．1989

9 中华人民共和国卫生部药典委员会编．中华人民共和国药品标准（二部）．第一册．1992

10 中华人民共和国卫生部药典委员会编．中华人民共和国药品标准（二部）．第二册．1993

11 中华人民共和国卫生部药典委员会编．中华人民共和国药品标准（二部）．第三册．1994

12 中华人民共和国卫生部药典委员会编．中华人民共和国药品标准（二部）．第四册．1995

13 中华人民共和国卫生部药典委员会编．中华人民共和国药品标准（二部）．第五册．1996

14 中华人民共和国卫生部药典委员会编．中华人民共和国药品标准（二部）．第六册．1998

15 中国药品生物制品检定所编．中国药品检验标准操作规范．1995

16 中国药品生物制品检定所编．中国药品检验标准操作规范．2000

17 中国药品生物制品检定所编．中国药品检验标准操作规范．2005

18 国家药典委员会编．国家药品标准工作手册．第3版．1998

19 中华人民共和国药典委员会编．中华人民共和国药典（二部）1990年版药典注释．北京：化学工业出版社，1993

20 中国药品标准．2005，6（1）

21 齐宗韶主编．药物分析．北京：中国医药科技出版社，2004

22 刘文英主编．药物分析．第5版．北京：人民卫生出版社，2003

23 蔡美芳主编．药物分析．北京：中国医药科技出版社，2004

24 国家执业药师考试应试指南　药学专业知识．第一册．北京：中国中医药出版社，2003

25 付守廷、丁平田等主编．国家执业药师考试考前辅导　药学专业知识．第一册．第二册．北京：中国医药科技出版社，2003

26 李培阳主编．药物分析化学．北京：人民卫生出版社，2002

27 李培阳主编．药物分析化学学习指导．北京：人民卫生出版社，2003

28 牛颜辉主编．药物分析学习指导．北京：人民卫生出版社，2003

29 张俊松主编．药品检验．北京：中国轻工业出版社，2003

30 冯芳主编．药物分析．第5版．北京：化学工业出版社，2003

31 梁李广主编．药物分析．郑州：郑州大学出版社，2004

32 晁若冰主编．药物分析．北京：人民卫生出版社，2000